U0062175

王永炎

中医药学科论

主　审　王永炎　黄璐琦

编　著　商洪才　王燕平　张华敏　杨洪军　张志强

人民卫生出版社

·北京·

版权所有，侵权必究！

图书在版编目（CIP）数据

王永炎中医药学科论 / 商洪才等编著 . —北京：
人民卫生出版社，2023.12
ISBN 978-7-117-35778-4

Ⅰ.①王… Ⅱ.①商… Ⅲ.①中国医药学 －学科建设
－研究 Ⅳ.①R2

中国国家版本馆 CIP 数据核字（2024）第 007723 号

| 人卫智网 | www.ipmph.com | 医学教育、学术、考试、健康，购书智慧智能综合服务平台 |
| 人卫官网 | www.pmph.com | 人卫官方资讯发布平台 |

王永炎中医药学科论
Wang Yongyan Zhongyiyao Xuekelun

编　　著：商洪才　王燕平　张华敏　杨洪军　张志强
出版发行：人民卫生出版社（中继线 010-59780011）
地　　址：北京市朝阳区潘家园南里 19 号
邮　　编：100021
E - mail：pmph @ pmph.com
购书热线：010-59787592　010-59787584　010-65264830
印　　刷：北京顶佳世纪印刷有限公司
经　　销：新华书店
开　　本：710×1000　1/16　印张：19　插页：5
字　　数：311 千字
版　　次：2023 年 12 月第 1 版
印　　次：2024 年 1 月第 1 次印刷
标准书号：ISBN 978-7-117-35778-4
定　　价：79.00 元

打击盗版举报电话：010-59787491　E-mail：WQ @ pmph.com
质量问题联系电话：010-59787234　E-mail：zhiliang @ pmph.com
数字融合服务电话：4001118166　E-mail：zengzhi @ pmph.com

编 委 会

商洪才（北京中医药大学东直门医院）　纪鑫毓（中国中医科学院）

王燕平（中国中医科学院）　　　　　　范逸品（中国中医科学院）

张华敏（中国中医科学院）　　　　　　王　忠（中国中医科学院）

杨洪军（中国中医科学院）　　　　　　杨秋莉（中国中医科学院）

张志强（中国中医科学院）　　　　　　高　颖（北京中医药大学东直门医院）

鲁兆麟（北京中医药大学）　　　　　　张晶晶（南京中医药大学）

黄启福（北京中医药大学）　　　　　　尤良震（北京中医药大学东直门医院）

乔延江（北京中医药大学）　　　　　　王　蕾（天津市第一中心医院）

徐　毅（北京中医药大学）　　　　　　张允岭（中国中医科学院西苑医院）

武伍兰（北京中医药大学）　　　　　　杨卫彬（中国中医科学院）

王　昊（中国中医科学院）　　　　　　张启明（中国中医科学院）

王子旭（中国中医科学院）　　　　　　孙长岗（山东第二医科大学）

白卫国（中国中医科学院）　　　　　　林宏远（湖南中医药大学）

廖　星（中国中医科学院）　　　　　　翟华强（北京中医药大学）

张晓雨（中国中医科学院）　　　　　　张占军（北京师范大学）

赵　晨（中国中医科学院）　　　　　　苏庆民（中国中医科学院）

陈　昭（中国中医科学院）　　　　　　史楠楠（中国中医科学院）

蒋　寅（中国中医科学院）　　　　　　刘金民（北京中医药大学东直门医院）

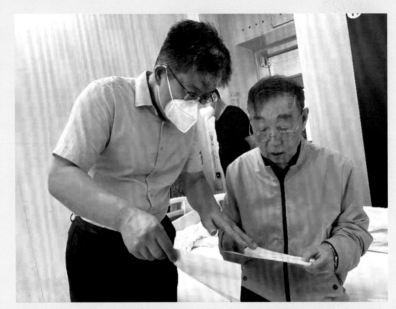

图 1　王永炎院士指导商洪才教授做好新兴交叉学科建设(2023 年 8 月)

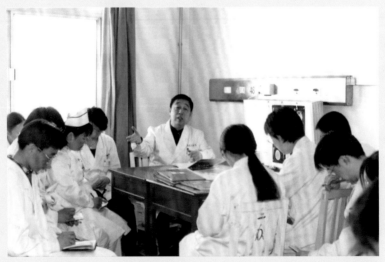

图 2　王永炎院士在北京中医药大学东直门医院查房后给学生授课(2005 年)

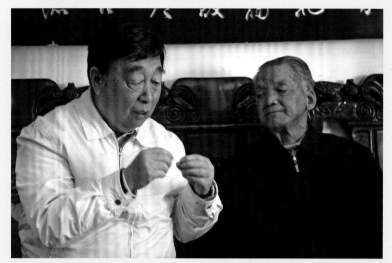

图 3　王永炎院士与国医大师路志正教授探讨中医教育与学科发展（2010 年）

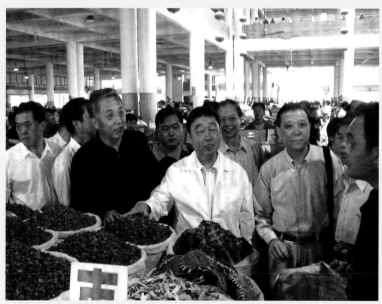

图 4　王永炎院士在安徽亳州中药材市场调查研究（2004 年）

序　言

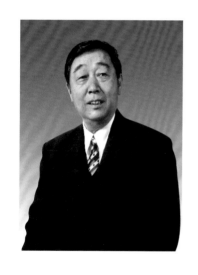

　　21世纪中国高等教育学科门类已臻齐全。理工农医、数理化生、文史哲美，由于鼓励充实新型交叉学科，现已构成比较完整的学科体系。学术是学科的至高点，学科是科技文明和事业产业发展的基石。当今中医药高校医、教、研、管业已完善。医疗护理有医院，教学分科有教席，科研设有各类各级院所，承办各种学术期刊，国家设有专职中医药管理机构，颁布《中华人民共和国中医药法》，落实"中西医并重"，大力发展中医药学，加强学科建设，政令德化，中医药学界备受鼓舞，奋发图强努力建设中医药高校。

　　古往今来中医教育多种模式，师承教育贯彻始终。家传与师授并举，重视临床襄诊习医制药针灸，多以三年出徒为限。始至北宋医事管理临床分十三科，提倡中医教育，举办学堂书院多以学术交流为主旨，促进学派传承创新，金元时期河间学派、易水学派，四大名医均著有传世之论著，为后世学人楷模。

　　近百余年，闭关锁国又洋务运动，外侮侵略，复以西化摆落国学，取缔旧医又中医教育漏列案，中医药学遭遇坎坷的厄运。前辈师长奋勇竭力抗争，举办中医学校或国医学院，为培育人才，传承国医国药精粹居功至伟。新中国成立后，1956年获准建设北京、上海、广州、成都中医高校，规划培养新时代高级中医师，学制六年。国医学校办学经验为制订过渡性教学计划提供了参考。

　　20世纪80年代国务院学位委员会组织编写国家学科目录与编纂学科白

皮书,完善学位授权制度。时任北京中医学院主管科研教育的副院长王玉川先生选我做学科白皮书的调研编写工作组长。先生嘱咐敬业、明德,事上锤炼而事功必成。受命走访清华大学、北京医学院研究生院,以学科研究方向为核心的学科导师遴选与学位授予等向评议组老师们仔细汇报,多次征询意见建议,认真修订,报国务院学位委员会获批后,在中医药高校博士授权的单位推广试行。1992 年,先生推荐我任中医学中药学学科评议组召集人,历时十二年连任三届,学科建设、研究生培养工作得到领导与组织的信任、学长们的助力、学生们的支持。任我尽心负责,学习中医药学科内涵,顺应自然与社会需求,回首过去,书写学习、工作的体会并集成此书,由商洪才博士领衔编著,期许历史范畴对学科的演化过程,顺应自然法则"求道悟本"有所借鉴参考。吾辈学人是新中国成立后的幸运的一代,仅是做了自己应该做的、也能做好的一些事。冀盼后学者总比老师强,成功转变中医药弱势学科非主流的地位,在"中西医并重"国策的感召下面向未来创新伟业。

文明互鉴是历史的必然。东西方文明分久必合,我们迎来了中医药学科建设新机遇、新问题、新趋势。重始源务本求道,华夏文明上溯伏羲、神农,惟以黄帝为标志,几千年来中医药学汲取中华哲学思维与科技文明精华,卓有成效地将司苍生性命与疗伤治病相结合,是全球唯一全面系统传承、从未断裂的民族医药学,是华夏文明的瑰宝及文化传承的载体,曾以本草学、方剂学、四诊法、针灸四项发明奉献于人类社会,堪称东方农耕文明的楷模。

文明互鉴又是打开优秀传统文明的钥匙。西方工商文明起源于古希腊、古罗马。自 16 世纪文艺复兴,以牛顿为代表人物的科技成就催生了政治文化经济的发展,推动了人类物质文明与精神文明的进步。进入 21 世纪,全球经济一体化的科技成就,高概念、系统化、数字化、信息化必将推动人类道德伦理的反思与再度复兴,必以各种文明向"和合"的方向认知思考。当今中和虽非主流,但东西方文明不同质不通约在朝向文明互鉴方向"运动"的历史范畴中。回首东西方文化交流渊源长久,汉代(公元前 139 年)张骞通使西域,将人文科技"资源整合"交流传播到欧洲。公元 13 世纪马可波罗访察中华大地可作为东西方文明互鉴的典范。文明互鉴会影响科技人文的重振复兴,对各学科门类催生启动发展,对中医药学必将产生重大的影响。

新时期中医中药学界立足于大科学、大卫生、高概念的需求,倡导农耕文明与工商文明的互鉴,象思维与逻辑概念思维的整合,综合归纳与还原分析方法学的整合,循证医学与叙事医学的整合,关注病灶病理与抚慰疾苦心理的整合。中医治学需要感性、理性和悟性。援物取象、慎思明辨、纯思必素、精思必专的理性为诊务所必须。中医教育重在培育悟性。悟性即吾心,也是天心、仁心,寓有寥廓幽玄的宇宙观,仁德和合的人生观,源自实践阅历的积淀和经验反思重建而储存于大脑的丰富直觉,当直面难题时即刻闪烁涌现出的亮点,有助于排忧解难,具有太虚原象思维的创生性,常是文明互鉴的心灵境界。提高悟性,汇通医理与易理,培养中国哲学间性论全面看问题,知常达变,兼取中西医学之优势维护生命健康。

学习现代诠释学创新基础理论研究。自20世纪中期,诠释学从文本理解、解释为主朝向学科创新的内涵发展,从实践哲学层面赋予了理解与解释的方法论。最鲜明的特征是其理解、解释的内容具有与时俱进的特点、实践特点与创造特点。其影响迅速涉及人文哲学和自然科学,这标志解释中有新事物产生,新见解、新概念的提出,均可为临床诊疗与基础理论研究寻求传承创新的方法。东西方文明互鉴对医案学与临床科研资料个体化非线性大数据的研究,如何求索、发掘中医药学基础理论的更新,深入仲景"观其脉症,知犯何逆,随证治之"辨证论治总则的现代诠释带来新机遇。当今,天体物理学对寰宇黑洞暗物质的观测提出了信息守恒定律,量子力学的研究单光量子不可分割,量子态无须重复与复制,量子运行翻转 1/2 向前推进的"信息比特"是生物界普遍存在的具备物质性的信息化表述。从历史范畴看待科技成就,联系中医学"象数易气神"混沌一体的主体本体,从正负逻辑黑箱白箱互动彰明幽暗转换去探索"知犯何逆"的病因病机拓宽了时空之窗。从整体、宏观、实践进入网络、模块、区块链对全息证候与复方配伍复杂系统工程研究,揭示身心生理、心理与病理的联结,发挥减毒(安全性)与增效(有效性)的机理。这是学科交叉团队朝向维护健康生命展开的多元化、多维度、多模式的科学研究。文明互鉴主张开放兼容外来科技成就,但不忘根本国学原理以我为主,我为主体而我主人随。

重始源崇尚国故,继往圣开来学,我主人随重传承,守正创新,丰富具有特色的中医药学科体系也是中国生命科学的特色。2017 年教育部公布了六所中医药高校作为"双一流"学科建设单位,面向世界创一流。学科建设是中医药学特色体现展示的关键。首先在学科带头人的培养方面,在人才高地上选拔在国际学术界有话语权的科学家,能担纲领军的年青一代中医中药学者,期待后学成为传承创新的主宰,发挥引领导航的先声。目前的学科建设尚需要系统反思,找准痛点,认真抓住着力点补短板,求索培植学术的闪光点。构建新概念、新学说。鼓励质疑提出新见解,允许失败赋予宽松的治学执教环境。痛点何在?! 显然近200年淡化国学、摆脱传统、追逐西化,基础理论研究原创少见,临床诊疗失去我为主体、先中后西、能中不西的地位。论中药道地性,回首"先野生后栽培,先饮片后成药,先国内后外贸",当今很难做到了。然而中药道地性研究从理念到器物都有短板,尤其学科群的建设,应引进化学生物学、生态学、哲理数学与新兴交叉学科,进一步完善学科框架体系。对中药材栽培研究应以"品质性效用"一体化原则,及时调整学科结构至关重要。

"舜时者"识常变致良知担大任。中医药学以临床医学的原创思维原创优势,维护健康生命,疗伤治病的疗效,为社会欢迎和肯定。21世纪广义相对论与信息守恒定律的提出,东西文明向共生中和方向迈步,守正创新舜时态的学科体系需要更新。高等中医教育的课程结构应做认真思考,顺应时势做调整完善。医案学与临床研究的大数据是个体化非线性的,如何发掘升华基础理论指导临床诊疗技术的提升,落实到共识疗效的推广应用,亟需当代数学与计算机的介入。数据整理利用,大尺度细粒化的数据库建构等等。譬如网络药理学的计算数学(算法)的介入为项目课题研究所必需。有鉴于此,中医高校长学制的学生及科研型的博士生都应增设一门现代数学基础课程。还有中医重国学原理,应补训诂学,必须读懂古籍文献当属于基本功的训练。医古文应融入古汉语,医学史应增加中医科学史。目前全息病证与复方配伍系统工程研究是破解临床基础重大课题的关键。应汇总当今多领域、多学科、多维度的科技信息作为科研型博士的必读,紧跟前沿服务创新研究。国家与省部级重点实验室与近期获批的中医药领域的医学研究中心,应该高度重视,落实到学科建设的学术研究平台,及时调整课程体系,进一步加强学科建设,提高人才培养的素质。古贤哲讲"行于所而当行,止于所则不可不止",关键在"所",是学科建设的理念。治学执教为正事格物,需事上炼,求事功成。

回顾我的成长历程,之所以能有进步的动力,确与中医大家明师的教诲、启迪、信任、提携密不可分,亲身体验到中医师承教育不仅是院校教育良好的补充,更是提高悟性获取学术精华的最好途径。新中国成立后中医药高等院校培养的学长们,学科带头人与各级各类中医中药工作者,为积极贯彻落实"中西医并重"的国策,一心向学,向学校以健康生命理念,厚德载物生生不息;向学生以其为主体尊师重教,教学相长,忠诚党和国家的教育事业;向学术倡导独立之精神、自由之思想,兼容古今中外一切科技人文成就;向学科奋力培育新兴的研究方向,稳定现实研究方向的拓展;向学者以教师为主关注医、教、研、管各类各级学人,营造良好和谐宽松的环境,重视实事求是的作风、文风。我们以历史范畴正确对待科技文明的转化演进,奋力学科建设,开创中国特色的医药学体系。中医西医执中和合、美美与共于文明互鉴的新时代,让大科学大健康行动落实在中华大地,福泽人民群众美好的生活,面向世界推动中医药学守正创新的伟业。

国务院学位委员会中医学与中药学学科三、四、五届召集人

原卫生部学位委员会委员

王永炎

2023 年 9 月

前　言

　　学科建设是中医药事业发展的重要一环,是实现中医药现代化、国际化的重要途径。进入 21 世纪的今天,在新时代的呼唤下,中医药事业的发展需要传承精华、守正创新,创新是学科建设的不竭动力。为实现中医药继承与创新发展,必须重视中医药自身客观规律,正视发展中的矛盾,立足高远,在当前世界多元化的医疗学术格局中立下一席之地。

　　本书正是在这样的大时代背景下应运而生,内容涉及王永炎院士从 2003 年至 2023 年的相关文章、讲座、书信、访谈等,凝集了王永炎院士多年来对于中医药学科建设的思考展望以及其独到的学术思想,是一本兼具学术性、专业性与完整性的中医药学科论。本书分为五个章节,分别是中医药学科建设基础、国学原理及生命美育、高等中医教育办学 60 年的启示、面向数字化新纪元中医药学的学科创新以及未来 15 年中医药学学科发展的建议。本书紧扣中医药学科建设主题,始终坚持中医药学的科学性和现代性,为年轻一代中医学人指明了学习与发展方向,对指导中医科研教学和临床实践、培养高素质的中医药人才都具有十分重要的意义,同时为中医药的传承与创新注入了新的力量,对于实现中医药现代化、国际化具有深远影响。

　　王永炎院士一直倡导“有学术的思想”,为原汁原味地体现传承,未对书中文字做过多调整,大多以第一人称进行报告。譬如第一章第五节“提高学科创新能力的几点建议”,为编者整理的王永炎先生的一篇讲稿,为尽可能保留王永炎先生的风格特色,行文难免有些口语化和疏漏之处,敬请读者鉴谅。再譬如本书的第二章第十二节“让医学回归人学——王永炎院士访谈录”,本节记录了王永炎院士围绕中医领域实践叙事医学发展的一次访谈,王永炎院士从恩师的谆谆教诲,讲到自己的身体力行,讲到学生的发扬传承,字字句句真真切切,这种原汁原味的传承,希望能为读者带来一丝启迪。

本书经全国多家单位中医同道共同努力,人民卫生出版社积极推进,得到了北京中医药大学东直门医院、人民卫生出版社等的大力支持,在此一并表示诚挚的感谢。书稿已成,终至付梓,或有诸多不足之处,恳请专家读者批评指正。

编委会

2023 年 9 月

目　录

第一章
学科建设基础

第一节　关于中医药学学科建设目标的探讨

学科是科学的分支,学科建设是科学发展进步的基础。学科门类有自然科学类、农业科学类、医药科学类、人文与社会科学类、工程与技术科学类等。门类再分级如中医学、中药学均是医药科学类中的一级学科,而中医内科学、中医基础理论等是中医学的二级学科。各级学科均有相关学科与前沿学科。21世纪的学科建设,已呈现出大学科、广兼容的发展趋势,突出了前沿学科的辐射作用,并逐步形成多学科的渗透交融,体现了宏观与微观的结合、综合与分析的结合、实体本体论与关系本体论的结合,推动了科技第一生产力的进步,以适应经济建设的重大需求。先生就中医学学科建设的目标,提出以下五个方面。

一、对中医学学科属性的认识

中医学是以生物学为基础,与理化交叉渗透,与人文哲学相互融合,具有丰厚中国文化底蕴的古代医学科学。中医学的整体观念、辨证论治、形神统一是自身学科的特色与优势,也是具备属性特征的科学内涵。中医学重视"人""患病的人",其"治未病"的理念是健康医学的基础;中医师看人治病最重视精、气、神;中医学重视临床,疗效是学科的生命力,其临床思维方法是逻辑与形象思维的结合。概言之,中医学是科学与人文融合得比较好的学科。通常说科学为人文奠基,人文为科学导向,科学与人文和而不同,互补互助。值得提出的是,20世纪还原论与控制论导向下的科学技术高速发展,为人类物质文明与精神文明的提高曾起到了重要作用,功不可没。然而新兴学科——

复杂性科学融汇了理性论、系统论和人文精神,它将对当今自然科学与社会科学的发展产生重大的影响。

二、学科优势的凸显与时代赋予的使命

当今人们最关心的是生存质量的提高,渴望绿色医药。新世纪医学科学面对两大主题,一是亚健康,另一是难治病。亚健康的概念虽至今仍含混不清,然而亚健康的干预是大家关心的事,中医因"未病先防,既病防变"的思想与有效的干预手段而备受青睐。在现代难治病中属心身疾病者,逐年增加,人们渐渐地认识了"恬惔虚无,真气存之""燮理阴阳""以平为期"的意义,对中医中药的调节、调和、调理、调补,由了解、熟悉,发展到推广运作。显而易见,由于社会大量人群的需求,中医学科的优势凸显出来了。面对新形势,我们要勇于承担时代赋予的使命。其一,加强人才梯队建设,重视培养一代名中医,创造与推广临床鲜活的经验,造福群众;其二,抓住学科建设的核心,提高多学科综合研究的能力,培植稳定的研究方向,防止漂移,突出重点,对证候、方剂、针刺原理几个关键科学问题开展研究,形成新思路、新概念,指导临床,提高疗效水平;其三,注重资源,加强中药材质量及相关临床疗效标准的研究,维护环境生态,保持药材道地性,制定与完善饮片炮制规范,培植与扩大可持续产业化利用的药物资源。

三、创新是学科建设的动力

中医学的基础理论、应用基础与临床研究都需要创新,而继承是创新的基础,因此需要正确处理好继承与创新的关系。笔者期望源头创新,也在寻求源头创新的领域、理念和方法学。显然,从实际出发,通过现代研究对中医理论与临床诊疗作内涵诠释也是创新。中医学是古代医学科学,它需要现代化,重要的是如何实现现代化? 首先要从继承做起,运用史学包括外史研究及文献学方法对中医学的关键科学问题进行认真梳理。譬如证候的概念、名称、分类与规范就需要正本清源的文献学研究。在继承的基础上,通过复杂性科学,树立非线性复杂适应系统理念,无论是证候、方剂、中药、针灸都需要从线性出发,通过非线性研究再提炼出线性规律;从个案研究出发,分析群体规则制定个体化的诊疗方案。不是单纯地追求简单、清晰、明了的线性结论,而要通过非线性复杂性系统科学的方法进行深入的研究。再者就是怎样正确认识中医学的"人文"含量的问题,精气神、脏象乃至逍遥散、六味地黄丸、牛黄清心丸

等都有"人文"含量。中医学是具有深厚中国文化底蕴的医学,有人说文化背景是中医走向世界的"瓶颈",是进行现代研究的障碍。笔者则主张鲜明的民族性才具有"国际化"意义。当今用纯科学的理念、方法研究生命现象已显示不可弥补的缺陷,非线性复杂性科学理念本身是含有人文精神,需要运用系统论定性定量集成的方法来研究人体的复杂巨系统。简单举例:嗜酒造成的胃热用寒药治,饮冰导致的胃寒用热药治,这是二维线性的认识。而中医用左金丸治胃热、反左金丸治胃寒,黄连、吴茱萸按 6:1 或 1:6 的剂量反佐,目的是治病而不伤正。再者,长期饮冰何止胃寒,还可发生心阳不振、心血瘀阻的心绞痛,自然是非线性的多因素致病,而用多组分多靶点的整合调节来治病。至于当今医学的社会性更是"人文"含量的体现。当然把医学当作文化,从文化到文化的研究方法也不足取。综上所述,中医学虽然是古代医学科学,因其蕴含有复杂性科学的合理内涵而毫不逊色于其他医学而葆其青春。

四、学科建设目标的定位与实施

学科的发展要适应国家经济建设与社会进步的重大需求,建设目标的定位要与时俱进,应是有限的目标,学科领域不宜过宽,凝集出的科学问题不宜太多。笔者建议中医学一级学科建设的目标应是继承与发展中医学优势特色,为全面提高人类健康素质和防治常见病多发病与现代难治病服务。中医基础学科要联系临床实践,中医临床学科要结合基础理论与应用基础研究。

实现学科建设目标亟需引进现代科学的方法手段,诸如生物信息学、分子生物学、应用统计学、循证医学等学科的相关技术,还要构建证候与方剂研究的物质基础、生物效应与数据评价,利用、挖掘技术平台,还有天文学、气象学、应用数学、理论物理学的相关方法。当然多学科综合研究能力的形成需要一个过程,不可急功近利,也要注意某些技术方法的局限性。比如舌诊研究,舌质的色泽及舌苔的厚薄、湿度均可由图像转换成数字,用计算机进行分析,然而"望而知之谓之神""血气者人之神",望神则用不上 IT 技术。同样,循证医学的方法可以用于中医临床和中药开发研究,但亦需要结合自身学科的规律加以改进完善,否则事倍功半。

五、加强学科建设需要良好的学术环境

诚然,创新是实现学科建设目标的动力,稳定的研究方向是实施学科建设的核心内容,而人才梯队是落实学科建设任务的根本保障。因此,需要营造良

好宽松的学术环境,要拓宽空间,鼓励自由探索,要发扬学术民主,通过学术讨论的激荡碰撞,探寻新知。如此,以管理创新推进源头创新和持续创新,不断培植学科的新生长点,获取标志性的科研成果。

目前值得重视的是学术带头人的青黄不接,造成已有稳定研究方向的漂移。所谓"漂移",多因起指导作用的著名学者退休而中青年学术带头人的知名度与影响尚且不足,造成学科研究方向的萎缩。为此,要重视发挥老一代学术带头人的学术指导作用,积极培养年轻的后备学术带头人,使老、中、青三代均成为在国内外卓有学术影响的著名学者。再者是注意多学科复合型人才的培养,向综合性大学的前沿学科派送中医药学科的博士进博士后工作站,同时引进多学习源的博士与博士后进入中医中药学科,开展中医科研工作。还有正确对待超常人才的教育,循循善诱,切不可歧视。

近年来发展中国家的高等教育普遍受到重视,目的在于扩大优势群体,发展科技,推动经济建设。尤其是我国高校扩大了招生规模之后,亟待提高教学质量,加强学科建设则是重中之重的事情。至于公益性科研院所,过去在计划经济环境下,以承担国家科研任务为主,优秀人才靠选调。今天同样需要加强学科建设,明确目标,稳定方向,靠自身培养优秀的高层次复合型的学术带头人。因此,高等院校、科研院所、医疗中心想要进入良性循环,求得稳步发展,都必须紧紧抓住学科建设,而发展目标、研究方向、人才梯队是学科建设的三大要素。

第二节　学科建设研究方向的思考

面对高等教育思想体系发生的重大变革,走出我国高水平教学研究型大学的路子,办好研究生教育,提高学位质量,在高等教育大众化的基础上,把博士生培养纳入精英教育的轨道,坚持高水平与优势特色两大时代特征,以适应经济发展全球化、社会发展信息化、科技更新快速化的需求,为推进经济建设与社会进步,发展好高等教育,加强学科建设,提高教学质量是十分重要的事。中医药学是我国独具知识产权的有优势特色的学科。进入 21 世纪,人们关心生存质量的提高,渴望绿色医药,为中医药学学科建设和中医药健康产业的发展提供了良好的机遇和严峻的挑战。迎接挑战的重要策略在于高层次外向型具有创新创业能力人才的培养,迫在眉睫的工作是加强学科建设,提高学位质量,尤其是博士学位的质量。

一、研究方向的界定

学科建设有层次,研究方向是关键环节,又是核心内容。学科发展目标是确定与构建研究方向的指导思想,学术梯队建设是实施研究方向的保障。研究方向是学科设置的研究领域,一般来说研究方向在二级学科之下设置,譬如中医内科学设置的"中医防治脑病的临床与实验研究"即是研究方向。依据中医学、中药学与中西医结合3个一级学科自身学科发展的需要,也可以有多个二级学科在1个共同领域内构建研究方向,譬如"证候与疾病、方剂相关性研究"则是中医诊断学、中医方剂学、中医内科学3个二级学科寻求中医学临床与基础交叉融合的研究方向。再如"中药材道地性与药物资源保护开发利用"则可能是中药资源学与自然地理学、生态学、环境科学相关二级学科交叉融合的研究方向。作为一所中医药高校,为整合学校的优势,可以在多个二级学科下构建研究方向,如北方某中医药大学以防治病毒病的临床与实验研究为研究方向,而南方某中医药大学则以防治免疫病的临床与实验研究为研究方向。研究方向隶属于学科,但又不同于课题、项目,它是学科中的研究领域,可分解为若干课题、项目,也可参与多个课题、项目的研究,在每个项目中做一个分题或做一部分。例如医史文献学学科的疾病通史的研究,可以渗透到临床各科,为临床诊疗做基础性本底资料的整理与挖掘,启迪临床医师以史为鉴。

二、研究方向的遴选与培植

学科建设是高校科研院所医疗中心整体水平提高的龙头。一个单位一个学科遴选研究方向,培植学科新生长点形成新的研究方向,必须依据社会发展的需求,人才培养的需求,坚持高水平和优势特色,形成科技发展的推动力。为此笔者提出如下建议:

1. 围绕高水平学术带头人遴选、确立研究方向,必须有著名教授的支撑。老一代学术带头人、执掌学科研究方向的带头人和后备的年轻学科带头人都具有显著的学术成就和一定的知名度,为学科建设奠定良好的基础。

2. 承担国家与省部级各类重大研究计划的课题项目带动学科建设,培植学科新生长点,形成研究方向,体现本学科与本单位的优势与特色。

3. 重视学科起步的前沿并构建研究方向。如治未病理念与亚健康干预的研究,循证医学在中医临床试验的方法学研究,还有中医药学与分子生物学、生物信息学、数理统计学前沿交叉渗透,尤其是信息科学应贯穿学科内外上下全方位,当作制高点对待。总之,学科新生长点应在百米起跑线上通过竞争而涌现出来。

4. 新的研究方向可来自原有稳定的研究方向,是原有研究方向的延伸、拓展与分化。允许一位学术带头人牵头两个研究方向,常常是后备学术带头人继续新的研究方向并逐步完善与发展。

5. 国家、社会急需的领域构建研究方向。如《中华人民共和国中医药法》颁布实施以后,中医诊疗技术标准的建设。再如我国进入 WTO 与《中华人民共和国药品管理法》的实施,中药材资源保护与饮片的炮制加工都将成为相关学科需要强化或构建的研究方向。

6. 从高校、院所、医院总体业务建设出发,选择共同的领域,如证候学、病毒病、老年病等汇聚基础、临床、中药、针灸多学科参与建设的研究方向,以提高整体水平。

三、研究方向的稳定性

稳定性是指该研究方向有 10~15 年的经历,建设成就突出,居国内领先、世界知名的地位,具有自己鲜明的优势与特色。具体落实到标志性成果上来,一是承担国家级与省部级重大研究计划的课题项目,或国际合作项目;获得多项国家级与省部级高级别的科学技术与学术成就奖励;具有重要学术影响的论文专著的发表。二是培养出一批博士,有的已成长为著名学者,该研究方向的三代学术带头人均有重大的学术成就和较高的学术造诣,而且青出于蓝胜于蓝,年轻的学术骨干具有较强的发展潜力。本学科的学术带头人与骨干在各级各类学术团体中有兼职,有相关学会、协会在本单位与本学科挂靠,并且承担国家与地方政府有关本学科领域的公共政策的咨询任务。值得注意的一个问题,近三五年出现了稳定的研究方向漂移现象。所谓"漂移"实际是滑坡,由于老一代学术带头人的退出,学科带头人繁重的行政管理工作,以及后备学科带头人不稳定等因素,致使学科建设停滞不前,学术萎缩。还有因急功近利缺乏求真务实的措施,以及经费投入严重不足造成研究方向的漂移。我们说构建一个稳定的研究方向需要专家群体 10~15 年以上的不懈努力,成就来之不易,应该珍惜。当今对于一所高校、科研院所、医疗中心整体水平的评估,在评价标准的多项指标中,最重要的是水平层次高、稳定性强的研究方向。一个国家级重点学科应有 3 个以上的稳定的研究方向,其中必须有 1 个是全国之冠。至于非重点学科乃至弱势待发展的学科,同样需要构建稳定的研究方向,起码应有一名著名教授牵头一个高水平的研究方向,如果确实不具备,则应加大力度培养选拔或从外界引进人才。如此将各级各类学科稳定的研究方向综合汇总,才能体现单位的总体水平。

第三节 学科带头人在学科建设中的地位与作用

一、人才梯队培养是学科建设的三要素之一

实现学科发展目标、稳定学科研究方向与构建学科人才梯队是学科建设相互关联的三个要素。针对现实状况,学科发展目标亟待拓展,面对新世纪科学与人文融合的主题,中医中药学科门类应树立服务人类健康,为现代医学科学与生命科学做贡献的宏伟目标;学科研究方向的漂移尚未得到根本好转,强势学科缺乏核心竞争力,弱势学科的研究方向尚未形成,诸如中医基础理论研究、中医预防医学研究、中医急症研究、中医临床疗效评价以及中药资源保护利用与药材道地性研究等,亟需提高学术地位及学术影响力。

将学科发展目标的实现落在研究方向上,显而易见,加强研究方向的稳定性,与时俱进,扶植培育新兴研究方向,关键是人才梯队的建设。有鉴于人才队伍新老交替,新一代学科带头人对把握学科宏观目标、研究思路理念,以及科研项目的设计、运作、评估等缺乏经验的问题凸显出来。为了有针对性地寻求解决办法,首先需要明确学科带头人在学科建设中的地位,明确后则实行"有为才能有位"的具体措施。一般而论,学科带头人应是学术骨干的中坚,是学科建设的组织者和领导者,依照国情应实行学科带头人与科室主任单轨制;学科带头人应是实现学科发展目标的重要保障,是保持学科研究方向稳定性、先进性的主要支撑力量。

二、人才梯队的层次与职能

学科带头人是学科人才梯队的组织者与领导者。学术带头人是学科建设的指导者,多数是学科某一研究方向的奠基人。学术骨干是实施学科科研教学的主要成员,可以是项目与课题的负责人。学科带头人可推荐递选某位

学术骨干做后备学科带头人,按照高等院校或科研院所的相关要求进行培养。笔者建议将进站的博士后工作人员与在读的博士、硕士纳入学科人才培养计划之内。已过退休年龄的老教授、老科学家邀聘为学术带头人,自然德高望重,善于启迪后学是其必备条件。而作为指导者,关键在于对本学科门类与相关学科、前沿学科领域熟悉、精通的状况,对把握目标与研究方向,具体到大项目的申报、科技成果的评估,尤其是人才培养的规划、计划,富有经验与真知灼见,以及其自身的学术地位与影响对学科建设所具有的重要指导作用。

对于学术骨干,主要要求在本学科门类的成就,需要一级学科的知识与信息,二级学科的基本功,三级学科的专攻,课题与成果落实在三级学科的研究方向上面。还应指出,多学习源的人才培养对中医药学科与多学科渗透融合、培育新兴研究方向至关重要。一类是生物学、化学、数学、物理学、信息学的相关人才学习中医中药;再一类是引进史学、哲学、逻辑学、心理学、环境生态科学等学科人才从事中医中药研究,以提高学科在大科学中的活力。对于在站的博士后人员应强调在基础与应用基础研究领域做创新性的科学研究,当作新兴研究方向后备学术带头人加以培养,这对拓展学科影响力与核心竞争力是不可或缺的工作。

三、学科带头人的素质与培养途径

专家群体的牵头人必须在研究方向上有杰出的学术成就,而更重要的是宽广的胸怀,善于做"人"的工作,能团结反对过自己的同志一道工作;具备大学科广兼容的理念,敢于求真求异,鼓励敢说"不"的群体;积极扶持探索,能正确对待超常人才,肯于循循善诱,发挥其所长;注意克服"大一统、均贫富"在科技教育界的弊端,鼓励年青一代脱颖而出。对于中医药学科门类的方法学研究,注重科学与人文和而不同,互补互动,提倡归纳法与演绎法并重。还有就是肯于吃苦持之以恒,具备锲而不舍的爱国激情。

学科带头人的培养途径有三。

首先是研究方向,在稳定的基础上有创新发展的学术骨干可接替上一代学科带头人;通过学术引进消化吸收,多学科交叉渗透融合,构建新的研究方向,成为第一代的学科带头人。

其次是承担重大课题项目的负责人,其中包括 WHO 邀聘负责人与国际多边、双边的合作研究项目的负责人,长江学者特聘教授,国家自然科学基金委杰出青年基金以及国家相关部委设立的人才培养计划项目,通过项目运作取得标志性成果,获得国家、省市级及全国性学会科学技术奖励,成长造就专家团队,积淀了竞争学科带头人的实力。

第三,应该指出项目运作强调"出成果",但切忌急功近利,营造宽松育才环境十分重要。对于博士授权的新学科点,在设定学科发展目标之后,应着眼于中医药学科门类的新领域,在百米起跑线上构建研究方向,如中医预防医学、中医循证医学、中医生命科学,心理学、逻辑学融入中医学的临床基础研究等,按计划选拔人才,送国内外领衔学术机构专门培训,这也是学科带头人培养的途径之一。

四、学科带头人的工作职责

不同层次的教育科研机构的学科带头人有不同的要求。以高等院校为例,高水平研究型院校、科研教学型与教学科研型院校,3 个不同的层次,虽然学校都要求教学与科研两个中心,学科建设均重在科研,然而高水平研究型院校在人才梯队构成、经费装备、软硬件的配备等是按国家队的水平设置,学科带头人的学术地位与影响要求达到或接近国际先进水平。至于科研教学型与教学科研型,依照科研、教学具备的基础与学术知名度的差异,对于学科带头人的职责要求也有所不同。

具体说学科带头人的工作职责:第一,制定科学、合理、可行的学科建设计划,必须强调以研究方向的稳定性为核心,全面规划各类人才的培养方案,尤其是后备学科带头人的递选。学科团队的活力可体现学科带头人以人为本理念与协调协作驾驭全局的水平,关键是"人才",学科带头人以身作则、率先垂范是起码的条件,而善于适时适度地调整人际关系,在稳定中求发展则关乎学科建设计划实施的成败。第二,组织课题项目的投标招标,科研成果评估鉴定申报奖励,组织科技专著与重点论文的撰写与发表,这是学科的支撑,是研究方向稳定性与先进性的展示。目前当以把握激励机制和完善管理制度作为工作重点,投标、招标要择需、择重、择优,评成果要公开、公正、公平。第三,学风建设。有学者说实事求是的良好学风是学科的灵魂,是取之不尽的力量源泉。诸如李时珍、叶天士、居里夫人、爱因斯坦等,高尚、淳朴,为科学事业献身的精神是今人的楷模。将关爱作为教育的基础,善于发现团队内学人的优良品德加以弘扬,应是学科带头人的本职,调动一切积极因素,热爱集体,为学科建设出力,当然奖罚分明也属必需。如上 3 条应是学科带头人基本的职责,不同的教育科研机构还有细则,笔者的一些体会仅供参考。

五、新世纪中医药学科门类发展趋势催人奋进

科学与人文的融合是新世纪主题思想之一,中医药学科是科学与人文融合比较好的学科,科学求真,人文求善,两者互补互动。当今我们需要整体论、系统论、理性论指导下的还原分析,诸如络脉络病与病络的基础研究,辨证行为、处方行为与方剂配伍理论研究,肥胖病与超重、亚健康状态的基础应用研究,中药材道地性与资源保护可持续利用的研究,以及中医预防医学、老年医学研究等均展现出优势特色,为学术界瞩目。读经典,做临床,遵循中医药学自身规律培养优秀临床人才,实施中国中医名医战略已行动起来。还有,模式生物研究方法虽然不可或缺,而重视人体试验、关注临床医学的趋势已见端倪。今天,具有社会科学与自然科学双重属性的心理学融入医学科学之中,使医学的社会性增强了,因此适应社会,顺乎自然,注重调节、调理、调摄、调补,维持稳态平衡,促进疾病医学向健康医学转化,凸显了中医药学科门类理论与实践的原创价值,成为中华先进文明的闪光点。形势喜人,催人奋进,吾辈学人当自珍重,互相勉励,为现代医学科学发展,为生命科学的进步多做有益的工作。

第四节　中医药学科方向的变革与创新

进入 21 世纪,中医药学的技术方向发生了一定的变化,其中包括有西学东渐和东学西渐的融合互动,还有人类新思维进入到后科学时代的影响。我们需要系统地梳理,并结合中医药学科的现状去探寻创新之路。今就中医药学学科方向的变革与创新这一主题展开研讨。

一、学科方向变革的背景

随着全球科学格局的变化,中医药学的学科方向需要调整变革与创新。所谓科学大格局应该包括概念的更新,思维模式的转变,理论框架的构建与付诸实践行动的指南。其中的重要因素,应该是科学概念的更新和宇宙观的深化。当英国物理学家史迪芬·霍金在 1974 年预言"黑洞会发出耀眼的光芒,体积会缩小,质量要无限大,甚至会爆炸"时,整个科学界为之震惊。黑洞是

一个只允许外部物质和辐射进入而不允许物质和辐射从中逃离的边界（event horizon）所规定的时空区域。黑洞是一种引力极强的天体，当恒星的史瓦西半径小到一定程度时，就连垂直表面发射的光都无法逃逸了，这时恒星就变成了黑洞。说它"黑"，是由于黑洞中的光无法逃逸，而且它就像宇宙中的无底洞，任何物质一旦掉进去，"似乎"就再不能逃出。宇宙中黑洞的物质运动是不规则的、非线性的、不确定性的，显然它是我们研究的对象。2010 年 11 月 16 日美国宇航局宣称，科学家通过美国宇航局钱德拉 X 射线望远镜在距地球 5 000 万光年处发现了仅诞生 30 年的黑洞，其中有 90% 的暗物质。至今我们可以看到的物质只占宇宙总物质量的不足 10%（约 5% 左右）。暗物质无法直接观测得到，但它却能干扰星体发出的光波或引力，其存在能被明显地感受到。在宇宙中，暗物质的能量是人类已知物质能量的 5 倍以上。暗能量更是奇异，以人类已知的核反应为例，反应前后的物质有少量的质量差，这个差异转化成了巨大的能量；而暗能量可以使物质的质量全部消失，完全转化为能量。宇宙中的暗能量是已知物质能量的 14 倍以上。上述宇宙天体的观测与发现又会对中医药学有什么影响呢？中医药学确切说是以唯象为主体，是非线性和不确定性的，强调关系本体论，注重能量与信息的时空转换等，这些无疑是与现代大科学的宇宙观相吻合的！

始于 20 世纪中叶的一个争论比较久远的问题，那就是中医药学被称作经验医学，学科本身有没有自己的理论？有。又是一个什么样的理论？资深科学家钱学森先生对中医药事业很关心。他十分肯定地说：中医药学有自己的理论，中医药学的理论是现象理论、非线性理论，是巨系统的复杂理论。它的理论价值一方面体现了中华文明科学哲学的底蕴，体现了中国人崇尚真、善、美；另一方面，它能够指导实践，维护健康和防治疾病。其与线性科学不同，具有很大的发展潜力，如思维模式。20 世纪初期，西学东渐，还原论盛行。还原论无疑给人们带来了工业文明的进步，给人类的物质文明和精神文明都创造了良好的条件，功不可没。然而还原论的盛行，特别是新文化运动时期一些人提出"打倒孔家店"，否定了优秀的中华文明，是一个失误。21 世纪即将迎来中华文明的复兴，呈现东学西渐与西学东渐并行的态势。

长期的农耕文明、象形文字造就了中国人的形象思维。形象思维是中医药学的原创思维，形象思维决定着我们重视观察和体悟。我们重视患者的客观表现，做好望闻问切四诊的检查，医生通过四诊收集到患者"象"的表现，运用自己已有的知识与经验，对于"象"作出分析，这是临床医生诊疗工作的依据,是主体的认知过程。将主体、客体、象、意、体结合,是具有可操作性的象思维。"象思维"属于动态的整体,其所使用的工具有视、嗅、听、味、触等感知层面;还可有超感官之形而上层面的内容,而且是更为重要的,如老子的"大象无形"、顿悟等。

健康理念的更新是 21 世纪中医药学重要的原动力。20 世纪以还原论为主体的西医学是建立在以"病"为中心的模式上,今天则需要从诊治"人的病"向关怀"病的人"转换。过度注重医疗技术的进步,而忽视了主体是"人",忽视人文关怀是错误的,以致出现心理障碍、精神疾病发病率升高而患者又得不到合理的诊疗等。随着科学技术的不断发展,全球均重视医疗改革,突出表现在医学模式的转变和健康理念的更新。健康不仅是医学问题,更是社会问题。医学研究的目的是提升人类的生活满意度与生存幸福感,强调的是人与自然的和谐及社会的可持续发展,关注的是满足各类人群的不同医疗需求和实在的疗效,重视个体化医疗与循证医学证据等。这是引起西方学者关注中医药学的内在因素之一。中医药学的原创思维与原创优势可引领 21 世纪医学发展的方向。其整体医学思想、多维恒动的关系本体认识论,顺应自然的各种疗法有其存在的广阔天地。为此,中医药学学科建设要坚持我主人随,弘扬原创思维与原创优势,重视传承和在传承基础上的创新。要植根于大科学的背景之下,要适应大环境的变迁。所谓大环境的变迁应该包括自然生态与人文生态。要服务于大卫生的客观需求,促进国家的医疗卫生体制改革,要面向全社会的广大民众,要提高为广大民众服务的公平性和社会可及性,要让广大群众能够得到及时、合理、安全、有效的防治,对常见病、多发病能够吃得上药、吃得起药,能够把中医的适宜技术加以推广,更要重视人文关怀,及时解除患者的痛苦。为实现中医药学科的总体目标,科学与人文融合互动,东学西学兼收并蓄,来建构统一的新医学、新药学,为人类的健康事业作出更大的贡献。20 世纪的中医前辈们是为了中医的生存而奋争,现在我们需要面临的是为中医药未来的发展谋策略。我们主张以国学、国医为主体,有主有从,中西结合,同时,欢迎和团结一切关心中医药学发展的多学科人员与社会的有识之士参与进来。

二、中医药学学科方向的概述

21 世纪的医学不应该继续以疾病作为主要的研究领域,应当以人类和人群的健康作为主要的研究方向,这也是世界卫生组织的意见。中医药学的学科方向是在自然哲学的引领下实施医学健康行动,针对"以人为本"的健康问题与中医药学的临床优势病种,以辨证论治为主体方向的个体化诊疗手段,不断完善中医药学的评价方法体系,以获取共识性的循证证据,进而提高中医药学理论的科学性与技术的可及性,保证技术使用的安全性与稳定性,建立规范的中医药行业国内外通行标准,不断地提升中医药学的国际学术影响力。

自然哲学是任何自然科学的引领指针,在"道"的层面。21世纪的自然哲学观重视系统科学为核心的网络信息链接为主的模式,强调关系本体论和实践第一性的观点。这也为中医药学的发展提供了良好的发展机遇,同时也是重要的挑战。纵观20世纪医学科学的发展轨迹,是以二元论和还原论为中心展开的纯生物性理论与技术的发展方向,代价是医学人文的失落,浪费主义盛行,卫生资源的短缺,寿命虽有延长但伴随痛苦的增加,眼中只有"病"而没有主体的"人",过度追逐科学化,以生物学标准判别疗效。在传染病和感染性疾病治疗方面取得了重大的成绩,为人类的健康作出了不可磨灭的功绩,推动了医学科学的发展。同时也发现了医学主体"人"的复杂性、能动性、非线性、不确定性等特质,尤其是现代宇宙观的重大变化,带来了人们视觉域的不断拓宽,特别是现代信息技术的快速发展给中医药学带来的是更多的机遇。新的自然哲学观引领下的健康新理念主要强调的有:突出"以人为本"的价值目标,主张整体系统的和谐与统一的理念,注重关系本体论的认识方法,在真实世界的背景下开展相关的科学研究,注重人文关怀、人的道德和人的社会适应性能力的培养。

把针对"以人为本"的健康问题与中医药学的临床优势病种作为中医药学研究的主要领域。中医药学历来是重视"人"这一主体因素的。"人为本,病为标""治病救人"等理念深刻烙印在中医药学人的脑海中。人有生物学属性,更有社会心理属性。每个人平均有 1×10^{14} 个细胞,同时还有寄生于人体上比人体自身细胞多 10 倍的细菌,多么庞大的军团! 人的健康问题又是十分广阔的天地,中医药学有着十分丰富的内涵。目前中医治未病(包括亚健康防治)思想与工程不断推进,中医养生和中医饮食文化的研究也十分活跃,中医心理学也开始为人们所重视。在中医药学的研究领域,"十一五"期间国家各类研究计划把重点放在了现代难治病的辨证论治方案和证治规律上,其中包括临床流行五病,即高血压、冠心病、脑卒中(俗称中风)、肿瘤及糖尿病。对新发突发传染病的防控也有专项资助。2009 年发生的甲型 H1N1 流感、2010 年的手足口病,中医药在防控上起到了重要的作用。在优势病种上,以辨证论治为主体的方向,把握好时间、空间的转换,寻找到证候演变的拐点,有效诊治与阐发机理是我们的优势。譬如冠心病,有胸部闷痛、心电图不正常,可以确诊为冠心病;然而介入造影检查冠状血管完全是通畅的,未见有斑块,它只是微血管的血液循环障碍,中医称为"病络",是络脉的病,按"络脉者,常则通,变则病,变则必有病络生,病络生则络病成",通过审证求因、明辨导致病络的核心病机,依据共性的病理环节进行治疗,运用复方中药的标准汤剂多获较好的疗效。以"证"为人类健康维护的中心加以展开,"有是证,则用是药",贯彻"我主人随"的主体性原则,因人、因时、因地的三因制宜。天人相应、形神一体、动态时空等,均有其合理的内核。

保证技术使用的安全性与稳定性,建立规范的中医药行业标准。针对中医药优势病种诊治疗效的共识性问题有二:一是疗效的循证证据不足,二是担心中医药技术的安全性。前者要不断地完善中医药学的评价方法体系,以获取公认的循证证据,这是目前中医药学术领域重要的方面之一。要充分而客观地看待循证医学,一要学,二要懂,三要用,四要知道局限性,五要为我所用、创新与发展。特别是关注"人"和"患者"的评价研究,如自我感知、心理承受、知情同意等。在安全、有效、稳定的大前提下亟待建立规范的中医药行业标准。这是一把公平的尺子,是人们均应该遵守的"游戏规则",否则难以比较,无法约束而使行业行为处于无序的状态。要以全球的视野去处理中医药学的相关问题,这样才有一定的高度,才有和谐的发展环境,才能使中医药学有良好的国际学术影响力。

现今提出的中医药学学科方向的调整变革问题,是基于目前二元论与还原论逐渐被多元大科学的革新所取代,同时一元论与系统整体论的兴起也需要不断地拓展,在天与地之间来看待人的健康,来看待人的疾病,精气神一体,象与形融通。我们主张科学和人文融合互动,然而医学的方向不能够从人文到人文。如果是从人文到人文,过分强调象思维,不与形体融通,就不能更好地维护健康。这是一个值得高度重视的大问题。现在人们问责大学,问责大学培养的人才社会适应性差。从中医药学科看,主要是我们培养的人才实践技能不足,亟需强化基本功训练等。值得思考的是,如果中医教育跟着西方的模式走,是借鉴,那么能赶超吗?要重新调研,要吸收宋代书院及太医院教习,优化目前中医药学的教学资源,闯出中国人自己的路!

三、中医药学学科方向内涵的调整

以人类健康为主要研究方向,在具体的学术内容上朝向个体化(personalized)、预测性(predictive)、预防性(preemptive)、参与性(participatory)(简称 4P 医学)作出调整,以适应转化医学(translational medicine)与网络医学(nework medicine)的发展。

东学西学融合提倡 4P 医学,由于人类基因组计划的顺利完成,以及分子生物学技术和生物信息学的迅猛发展,药物遗传学从中得到了强有力的推动,个体化医学的概念也是在此背景下发展起来的。基于药物遗传学的发现如何去发展个体化医学,受到各方面的高度重视。对于患相同疾病的不同患者,现在的用药方法是用同样的药;而在将来的个体化医学中,由于可以预测不同患者的药物效应,即使是治疗同一种疾病,医生也可以根据患者的遗传背景来选择合理的药物和最合适的剂量。同时,医学模式中的心理、社会与环境等方面也是个体化医学的重要内容。显然中医药临床医学的核心——辨证论治的理念与技术,将在 21 世纪的个体化医学方面有充分的发展机遇。各类人群,不同的环境,得病的概率是不一样的。南甜北咸,东辣西酸,是人们适应当地自然环境的一种生存需求与本能。四川人为什么吃辣椒? 因为四川地区是一个湿气较重的区域,火神派医生多生长在四川,其用附子非常多,做菜都可以加附子。所以人适应生存环境是长期积累的过程。人养成生活习惯的条件,包括自然生态,也有社会环境。中医关注一个人在一定社会环境、自然环境下的整个生长过程、成长经历,再加上他现在的表现,以及通过望、闻、问、切综合地进行观察与评价,所以中医学才是真正的个体化医学,包括个体化诊断和个体化治疗。未病先防、已病防变,提倡预测医学,预测疾病的发生和发展,其重点应该放在病前的早期监测上,可及时地预测、辨识健康状态及变化趋势,一旦发现异常变化就要及时采取相应的防护措施。预测医学包括各种气候、物候、环境、致病因素等,既要关注环境等自然条件,又要关注是什么样的人得了什么样的病、怎么样去调理,针对人体的状态通过调节身心去解决病证的治疗等问题。中医多通过望、闻、问、切的宏观观察方法,也可以结合现代科技手段、应用生物学指标做微观的研究。中医治未病思想和五运六气学说是代表性的预测医学。

关于整体医学指引下的预防医学,即是对疾病的发生与发展的过程进行人为的干预,包括药物干预、营养干预,或者是生活行为干预,这是目前应对慢性病公认的最佳策略。中医药学中整体系统医学思想早已有之，且有明确的内在标准，如"气脉常通""阴平阳秘""积精全神""形与神俱"等。具体干预的方法也众多："法于阴阳，和于术数，食饮有节，起居有常，不妄作劳"；"恬惔虚无，真气从之，精神内守，病安从来"；"志闲而少欲，心安而不惧，形劳而不倦，气从以顺，各从其欲，皆得所愿"等，均为实践证实有效的生活调摄方法。"民以食为天"（《汉书》），中国人最讲究饮食与营养，中国在全球最有影响力的文化之一就是饮食文化。在医学领域中也形成了独具特色优势的饮食疗法：以"调"为核心的理念与相应的丰富烹调技术。不仅有药物干预方法，还有调心、调气、调神、针灸等多种外治方法，且多为天然、可及、安全、经济、有效的干预措施。

至于参与医学，即个人的健康并不是被动地仅由医生来决定如何进行诊断和治疗，倡导自己也要主动地参与到对自身健康的认知和自觉维护的全过程中，主张自然科学与社会科学的融合，提倡科学与人文融通。中医药学历来重视人的智慧能力，"人为本，病为标"，"正气存内，邪不可干"。机体在发病学中占有最重要的地位，是决定着患者在临床上是否发病的关键。治病的目的是救人，"人"是核心，是健康的主体。

转化医学作为重点的变革之一，要凸显个体化医学的中医药学优势，同时还要参与到全球卫生信息化工作中，重视高概念时代的医学导向，为构建统一的新医药学奠基。什么叫高概念？一要有现代的大科学理念；二要研究复杂的相关性，要敢于突破原有的学术边界，提倡整合；三要在实践中践行诠释与创新。目前美国已有 38 所大学医学院建立了转化医学中心，美国国立卫生研究院 2006 年起实施"临床与科研成果转化奖励计划（Clinical and Translational Science Award，CTSA）"，美国国立卫生研究院每年投入 5 亿美元用于推进转化医学。转化医学这个方向的变革是由广大民众对医药的客观需求拉动的，要以患者为出发点去研究、开发和应用新的技术，强调的是患者的早期检查和疾病的早期评估。在现代的医疗系统中，我们清晰地看到医学的研究进程向一个更加开放的、以患者为中心的方向快速发展，以及对于从研究出发的医学临床实践的社会包容。因此，转化医学倡导以患者为中心，从临床的实际工作中去发现和提出科学问题，再做基础研究与临床应用基础的研究，然后将基础科研成果快速转向临床应用，基础与临床科技工作者密切合作，进而提高医疗的总体水平。所以，转化医学的研究模式主张要打破以往研究课题组单一学科或有限合作的模式，强调多学科、多机构、多层次组成课题攻关组，发挥各自的优势,通力协作。中医药学历来以临床医学为核心,从临床到基础,临床是开端,通过基础的研究、机理的研究再回到临床上来,还要以临床研究为最根本的评价标准。因为基础理论升华、中药研究与开发的源泉都在临床。医院要到院前去转化,院前就是社区、乡镇和农村;临床上的成熟技术要向产业转化,研究的成果要向效益方面转化,要应用到基层上去;医、教、研、产要向人才培养转化。转化医学的模式要具有普适的价值,才能得到很好的应用,更要有永续的动力去支撑可持续发展。转化医学的模式需要稳定的结构,过去的提法是创新团队,进一步朝向产、学、研联盟的更新;近来已有专家提出"多学科联合体"这一新概念,未来我们应该建立多学科联合体。多学科的联合体有3项要求:第一,一定要有多学科、多机构、多层次性的稳定结构;第二,要引领转化医学的研究方向,要朝向基层、朝向临床、朝向应用,将农村、社区慢性病的防治、防控突发传染病等作为研究的重点;第三,要实行医、产、学、研、资一体化。资源的"资",要求前置进入市场,进行资本的有效运作,在实践中来提高学科自主运作的综合能力,这也是我们维护健康和防治疾病工作做好的保证。如此,我们就能够取得基本医疗保险、商业保险、促进健康基金会等的有效参与和大力支持,就能够有资本的高效支撑,中医药学的学术发展必然会更加顺畅和健康地向前快速发展。总之,转化医学的重点要前移,移到预防上来;重心要下移,移到社区和乡村中去。

网络医学也是调整变革的热点。还原论的思想与方法功不可没,但是用它来解决生物医药复杂的病理过程,特别是多因素、多变量与多组织器官变化的过程就十分困难了。这是一个非常复杂的病理生理转化的过程,必然要涉及机体相关性的网络系统与多重靶点效益的整合互动时空。从系统生物学的观点来看,机体受到某一个应激性刺激的时候,它就出现一个网络的系统调控,应激系统运作到一定的时候还会启动机体的代偿功能,一直到系统失控时,才表现出疾病的表征。这样一个复杂的过程,不只是特异性、机体自我适应性,还有机体自组织、自修复、自调节等方方面面。所以,疾病的过程是一个非常复杂的过程,涉及机体整体、各系统、各器官、各组织层面细胞,它的共有特征就是网络协调性。在这种背景下,要认真地总结前人的经验,把原有的中医药学的学说与理论,合理地延伸到所谓的神经体液免疫的网络之中,延伸到细胞的分子网络体系之中。网络医学不仅仅是人们理解的用计算机远程会诊、哪个医生看什么病、享受何种医疗资源,更重要的是用来解释健康与疾病,特别是复杂性、难治性疾病的。这种机体产生的各个组织细胞的复杂病理变化有它的网络变化的整合效应。探索复杂疾病之间的内在关联,重要的是要解决表征问题,根据表征与基因组学、蛋白组学、代谢组学等,了解基因的功能以及它与表征的关系。所以,我们在衡量临床疾病诊治的过程中,不仅要注意反映疾病真实面貌、治疗的效果,还要注意它的临床中间节点,同时也要注意影像学等检测的客观指标的表征变化,把这些主观的评价表征和科学数据结合起来。疾病是多因素、多变量、多环节的,它呈现出一个多层次的网络结构,我们要解释在网络中它的共性病理环节是什么?它不是一个单靶点,而是一个多靶点的节点的协调变化,这就是中医药证候的核心病机。所以,网络医学、病理生理学具有一个非常亲缘的关联,都是揭示疾病发生的主导环节与多节点、多靶点的互动,这样就可以去探索宏观与微观的结合、关系本体与实体本体的链接。正因为网络医学是构建在系统内、整体内的,故重在综合。在网络医学引领下,基于基因组学、蛋白组学、代谢组学等系统生物整体观念,把疾病理解成表征,即是中医"证候"。基因表征是一个功能化的概念,基因节点就是多靶点,与药物受体三个要素互动,运用计算机技术,观察药物对病理网络的干预和影响,这样就使研究的新药更贴近于疾病的本质,从而提高研究的效率。在前期"973项目"的研究中已提出了复方组合化学这一新的复方中药概念。在网络药理学基础上提出来的研究复方组合化学的新方法,它是针对复杂疾病系统的多靶点、多环节的。复方网络药理学,它是以蛋白质组学、基因组学等系统生物学为基础的。随着自然科学的发展,运用基因芯片技术,我们不仅能够识别基因,同时可以探讨这个基因的功能,以及基因功能在什么条件下、什么时间上实现蛋白质表达及多个基因的组合互动等。通过对先进技术的组合,我们可以继续沿着这个方向去研究,完全有可能反映系统的复杂问题。

四、中医药学的学术创新门径

面向未来,最为重要的是学科建设和人才培养。

(一)注重学科建设

第一,是学用诠释学。诠释学是理解、解释与应用三位一体的科学,对于学科的骨架概念进行诠释也是创新。如中医学的冲、任、天癸、玄府、气液、病络等概念是西医学中没有的,要给出一个清楚的概念,使人能够懂得、能够接受、能够理解,在国内外的生物医学期刊上发表。联系到评价一所高校的整体水平,要看教师(医师、研究人员等)包括研究生每年能有多少篇论文被 SCI 收录,又有多少能够体现中医药学的学术水平、有国际学术影响力的文章,这些是比较重要的。将西医学没有的概念给予诠释,这些概念被医学界接受并吸收,是对于医学科学的充实,关键在于其能够指导临床。例如,在 2003 年严重急性呼吸综合征(SARS)的中医药应对过程中,运用了中医诠释。在 SARS 死亡病例的病理解剖中,我们真正地看到了"肺热叶焦"的形态。SARS 的病原体是明确的,变异的冠状病毒导致出血性肺炎,打开胸腔看,肺叶萎陷干枯,满腔的胸血水。怎么解释? 机理是什么? 至今不清楚。按中医诠释,金元医学大家刘完素在其著作《素问玄机原病式》中有"气液玄府"理论,就能够很好地解释 SARS 为什么会出现这样的胸血水和"肺热叶焦"。由于毒邪的感染,疫毒之邪侵犯了肺中的络脉,络脉瘀滞而渗出了血液,血液又通过了隔膜,隔膜上的孔隙是不是细胞间质还需要进一步求证。依据刘完素的学说,其机理是渗出的血液通过膜上的"玄府"而渗透进了胸腔的。这个例子中最可贵的,不只是我们看到了"肺热叶焦"是一种什么样的状态,更重要的是它能用来指导我们的临床治疗。它是由疫毒之邪导致了病络的形成,通过玄府渗出来的胸血水,那么需要用解毒清热、凉血化瘀的治法,可使用辨证的中医汤剂,也可大量地使用静脉注射液,包括清热解毒的喜炎平注射液、热毒宁注射液等,还有活血化瘀的复方丹参注射液、丹红注射液等,再用一些益气养阴的中药,尽早投药治疗可取得较好的疗效。通过中医药的综合抢救,很多患者有了生还的希望,还能减少大量激素冲击治疗带来的骨质疏松的弊病。

第二,是循证医学。循证医学的理念为大家所共识,但循证医学不一定完全适合于中医学,然而我们要得到一个共识的疗效,就必须更新现有的评价方法,去创新方法学。共识的疗效就是说中医药的临床试验所取得的疗效,中医认可,西医也认可;中国人认可,外国人也认可。如此,我们不仅可以在核心刊物发表文章,在国际著名医学杂志上也能够发表文章。例如 2009 年甲型H1N1 流行性感冒(简称流感)的防控,首先在预防方面我们研究了一张小复方,有鱼腥草、金银花、菊花、薄荷、生甘草,制成标准汤剂送给大、中、小学生和基地受阅部队服用,当时是北京七八月份,还没有疫苗研制出来。通过回顾性的研究,做了 3 万多例的回顾性调查,证实中医药是有一定预防作用的。在佑安医院做的 263 例轻症的临床试验,一组使用连花清瘟胶囊,一组使用达菲胶囊,进行了甲型 H1N1 治疗的非劣性检验,结果说明连花清瘟胶囊治疗效果不比达菲胶囊差,而且在流感样症状缓解方面还有它的优势。

关于完善评价方法体系,我们对于疾病防控,特别是社区慢性病的防控,随机对照临床试验是有局限性的,可采用实用性的随机临床试验。要比较中医在参与治疗中是否起作用? 起什么样的作用? 在什么样的时间、空间起作用? 起到了多大的作用? 能体现出中医的疗效优势和它的特质吗? 从而服务于广大民众,同时也要发表学术论文,还要在国际上、在 SCI 数据源的专业杂志上发表文章,这样也就提高了我们中医药学的整体学术水平和国际学术影响力。

(二)提高人才素质与学术创新能力

第一,要兼通文史、透视组学,宏观与微观、综合与分析要逆向对接。学术方向的调整与变革的最高理念是宇宙观,宇宙是由大而无外的"大一"与小而无内的"小一"共同构成的,大一寓有小一,小一中涵有大一,两者相兼容而为用。大一含天体、地学、物候、气候;小一含蛋白质、分子、中子,甚至比中子更小的。综合和分析,宏观和微观,关系本体论和实体本体论,要去对接。宏观的研究向下,微观的研究向上,如果能够对接上,找到契合点,这就是一种重大的发现。然而机会常常是擦肩而过的,平行地擦肩而过,没有能够契合在一起,因此大概需要几代人,需要几十年、上百年的工夫去寻找。然而,大一融入小一,小一酝于大一,大一小一能够融通,东学西学能够兼容,科学与人文能够融合互动,这是一个重要的理念。

我们当前所面对的是如何体现中医药优势,其重点在临床医学。首先是有肯定的疗效,而后要制定诊疗指南和规范标准,并且具有可推广和辐射的能力,再后去发现其中的机理。

第二,要科学与人文的有机融合。学科带头人要能够兼通文史,特别要关注科技发展史,包括对中医的各家学说等应该能很好地把握。传承是基础,创新是目标。要实现创新的目标,要通过崇尚国故、追思前贤、善于学习借鉴等手段来实现。例如"小学",这个"小学"特指对文字的释译。药者,毒也,药能对抗疾病,如大黄、附子等;药者,厚也,药也能够补充营养,像阿胶、鹿茸、熟地黄之类;药者,瀹也,瀹有疏导调节之功。

第三,是透视组学一定要用系统论来指导还原分析。要从整体出发,进行还原分析的研究,通过还原分析的研究回归到整体上来。要重视表征,重视观察、体悟、司外揣内等,这是中医药学的特点之一。基因、蛋白质、代谢组学和表征之间的关联,我们希望能做逆向的对接,然后它非常可能擦肩而过,对于新的技术应该着眼于整合,使之成为系统,才具有创造功能。

第四，是动态的观点。太极图是平面的示意图，快速旋转的时候，你就再看不出来黑与白，而是一个灰色，你再也看不到白鱼的黑睛和黑鱼的白睛了，因为都融合了。还有由动态时空出现多维的界面，此时太极就没有了外边圈的界限了，整体是一个混沌的，所以它是复杂的、非线性的，它是不确定性的，它可以演化成千千万万的变化。这是中国人的哲学，这种见解来自农耕文明与象形文字的象学，这也为中医提供了良好的发展机遇。

第五，是多学科交叉渗透融合。理念、技术、器物三个层面中，技术和器物不具备学科专属性，而具有学科属性的是理念。请大家注重对中医药学理念的思考、理解、学习和应用。譬如光谱质谱与功能磁共振等科学仪器装备的应用，催生了生物医药的新技术，同时可为多学科研究服务。中医药融入的多学科当分成两类，一类是传统的天文、占星、术数、历法、物候、地理、吕律等，另一类是现代数学、物理、化学、生物学、地理学、信息学、逻辑学等。

为适应当今中医药学学术方向的变革与创新，一定要着眼于人，着眼于人的素质、水平的提高，克服急功近利思想，加强道德、学风建设，大力提倡"精神成人、专业成才"。广大中医药工作者要做真正的学人，学术所化之人，做敢于选择走最艰险道路的人，为构建我们创新性的国家而努力工作。

第五节　提高学科创新能力的几点建议

中国科技走向世界寄希望于中医药。中医人的使命是传承、创新、现代化、国际化四项任务。习近平总书记指出：中西医并重，传承发展中医药。中医药凝聚着深邃的哲学智慧和中华民族几千年的健康养生理念及其实践经验，是中国古代科学的瑰宝，也是打开中华文明宝库的钥匙。万钢同志、陈竺同志都讲出了"科学家们首肯中医药学的科学性"这样的意见。万钢同志讲：正是由于中医学有着和西医学不同的认识论和方法论，因此中医学是原始创新，最具有潜力、是最具有可能的学科领域，而且明确地提出：实现中医学的自主创新，既是中医药自身发展的关键，也是关系到中国科技能否实现重点跨越，争取在医学和生命科学方面有所突破的关键。所以中医学是中国科技走向世界最有希望的学科和领域。陈竺同志明确地提出：中医要有胆略，要欢迎新事物，要奋发图强，要卓有成效地传承，传承的同时要有创新。

一、科技是第一生产力

这一观点首先在马克思政治经济学大纲中提出：生产力里面包括科学技术。邓小平同志提出来"科技是第一生产力"。"第一"说明创造财富的能力很强。教育是经济社会发展的基础，目前我们的教育在重视硬实力的同时要加强软实力建设。

大家知道医学教育是精英教育，我们现在还缺少学术的、学科的领军人物，我们要培养的是高峰的人才。领军人物具有三个特点：第一是创造性思维；第二是共情能力，就是攻关、合作、协同的能力，是组织能力；第三是要有全局意识。

作为领军人物，作为高端人才，要敏感地看到我们中医在乡镇卫生院萎缩了，老中医退休到镇上开业了，青年弄了药斗子却只开中成药的问题出现了。大学生毕业有很多人去当村干部（大学生村官），我看医科院校的精英们，大学毕业以后要到乡镇去当医生，要到村卫生室去锻炼一下才是正确的，我们要把失去的阵地找回来。1963年，我在安徽省枞阳县安凤公社会宫大队，又到了瓦屋生产队，当过各个层次医院的院长。那时我是一个中西医的全科医生，可以做阑尾炎和疝气手术，可以拉X线机做X线检查，我可以取血做白细胞计数，也可以辅助接生难产。那时候防疫、爱国卫生都是中医在做。我所在的公社卫生院有26个人，其中18个是中医，现在再看乡镇卫生院里面还有多少中医？当前，中医有着雄厚的社会基础和优势病种，特别是在内、外、妇、儿疾病的辨证论治，简便验廉的优势要得到充分发挥。所以我们面对的是一个良好的发展机遇，这种机遇是一种需求，这种机遇也面临着现代医学的挑战。当然我们主张"中医好，西医好，中西医结合更好"，但是中西医结合要以中医为主。政府对于中医已经加大了投入，加大了人才培养的力度，就当前来说，我们一定要争气，中医药的事业只有成功才有美好的未来，不能失败，失败了就不会得到这么大力度的支持。我们需要的是文化的驱动，需要和谐奋进，需要良好的文风、学风与作风。

二、兼通文史、透视组学——提高创新能力

对于提高创新能力，我的第一个建议就是兼通文史、透视组学。从古代来说，沈括、朱震亨、黄元御他们都是饱读十三经的，包括《诗经》《尚书》《周礼》《仪礼》《礼记》《周易》《春秋左传》《春秋公羊传》《春秋谷梁传》《论语》

《尔雅》《孝经》《孟子》。北京的名医萧龙友先生(曾任中国科学院学部委员)、叶橘泉先生(后来曾任中国中医科学院名誉院长)在中国中医科学院有以他们的名义成立的研究室,跟我们北京市中医管理局所做的名医传承的"3+3工程"是一致的。北京的名医孔伯华先生、施今墨先生成立了华北国医学院、北京国医学院支持中医教育。还有一个京师国医医院,是在1911年以后成立的,北京名医赵绍琴先生担任医务部主任。北京中医医院的张菊人先生、宗维新先生,沪上的恽铁樵、陆渊雷先生等都是兼通文史的。中医功底就是中国的学问,也就是国学。国学怎么样,中医的功底就怎么样。国学大师章太炎先生讲中医对国人的贡献莫过于医案,上千种的名医医案是中医学宝贵的资源。章老的文化功底是深厚的。我们说文明与文化重视传承,是学科的动力之一。医史学包括外史、科技发展史。于学英先生在《读书》的第三期提出来与李约瑟科学发展史相悖的观点,值得大家一读。传承是基础,创新是目标,我们要向文化要思路,疾病史的研究常常能给我们启迪。但是我也要强调不能走偏,不能由文化到文化,我们是医生,我们是学医学、搞医学的人,我们要由文化到医学。现在提出来一个问题,中医学是哲学还是科学? 政府在讲、科技界在讲、医学界在讲,说中医学的理念、它的原创思维和原创优势应该我主人随地去发展,它是先进的,是中国人的学问,是中国的自然哲学。我认为: 中医学是自然哲学引导下的整体医学,中医自身的规律是自适应、自组织、自调节、自稳态,天地人相参,精气神一体,中医对待生长发育是顺应自然的健康医学。中医自然哲学可以用太极作为示意图,它象征着疏导、平衡、中和、调节。我们把中医任何一个研究对象、任何一个题目摆在太极图里面,我们要动态时空地观察。比如讲中医的证候,我们把它摆在太极图里面,当它运转起来的时候绝不是平面的,应该是球体的,它的演化转变是一个无穷尽的、非线性的、混沌的,这才能适合中医多维度、多层次、多变量、多因素的判断,才能适合中医药辨证论治、复杂疾病的干预。当然,有没有办法对中医证候这种属性不定的、混沌状态的疗效进行评价? 方法学是有的,我建议大家要学习循证医学。对循证医学,我们要一学,二懂,三要用,四要知道局限性,五要纳入中医自身的规律来应用它。中医诊断,特别是证候的诊断,它是异质性的诊断,不同质的诊断。它应该用实用型的随机对照试验。我们应该用降价降维来体现中医的优势。所谓降价降维,就是用一个中医方案与一个西医方案,或者是有中医药参与西医的方案,或者西医的基础治疗加上中医的方案进行比较。我们要用前沿的数学方法来肯定中医药的疗效,中医药的参与是响应了还是没响应,疗效是否提高了,如果显著提高了,那就是中医药的优势,我们做出的疗效应该能够做到让中国人信,外国人也信,中医信,西医也信。我建议年轻的同志们、年轻的教师们要学一点哲学。物理学家杨振宁教授说:讲道理是哲学。钱学森老先生曾告诉我,科学的上面是哲学,哲学上面是美学,人们总是追求真善美的。医学、健康医学同样期待的是和谐与平衡,要以现代科学来体现人文关怀,这是医学的总体目标。

我要和大家说,17世纪牛顿的科学定义不完全对,正在发生着变化。牛顿说可测量的才是科学,我要说不可测量的也是科学。到了18世纪特别是19世纪,又加了一个词叫作准确测定的才是科学,要知道妄加一分便是谬误。过去有人说中医学是不科学的,中医属性不定,中医的基础理论不可测量,于是就说中医不科学。中医能治好病,但说不清它的机理就不科学;西医有些病也治不好,能说出机理来它就科学?这个时代已经过去了。我要说的是,现在的中医学子跟我学中医那会儿不一样,我们说量子力学,粒子和粒子的对撞产生了巨大的能量,而后粒子还找得见吗?这个粒子的运动是布朗运动,是非线性的,谁能说量子力学不科学?在上中学时,所学的门捷列夫周期表有一百多种元素,元素有新的能量,它是一个未知的、非线性的。那么用精确测定的这个科学的定义能解决吗?中医讲象,象是法式、是表象、是现象,但是更重要的是法式,包括自然哲学,包括形象思维。举个简单的例子,乏力怎么认识。西医认为是慢性疲劳综合征,与病毒、免疫疾病有关,表现有淋巴结肿大、慢性咽炎及轻度发热。中医认为患者乏力、倦怠,首先考虑脾,脾主四肢、脾主肌肉;再说乏力,不耐劳作,干一会儿就累了,休息以后可以再干,但干的时间缩短了,肝为罢极之本,又或者计算机不愿意敲了,不愿意拿笔写字了,肾为作强之官,伎巧出焉;乏力再发展下去就身心疲惫,到心了。脾、肝、肾、心,它是多维度的、多层面的、多因素的、多变量的,这里面都有象,都有自然哲学,都有形象思维。

我给大家讲个"药"的例子。药者,毒也,是说它的对抗性;药者,厚也,是说它能滋补,补充;药者,瀹也,瀹是疏导调节的意思。瀹有个三点水,水是源泉,上善若水,说明它的积淀是非常厚重的;右面上边是个"人","人"下一横,这一横非常重要,一画开天,一者为阳,人贵阳气,治之极一,治之极一就是协调阴阳,所以这人就需要阳气,蕴育着承制调平;下面又有三个"口",象征三个人以上应该就是团队了,也可说一个天然产物它含有三种组分,比如说它既有生物碱,又有黄酮,还有皂苷等等,那毫无疑问是个有效的物质群,在哲学层面讲三生万物；三个"口"下面是个"册"字，团队所做的事情是什么呢，是事理、伦理、哲理，应该是一个和谐奋进的群体。瀹，看下《辞海》，它是疏导、调节的意思。它就是中药的气精和合，相须相使，相杀相恶。我就是从兼通文史的角度深刻地思考这个"瀹"，包括我考虑"肺为橐瀹之官"。SARS（严重急性呼吸综合征）的时候，我记得在首都医科大学的礼堂里面，我给大家做了一个汇报，我那时候就讲瀹、肺泡、肺泡上面的膜、膜上面的孔隙、膜原。中医认为早期应该是毒损络脉，用解毒通络就获得了很好的疗效，WHO已经承认。在这里讲瀹是在讲药，我就是在这种启迪下搞了组分配伍、标准组合、组效关系，现在市场上已经研究开发了一系列的组分中药，组分中药就改变了中药传统制剂"粗大黑"的现状，组分中药就便于质控，组分中药就朝向现代化和国际化创造条件。当然，组分中药不是筛选先导化合物，不是所说的天然中药，但它秉承了中药增效减毒、减毒增效。我做的第一个"973项目"在人口与健康领域项目验收时，评审组给了我们第一的位置。一个天然产物，以丹参为例，把丹参素里的丹酚酸B提取出来以后，那丹酚酸A、丹酚酸C就是无效的吗？把丹参素水煮的部分提取出来，那么醇溶的丹参酮、丹参酮Ⅱa就是无效的吗？还有，在你没分离出来的时候它们是一组自然和谐的药物，你把它分离出来以后究竟发生了什么变化你都清楚吗？组分中药也有它现实的问题，然而我们说现代组分中药的探索是一条途径。但是自我评价尚不成熟，尚需要经过实践和时间的评价。我想实践和时间的评价是克服急功近利一个最好的措施。

瀹，再深入一层就到哲学层面了。瀹是易学。我们都知道伏羲制九针，《灵枢经》第一篇就是《九针十二原》，法乾，那是伏羲易。多少亿年以前，是九分的水，一分的山，那时候海洋的面积比现在大多了，现在陆地和海洋是3∶7，那时候叫连山易，后来发展成归藏易，再下面是周易。中医的《灵枢》和《素问》，你说它是中医理论的基础、体系，然而它基本上是一本论文集，它是在归藏易和周易的指导下产生的。易学，包括国学，都是中华文化重要组成部分。现在新的易学，像宋明理学，它对中医的进步有长足的影响。到了今天，我要说应该是海洋易了，年轻的学子们要从易学的领域透视中医，应该用海洋易研究点问题，研究道法自然、适应自然。我对于改造自然没有信心、不大主张，而是要适应自然。海洋易不是说研究海洋，而是说像大海一样包容一切，有宽广的胸怀，要去解那个象。中医证候的起点就是象，这是中医的原创思维。它构成了一种模式，以象为素，以素为候，以候为证，据证言病，病证结合，方证相应的中医诊疗模式。易经、易纬、易传是从具象到混沌同体,是从分析演绎到综合归纳。瀹,还有太极的意思。太极运转起来就是个球体,是个边缘不清、灰色的球体。太极至极无极,常有常无。常有是物化的东西、实体的东西,是实验可以证实的,有形的;常无,是神韵、气息、感受、意念,它是动态的时空。我们现在谈药,讲道地性,道地性的提出是在唐代。然而随着时代的发展,人类活动对于生态环境和自然资源的影响,很多道地药材不再优质了,也就是说,道地的药材不一定优质,优质的药材不一定道地了。这个问题值得研究,因此我们应该重视"品、质、性、效、用"一体化的工程。

下面我主要讲讲透视组学。我们说透视组学,着重说整体论和系统论。要有在系统论指导下的还原分析,要有整体医学的理念,在这种理念的指导下进行微观的研究,然后再回过头来进行整体的数据整合,可能对临床是有用的。我们不能只去抓小鼠,光去打啮齿类小鼠的尾静脉,我们应该更加重视人体试验,对人的头发、指甲,人的尿、便,人的血清等等进行研究。现在提出一个很重要的概念,就是表征组学、基因组学、蛋白组学、代谢组学、代谢物组学,对我们中医最有用处的是表征组学。表征组学的背景之一就是象,就是表象、征象、法式。我们都要读经典,要兼通文史。"腹满时减,复如故,此为寒,当以温药。"(《金匮要略》)。"短气不足以息",短气和气短不一样,这里有痰瘀于气道。所以表征组学这种表征,它的背景首先是中医的象;进一步表征的背景是基因,是多基因,是基因的多态性。所以我们用分子生物学、分子药理学,用生物化学和化学生物学。请注意生物化学和化学生物学是不同的。新兴的化学生物学,是用化学的方法手段研究生物学的问题。比如说血清,血清里面的基因蛋白质多可以用小孔树脂来观察它的光谱、色谱,观察它的物质。我们一定要用整体的医学做指导进行组学的研究,进行海量数据的分析,进行复杂网络的分析。西医学的研究,运用二元论和还原论的方法可以说就要走到尽头了,海量的数据、点基因芯片出来的复杂网络没有办法分析。所以产生了一个新的学科叫作生物信息学,仍然解决不了。怎么解决,还是得用中国人的学问,要用中国的、混沌的、前沿的数学。我们现在讲一分为二,同时也讲合二为一,我们不只批判形而上学,对形而下学的某些不合适的东西也批判了。毫无疑问,形神分离是不对的。形神一体是中医学的理论框架,天人相应、辨证论治、形神一体,这是理论框架不可或缺的。

复杂系统是混沌的、属性不确定的,我们应宏观与微观结合,点、线、面、体,我们科研设计和科学试验,不管你是临床的设计还是基础的设计,光"点"

和"线"是不够的,一定是一个"体"。这个体是多维的,而且要动态地看。比如说证候,它一定是一个多面体,这个多面体假设是一个六棱体,你一定要把科研设计用均匀的、非对称的、非线性的方法找准其中某一点,然后观察这一点距离什么最近,而后就在最近的那一面上进行干预。假设这个人身心疲惫,睡眠不好是他疲惫的重要因素,那很可能他病在心肾,心肾不交,用黄连肉桂交泰丸、黄连阿胶鸡子黄汤来治之。可逆原性、可行性原则下要有一个宽广的领域。我想提醒大家我们做一份研究工作的时候,一定要吸收古人、先人的学术思想、学术经验,这非常重要。我们要临床试验的基础是设计,一定要想到我们需要做什么、想做什么,然而我们现实能做什么,更重要的是我们不能做什么,想好了不能做什么,那想做什么的目标就能够实现了,所以可逆原性也是非常重要的。包括研究新药得经得住推敲,我倡导大家把心思用在临床上、用在患者身上、一切为了患者、为患者服务。文化作为驱动力,一个团队科室要团结和谐,要考虑到为他人着想、为他人做工作、为他人服务,还有把中医看病的老规矩恢复起来,叫号的时候对患者非常尊重,看完病、开完方要给患者讲怎么调理。不能光说我们中医药学有原创思维、先进理念,我们要有现代的科学技术,我们要选对我们的课题,而后我们要系统地整合。

三、多学科交叉渗透融合

多学科交叉渗透融合有三个层面:第一是器物、装备、工具、仪器。我们中医医院是中西医双重诊断,按照理法方药、辨证论治为主体。我看我们的装备、仪器临床所用的不少,我们研究所的仪器设备也不断地更新。技术、方法、手段,对于新技术、新方法要不断地引进,而后落实到理念。理念包括物质、结构、功能、信息,应力、能量要一体化。我们要建立新的学科和学科群,要在肯定疗效的基础上规范标准、发现机制。第二,多学科交叉渗透融合包括两类学科,一类学科是传统的,就像天文、占星、术数、历法、物候、地理、吕律(就是音乐)等;另一类是现代的,像数学、物理、化学、生物、地学、信息学、逻辑学。互联网区块链关键问题要创新则必须整合,首先要在学科内整合,要在机构内整合,我们要在国内跟相同的医院机构整合,我们要和国际合作。我看最重要的还是学科内的整合,然而绝不是一个人就能完成现代医学科学的研究,中医亦然,一定要有团队。

四、面向新概念要自主选题

应该提倡自主选题,学术研究应该提倡"独立之精神,自由之思想",这是清华大学国学院的大家陈寅恪说的。要启动新思维,中医医学的复杂性就在联系上,要解决这个复杂性也是要在联系上,中医学重视联系,联系体现中医的医理。精气神,形象思维,要重视关联问题的研究,要归纳法和演绎法的结合,我建议要摆脱固有的模式,我们的中医临床学系、中医研究所、中医医院包括首都医科大学的中医药学院应该拿出一定的经费鼓励自主选题,突破原有的模式,要提倡大胆地思考。思维科学,概念、判断、推理三要素,认知过程的基本模式,既要反映逻辑思维,又要反映形象思维,抓住本质。读经典、做临床、好学善悟,要善于把鲜活的临床经验进行再现。名医战略,培养优秀的人才。关于创新方面,给大家介绍一本书叫《创新学教程》,是刘昌明教授写的,读这本书,对于我们创新的学习、创新的研究工作和创新的临床工作都有益处。可以说读经典、做临床,他是自主创新的先导,是创新人才培养的摇篮,是可持续发展的保障。我们面对着当今现代科技的方法手段和人文关怀怎么整合的问题,要重视领军人物的培养。我提倡开放去思考,大胆去探索,要敢于去怀疑,甚至怀疑一切,在学问上要怀疑一切。鼓励奇思妙想、突发奇想和联想,敢想是前提,去做是现实。我在北京中医药大学做报告,刚读完大一的一个学生就敢于向我这个校长提出问题。他说经络实质的研究错了,经络没有实质,十二经脉无环无端,是拟想化的,出土的文物最早是二十九条经,又有足臂十一脉灸经,十二经脉是按图索骥。他们的老师鼓励他们去奇思妙想、突发奇想,他才敢于提出问题。老问题要求新解,我希望大家做一个有责任感的人、有信心的人,敢于对我们学校、对学系医院,也敢于对社会,敢于对中医药的先辈提出建议,推进我们事业的发展。

第六节　东学西学兼容为中医学发展拓宽时空

21世纪初叶涌现出东学西渐与西学东渐并行,相互交织、渗透、融通的新局面。中华民族的美德——孔孟仁学将以《儒藏》为载体远渡重洋而传播四方。医学是人学,中医药学具有科学与人文的双重属性。科学求真,人文求善,人们总是追求真善美,而以美启真、以美储善、以美立命。人需重视生命、顺应自然,天人合一整体观与辨证论治是中医原创的优势。医学不是纯粹的科学,医学离不开哲学,更离不开经验,尤其是中医学理论来源于实践经验的汇聚、检验和升华,进而指导临床诊疗实践。中医药学以临床医学为核心,疗效体现学科的生命力。20 世纪 50 年代前称中医、中药为国医、国药,是以国学为指针,意象思维是原创思维。中医治学当溯本求源,古为今用,传承是基础,在传承的基础上创新。

屠呦呦先生早年遍览多部中药典籍文献,得知用生青蒿捣汁饮用可以截疟,因此用低温萃取的方法获得青蒿素和双氢青蒿素,用于临床治疗恶性疟疾,挽救数百万计人群的生命,是原始创新的成果而获得诺贝尔生理学或医学奖。显然这是利用现代科学技术的创新药物,其成果表达也是用现代科技语言。晚近我的学生提出中医治病用复方的"方剂组学"的概念,从化学、生物学与网络药理学等阐释中医方剂配伍原理的新技术。

综观 20 世纪医学的重大成就,其一是传染病、感染性疾病的防治。其中自 20 世纪 50 年代中医药治流行性乙型脑炎,到 2009 年防治甲型流感,展示了中医药防治病毒性传染病的优势,在国内外产生了良好的学术影响力。当今 WHO 所列的现代难治病,诸如冠心病、糖尿病、脑卒中、癌症等,中医药疗疾治病的共识疗效服务于人类大健康事业。

若论中医科研方法与路径,运用现代理化分子生物学的技术成果等研究中医证候、方剂与科学原理,并用现代语言诠释,是刚刚起步的探索阶段。而古往今来贤哲名医均以儒家之学为主体,兼以道家,而儒道互补,所谓儒相、儒医。名医者必是明医,既重视经验传承,又引进科学技术,还当融汇新知,运用科学的临床思维方法,将理论与实践相联系,以显著的疗效诠释、求证前贤的理论,于继承之中求创新发展。这是固有的以中医药学自身的规律做研究,所谓格物致知与致知格物的中医研究。它既有益治学,也是做人需领会的道德箴言,有利于医德的培育,使医生与患者成为道德的共同体。

一、病证诊断标准与共识疗效的认识

中医药学以临床医学为核心,以疗效体现学科生命力。当今全球化背景下,世界对中医药的需求日益凸显,传统中医、中药要想被世界认可,走向科学前沿,融入主流医学体系,必须走标准规范之道。这既体现了国家需求,也是学科自身发展的必经之路。任何学科都有其规律可循,即使是经验累积到一定阶段,同样会呈现一定可重复的规律。因此,标准化是一门学科成熟的标志。个别中医学者认为辨证论治注重个体化的思维可能成为标准规范的障碍,然中医之辨证是在整体观前提下的个性化医学。这种辨证观,既求同,又求异。同病同治,凸显辨病;同病异治,异病同治,则强调辨证。中医学强调病证结合,据病言证。因此,依科学思维,可谓既求大同;据哲学思维,又求其小异。中医之病证有时空的属性,因此有病候、证候之说。这种时空属性实际是以天人相应之整体和以五脏为核心的人体系统为前提,前者将人置于天地之间论健康与疾病,注重人与外界互为影响的一体化思想,后者凸显人之局部与整体之间的关系。其辨证思维,既有八纲辨证之总纲,同时又有脏腑、经络、气血津液、三焦、卫气营血辨证之分。如果说八纲辨证在思维层次是更高层次的抽象总括,那么后者就更为具象化,是进一步延伸与反思。无论辨病还是辨证,其实都需要强调标准和规范,因为同和异本身就是一种辩证思维,同中有异,异中亦有同,中医学的规范标准化思维和道路就是追求异中之同、同中之异,归根结底都是在探寻内在的规律。因此,中医学的规范化、标准化要在遵循中医学自身规律基础上,探寻诊疗标准及疗效评价的技术、方法,不能简单照搬。比类取象运数,从象开端,意象并举,以象为素,以素为候,以候为证,据证言病,病证结合,方证相应,建立形象思维与逻辑思维结合的方法体系。首先以规范望、闻、问、切四诊信息观察的方法为基础,全面采集文献中的四诊信息条目,构建条目池,在明确概念内涵、临床描述要点、诊疗评价相关性的基础上分析总结,梳理条目之间的关系,先归并再提取。然后,借鉴数据分析的理念与方法,融入整体系统,实现四诊信息的客观化、定量化。目前,这两项工作已经取得了一定进展,但真正解决四诊信息的规范化,尚需中医与理化生物统计学等多学科的进一步交叉融合。

证候是中医学原创理论的核心,但是中医重视经验的特质,伴生了证候的主观性、模糊性,由于目前缺乏客观、统一的证候诊断标准,严重阻碍了中医科研和临床学科的发展,影响了中医药现代化的进程。因此,我们设想建立辨证方法新体系,提出以象为素、以素为候、以候为证的证候研究的依据;提取证候要素、厘定证候靶位,进行应证组合是完善辨证方法体系的步骤;据证言病、病证结合、方证相应是临床证候研究的主要原则;系统对照、回顾验证、互补互动是深化证候研究的重要措施。目前,生物统计等方法探索了证候规范化中的证类构成比、病证所属症状的基本构成规范、证类临床诊断标准规范、证类基本演变趋势等问题,为证候的规范化提供了可行之策。但证候具有动态时空的特点,而量化建立的函数式或判别方程体现的是症状和证类的单一线性关系。对证候的动态演变和非线性关系研究不足。因此,证候规范研究尚需不断探索更好更适合中医证候研究的多种方法。

　　方剂是根据证候而立法选药、配伍组合而成,与证候之间有着内在的吻合性,即有是证即用是方。由于证候具有动态时空的特征,因此,方剂应依据证候要素来选择或拟定,通过证候要素、应证组合的变化观察证候动态演变规律,以期能够真正体现法随证立、方从法出的辨证论治精髓,方能为"方证相应"的研究奠定坚实的理论基础。方剂的规范,需以中医的病证为前提,在大量搜集古代医家治疗某一病证的相关文献著作的基础上,进行统计分析、数据挖掘,并运用专家共识等方法,对中医临床方剂研究文献进行判定和评价。症状、证候、方剂规范的最终目的是形成中医临床诊疗指南,规范临床治疗行为,提高临床诊疗水平。但中西医思维模式不同,中医诊疗标准与现代医学诊疗标准的制订存在很大差异,需要探索中医诊疗标准制订的相应模式。在遵照国际指南制订程序与方法的基础上,充分考虑中医治疗的理论与临床特点,合理运用统计学、临床流行病学与循证医学等研究方法,将其与中医的自身特点相结合,探索具有示范性地制订某一疾病诊疗标准的模式,对中医诊疗标准的制订具有指导意义。

　　疗效评价是临床评价的主体,但是完全按现代医学疗效评价的方法来评价中医疗效,结果往往差强人意。缘于在中医药治疗中,随着疾病证候的动态演变,选方用药也随之调整,这种药物的调整和加减变化充分表现出一种复杂干预的过程;同时,中医治疗某种疾病往往干预手段多样化,内服、针剂、外用、针灸、推拿,充分体现"外治有同内治,不同者法耳"的思想;最后,中医治疗效应可呈现出多维度效果,既可控制病情变化,又能提高患者生存质量,既注重患者主观感受,又兼顾机体功能恢复。针对中医临床干预的复杂性,如何重新审视和评价中医疗效?既往的研究中,评价单方单药或某一药物组分或某种针灸推拿技法临床疗效的方法显然存在局限性,难以解决中医复杂干预的问题,束缚并降低了中医药优势的发挥。因此,中医临床疗效评价实践应该回归临床实际,反映真实世界的临床诊疗情况以期凸显中医复杂干预对患病生命体的整合调节作用。目前,综合评价技术的介入,如数据包络分析法等为中医疗效评价的开展提供新的研究方法和思路,成为中医临床研究的前沿领域。但是如何体现中医特色,如何反映中医防治疾病所具有的真正效果,如何制订疾病可行、有效的中医药复杂干预防治措施和策略,如何客观地判定药物或治疗措施具有改变某一个体或人群的特定病证的自然进程、结局或预后的能力,如何运用综合评价技术评价不同治疗方案的整体优势并进一步优化方案,这些均有待于我们在临床评价方法学中进行尝试和探索。

循证医学的核心是任何有关疾病防治的整体策略和具体措施的制订都应建立在现有最严谨的关于其临床疗效的科学证据之上。随机对照临床试验是获取这种证据的最严谨的科学方法。循证医学方法学可以促进中医药学发展、中医临床医疗决策科学化和中医药临床疗效作出客观科学系统的评价。应用循证医学的方法开展中医药学临床疗效评价的目的,主要是寻找有效的中医药临床治疗的药物、方法、技术、措施等,促进更合理、更有效地分配和利用中医药资源。总体目标是建立一个包括中医药临床研究评价中心,可通过中医药虚拟网络连接、协作开放、资源成果共享的完整体系,科学系统地评价中医药新产品、新技术和新疗法的临床疗效。中医药在此有其成功的一面,但并非每一个防治措施都有高的循证医学证据,因为中医学更加注重个体经验。目前发展中的循证医学实践,既重视个人临床经验,又强调采用现有的、最好的临床研究证据,两者将共同发展。中医药学在发展中,十分重视在获取临床证据的基础上思辨中医药理论,如证候的理论和实践。此外,中医药历来重视医学文献的收集与整理,特别是强调历代医著对理论、实践的指导意义,临床考据与循证医学类似,这可能是两门学科相互渗透的基点。在此,也应该清楚地认识到,由于中医自身规律,循证医学的方法应用到中医学疗效评价方面,尚需建立中医证候疗效评价方法和标准,以及探讨建立临床研究评价方法、指标体系和相关标准。随着医学模式的改变,人们将逐渐重视对于人体功能活动、生存质量和影响健康重大事件的评价。因此,建立适用于中医药的,包括中医证候、生存质量评价在内的,综合的临床疗效系统评价的方法、评价的指标和标准显得尤为重要。虽然多中心随机对照临床试验具有毋庸置疑的价值,但中医药临床试验必须结合中医药的理论与临床特点,进行专业设计,尤其对重大疾病的辨证论治综合治疗方案的有效性评价,对进一步揭示中医药的辨证论治规律具有重要价值。中医药临床评价应是多学科、多层次的交叉渗透,专业机构的构建和人才队伍的培养对于提高中医临床研究质量和水平以及促进整个中医药学发展具有深远意义。

循证医学不是万能的,同样面临着方法学、逻辑学、社会学的众多挑战,逐渐暴露出自身局限性。其以随机对照试验为基础有些脱离临床实践,一些疾病,如肿瘤、预防性疾病等灰色地带不可能使用随机对照试验,在观察时间、安慰剂对照、入选人群、终点事件等方面存在较低临床可操作性。另外,循证医学评价过程的权威性也值得商榷。如不同专家和不同的评价标准,即使是同一结论也有不同的解释,甚至 meta 分析的角度、选材的不同,同样也可以造成偏差。中医药学赖以生存和发展的基础是临床疗效,随着生物医学模式的转变,建立在单侧面、单生物因素基础上的生物医学模式评价方法和标准,不能全面、系统反映中医个体诊疗特色和复合干预策略的疗效,严重影响了中医药新产品、新技术、新疗法的开发和成果的推广。循证医学方法不是中医临床研究评价的唯一方法,过分依赖和忽视均不可取。

二、证候规范化研究

整体观念和辨证论治是中医学两大特色。整体观的核心是从系统角度关注子系统结构与功能相关性,而辨证论治是个体化整体观的临床实践。对"证"体悟和归纳以及规律的总结历史悠久,成果丰硕。20 世纪 50 年代任应秋、秦伯未、姜春华等对辨证论治体系的深入研究促进了"证"实质的研究。随着研究的深入,学界同仁逐渐认识到"证"的规范是证候研究的基础,催生了 20 世纪 80 年代"中医证候规范"的研究。首先,证候概念的提出是对"证"研究的一大贡献,也是中医理论的一大发展,是对古代文献只言片语的总结。"证"是一种当下的概念,而"候"是一种发展、演变的规律总结。证候理论充分考虑到功能相关性,进一步说,其折射的是一种时空概念。因此,证候既是认识论,也是本体论。其次,提倡证候规范化,更是将学科发展置于首位,极具前瞻性。证候规范的前提是对其特性的认识和把握,证候由一组信息群构成,其中有共性的因素,也有个性化的因素,也就是说证候具有内实外虚的特性。其中,内实反映的是一种共性,是反映病机权重的关键内容,缺一不可;而外虚反映的是一种个性,涵盖了能够表达个体化的全部内容,如体质、性情、人格特征、生活习惯、生存环境等。辨证论治就是辨识、区分证的内实、外虚,进而将干预的靶向对准证候结构中最"实"的部分,也就是我们临床常说的主方。除了靶向治疗外,临床所谓的"加减"就是针对外虚的部分。内实外虚是决定证候演化的初始条件,其中内实对证候的演化更为重要,对于病因、病性、病势的预判,直至病机的概括都有启示作用。但临床实践中往往很难第一时间捕捉到疾病的初始证候,医家看到的往往是证候演化过程中的某个状态,造成疾病不同证候之间极小的"内实"或"外虚"的差异,因而难以准确预测演化的结果。证候具有动态时空的特性,这是基于功能相关性的预测和总结,其与内实外虚的特征密不可分,具体体现于证候系统的内实外虚具有在"时""空"两个方面的变动、演化、迁移和发展的规律。同时,基于功能相关性的证候构成和相互关系具有多维界面的特征,其中"维"是构成证候演化过程的全部要素,"面"是证候演化过程中某个侧面或界面,对维和面的把握相对容易,对于"界"的判断是截断扭转的关键。证候的多维界面使证候具有了混沌的特点,其混沌运动是在绝对的时空演化和绝对的多维界面特性条件下,其内实外虚的内容在某一特定界面有相对的稳定性,从而使证候系统的短期行为可以预测,长期行为不可预测,表现出既稳定又不恒定、既可预测又不可拘泥、既有共性又有个性的特征。上述三个特征属于理论化的证候演化,真实世界中干预的复杂性、个体差异等原因会加重证候演化的不确定性,解决的唯一途径还要回归到病证结合之后的病机剥离,也就是说以内实为抓手,观察总结至关重要。

　　基于证候的特性,我们必须清楚认识到证候的规范存在诸多障碍,证候的规范化研究已有 30 年的历程,但是一个"统一标准"的目标尚未达到,主要原因在于无论是证候的概念、分类、命名,还是诊断都没有达到统一。标准不统一造成推广应用的障碍,以至于学界内出现了对证候规范化的质疑之声。中医药学要走向世界前沿,标准化是不可回避的关键环节,证候规范化过程中出现的问题除了与证候本身复杂性密切相关之外,与人的思维及方法也有关。证候规范化的研究必须基于对证候概念和属性的正确理解,对选准证候研究突破口有直接指导意义。《中风病证候学与临床诊断的研究》使用的降维升阶方法为证候规范研究提供了较好的范例:维是证简化分解之后的最基本的证候要素,具有不可再分性,维度越小,越容易掌握,使用者的可操作性越大;阶就是基本证候要素相互间的组合,阶度越大,灵活性与适用性越大。降维升阶的方法使证候诊断不再是一种由各种具体证候与临床表现之间单纯的线性联系组合的平面,而呈现出一种复杂的立体交叉的组合关系。在这种组合当中,使用者有着极大的自由掌握的空间,这正符合患者特殊个体差异及医生灵机活法的需要。正因为如此,"中风病证候诊断标准"在临床上推广使用的效果也较为理想。显然复杂性科学的引进对于证候规范化的研究非常必要,因为证候系统是一个非线性的多维多阶的复杂系统,用线性研究的方法无法真正来规范它。临床上可能预见证的情况是动态的、多变的、复杂的,辨证也不可能是一种由各种具体证候与临床表现之间单纯的线性联系。中医学重视思辨,在实践应用中重视功能及相关性,而非实质或层次递进的深究。这种思维源于国学,而异于西方医学。整体、求本、辨证的中医学思维似乎已被国人熟知,但意象思维以及伴生的司外揣内的方法却没有得到应有的重视。

三、整体观视角对中医方剂配伍的研究

（一）创建方剂有效物质的多维提取、分离与分析体系

中药方剂是一个复杂的、包含多种有效物质成分的天然组合化合物库。由于中药含有含量变化悬殊的众多不同结构类型的化学物质，因而方剂中有效物质的提取、分离与分析是现代中药的系统研发的关键。在 973 计划"方剂关键科学问题的基础研究"中逐步创建了规范化、重复性好的中药标准组分提取分离平台，集成包括多模式多柱色谱系统及多元检测技术、化学指纹图谱的分析技术、制备分离技术、计算机数据管理等技术，形成了高通量、系统集成的分离平台。同时，在多模式、多柱原则的指导下，针对不同中药的样品特性，应用相应的分析模式及方法进行中药分析，建立了行之有效的气、液相色谱分离的方法。

（二）构建方剂复杂物质质量控制体系

在创建了基于稳定、高效、系统集成的分离分析平台基础上，融合中药指纹图谱计算分析技术进而构建了中药指纹图谱质量评价体系。创新的相关分析技术包含基于遗传算法的色谱指纹峰配对识别方法，用于中药指纹图谱相似性计算；将峰数弹性、峰比例同态性及峰面积同态性，用于中药色谱指纹图谱相似度测度及评价；基于 Fisher 判据的中药色谱指纹图谱比较分析方法，用于鉴别中药材真伪；基于小波变换的色谱指纹图谱分型表达方法，用于表征中药材质量等级；将化学特征分类与类内相似度计算相结合，用于对中药质量类别进行量化分类等。

（三）探索标准组分配伍的方剂组方新模式

传统方剂的中药配伍停留在饮片层次，其成分复杂，质量难以控制、疗效机制难以说明，而现代医学要求中医药须朝着"质量可控、安全有效、机制清楚"的基本要求去发展。因此，项目组率先开展了基于中医理论，以系统科学思想为指导的标准组分配伍的方剂组方。以临床有效的名优中药二次开发为切入点，遵循传统方剂的配伍理论与原则。在基本搞清方剂药效物质和作用机制的基础上，以组效关系为基础优化设计，针对临床适应病证进行组分配伍。组分配伍的主要目标是要形成安全、有效并具有特定功能主治的组分组方或组分与成分组方，如此既能够遵循中医辨证用药，具有较高的安全性，临床适应证明确，又能做到物质基础及作用原理相对清楚且质量稳定可控，可产

业化推广。

（四）创建多层次的多药物药效筛选与优化平台

中药复方以多成分、多靶点、多环节、整体综合调节作为其作用方式和特征。如何在多种相互作用的药物成分中筛选有效物质群，并进行合理量效、时效配比，是组方优化的关键。项目组建立了基于药效的分子、细胞、器官、整体多层次的实验模型，融合调节分子、细胞形态、智能行为、生理生化及生化物质定量/半定量等多层次指标，提出了因果关系发现、基线等比增减、极性分段筛选、药队协同效应、试验设计-非线性建模-多目标优化三联法等多种设计与优化方法，并整合复方组分药代动力学方法，系统构建了中药方剂生物活性评价技术平台，可针对临床适应病证，对中药有效组分进行配伍、配比多个层次的优化设计，该平台的创制对方剂活性筛选及评价具有现实价值和深远的历史意义。

（五）在国际上创立具有中医个体化治疗特色的新学科——"方剂组学"

"方证相应"的临床实践与经验历经数千年的积淀而日显东方维护健康的智慧。但方剂联合治疗的网络药理靶标的复杂机制面临巨大挑战。在后"组学"时代，我们于2011年率先在国际期刊 *Journal of Clinical Pharmacology* 上提出了"方剂组学（Fangjiomics）"的概念，探索用现代的多组学方法与信息分析技术来创新发展传统中医学，同年即被 *Nature* 专刊引用。2015年在《中国药理学报》和《现代血管药理》的方剂组学专刊中系统总结了该学科相关概念和技术方法以及目前的研究进展，指明了未来的发展方向。方剂组学是以方剂组作为研究对象，以可控的有效物质群为基础，以临床疗效为目标，用现代检测与分析技术对方剂进行整体论指导下的还原比较分析，创新发展传统中医药理论，提高临床防治疾病的能力，为未来的个体化医学的发展提供思路与方法。方剂组包含了成千上万的方剂，联合不同的组学技术和相应的分析工具可以揭示方剂组在不同组学水平的复杂关系。通过优化成分谱、通路以及靶标，方剂组学可发现成阵列设计的和可控的联合治疗，通过联合最少的药物实现比单一治疗更好的靶向作用，减少脱靶效应。这种新型中药复方研究模式是将中医方剂转化为临床药物的转化医学策略，对中医的发展至关重要，同时亦有助于人类加深对复杂疾病机制的了解，并促进制定更好的个性化方案来实现医学的最高目标。

四、病络学说与毒损脑络

病机(病理)认识的不同是中西医学共识突破的关键屏障,这关乎两种医学疗效评价的基础。络的理论发掘和发展对于关键病机的认识非常重要,有可能成为未来中西医共识的突破点。但目前对于络的认识在传统理论上发掘不够。络的数量之多、分布之广,联系如网,致使络陷入神经以及微循环的定式思维,接着就有了气络和血络的概念,随之渗灌气血津液、濡养周身的功能被普遍接受。但是对气络的功能认识尚处于一种假说阶段,并且各种假说并没有足够的传统理论支撑,过于附会西医学生理、病理、解剖之实质。其实根据中医学"言气不言质""其大无外,其小无内"思维的理解,只有将功能和结构结合才能突破对络的认识,也就是说络是一类功能和结构的载体,并不限于某种特定的物质。根据目前文献研究,"通道"作为络基本功能特征具有合理的解释,通道中的物质除了气血津液等营养性物质之外,类似传导、表达、调节、协调、传递的物质也经其运行;另外,络还是病邪、废物出入的通道。络的理论发展既强调"通道"的结构特点,又重视濡养、调节、传导、出入的功能,说明传统中医学对络的认识历来就强调是功能和结构载体。

古代医家有"久病入络"的理论,提示络是疾病的一个关键环节,也就是说络是疾病病理过程、病机环节的关键,是病证产生的根源。络有常变,常则通,变则病,病则必有"病络生",病络生则"络病成",此时产生的状态,可为疾病状态,也可为亚健康状态。所谓"病络"是疾病的基本病机,其概念的外延是络某种具体的非正常状态,而内涵是以证候表达为核心的。联系病因病机多维界面的动态时空因素,是可直接提供干预的依据。基于病络的认识,病络不仅可以产生络病,还可以产生其他疾病。任何疾病都可能出现病络病机,病络病机也可和其他病机杂合同现。

病络理论的提出具有很重要的实践意义。首先,病络作为病理状态的反映,可以预示疾病的轻重变化。疾病初期,邪气侵袭表浅之络则病情轻浅;随着病程延长或毒疠酷烈之邪侵袭络,则不论病程长短,均标志病邪深入,病情危重。其次,病络作为病势反映,标志着络种种结构或功能的改变,成为认识疾病变化、确定治疗方案的一个理论工具。常络为通,变则或络气失和,或络郁、络结,或络虚、络弛,或络急、络引,这些均可成为络通之碍,日久削夺则会导致络损、络破。目前,临床上似乎形成一种定式,提及"络"动辄虫类药搜剔破血化瘀,未免失之偏颇,当审其病机而论。再有,病络作为一种基本病机,具体体现为各种病理因素以络为幕布的病理投影的移变。病络各种状态的发生,在时间上表现为一种动态过程,随着时间序列的递进,各种病邪产生的增多,应证要素组合的形式必然增多,临床上出现的证候也相应增多,新旧之邪的夹杂性,在时间序列演变上,总以络为经线,各种病理因素的胶结表达,最终形成各种病理因素交织于一体的复杂病局,在此过程中,络始终为邪气深入的主干道和病情递进的晴雨表。最后,病络作为一种病理过程,包含着复杂的动态病位变化。这种沿络深入传里布散的过程,具体体现为各种病理因素的空间特性演变,呈现一种流动的或动态的证候演变。

总之,病络是中医学的重要病机之一,深入分析病络机制,理解其动态演变过程,对全面认识疾病、确定病位、判断预后,具有重要意义。就病因而言,有外感六淫、内生五邪内外病邪的不同;病变则涉及脏腑阴阳、气血津液和神志等功能与形质的变化。所包含的基本病理变化,可按基本证候因素如郁、滞、瘀、虚、毒、痰、水、湿、风、火、寒等实质因素和阴虚、阳虚、气虚、血虚等虚性因素进行应证组合,衍生出多种病络模式,是临床干预的依据之一。

毒邪致病多用于阐释温病、疫病,或者外科疮疡疔疖,即重视外毒的致病作用。现代临床难治病、复杂性重大疾病大多是多因素的、复杂的、内伤性致病过程,既往在因于风、因于火、因于瘀、因于痰的认识基础上,采用单一或多因的辨证论治,取得了一定的疗效。但进一步的疗效提高实在艰难,且临床可重复性差。当代医家在长期临床实践基础上,提出毒损络脉的病因与发病学观点,随着理念的更新和研究的深入正在逐步达成共识。20 世纪 80 年代,从传统安宫牛黄丸发展而来的清开灵注射液,重在清热解毒、化痰通络,从治疗病毒性肝炎、上呼吸道感染着手取得较好疗效。在此基础上,针对中风急性期常规疗法难以取得更好疗效的情况,将清开灵注射液应用于中风急性期的治疗。大量临床实践证明,解毒通络在中风病急性期抢救和治疗上取得实效,进一步证明内毒损伤络脉的存在和在发病中的作用。此后,陆续的研究报告从多视角、多系统证实了内毒损伤络脉是临床众多难治病、复杂性重大疾病的具有共性发病和加重恶化的原因。遵循审因论治、因脉证治的原则,它可直接、有效地指导临床诊治,提高疗效,因此揭示其科学内涵,是病因与发病学理论乃至治疗学理论可持续发展的迫切需要,深入研究有望在病因学理论和疗效上取得进展与突破。

中风起病急骤,见证多端,变化迅速,与毒邪致病的骤发性相似;中风病位在脑,涉及五脏气血,累及血脉经络,与毒邪致病的广泛性相似;中风病理因素涉及虚、火、风、痰、气、血多端,这些因素为毒生、毒聚、毒留、毒滞提供了可依附的条件;中风多出现神志改变,而毒邪的酷烈往往造成毒邪犯脑和毒邪攻心,毒邪的秽浊性可造成"秽邪蔽窍""浊邪害清"及"浊邪蒙神",传统的方法多用解毒开窍法救治。针对上述临床表现,提出毒邪是中风病理演变过程中极重要的一种致病因素,贯穿于中风的整个病变过程。脑为元神之府,神明出入、神机流转之所。络既是神明出入、神机流转的通道,同时还是养分、病邪、废物出入的通道。邪积日久可为毒,废物蓄积可为毒,清浊升降失调也可为毒,毒邪排出障碍即可损伤络,进而败坏脏腑组织,这与现代生命科学中生物毒的来源颇为相似。机体的排毒系统是复杂的,脏腑组织器官必须依靠经络的沟通联络作用,才能协调一致,发挥正常的排毒功能。中风火热燔灼经络,经气必为之扰,信息传输失职,联络功能失常,从而造成排毒障碍。火热之极便是毒,有其内在的理论内涵和依据,而从热毒、火毒论治中风,与从火热论治中风有相同的理论基础。正因为"火热之极便是毒"才启示临床,单纯用清热泻火的方法是不能尽括病机的,必须用重剂解毒法方能切中病机,以获疗效。当然,火热之极便是毒,多指中风先兆期、始发态。中风整个病程在病理演变过程中,寒毒也会出现。也就是说,中风先兆期和急性期,尤以热毒为多;而在恢复期之后,热毒势减,寒毒显现,且痰毒、瘀毒、湿毒也往往混杂,从而构成了中风复杂的毒邪病理机转。

丰富的临床实践,证实从毒论治中风的正确性。无论是解毒通窍的清开灵注射液、醒脑静注射液的普遍应用,还是通腑祛毒的涤痰通腑颗粒的满意疗效,都意在使肆虐之毒有出路,是对络损的截断扭转,恢复络正常的通道功能,进而恢复脏腑功能、气血平衡、神明出入及神机流转。

五、意象思维与形神兼养的思辨

(一)意象思维

目前,谈到思维似乎只有哲学与科学方为正统,西方人罕有承认中国人有自己的哲学,我们中国人习惯将自己的思维核心称之为诸子百家或一源三流,直至清末民初西学东渐,梁启超、章太炎、邓实等先贤在西学主义的刺激下,发出了国学、国粹、国故等呼声,近代中国的哲学家称之为"中国的哲学",国学或中国哲学名称的差异无本质区别,关键看其思维的特性如何。

自伏羲一画开天地,意象思维就成为主导国人思维的核心。该思维是透过现象表面探索其内涵本体的一种思维,也可称之为形象思维。《康熙字典》:"意不可见而象,因言以会意也。""意"体现一种具象或抽象概括的思维领悟内涵。"象"的内涵又是什么呢?《易》以"象"为最基本观念。《易传·系辞》:"在天成象""仰则观象于天,俯则观法于地,观鸟兽之文与地之宜"。此处之"象",为日月星辰之天象,也即上古时代之观象授时之历法。进一步说明"象"有事实和现象之意,包括客观事实和经验事实。后者多指主体抽象的理解判断、意念想象,如意象、卦象、法相、藏象、脉象等。《老子》等著作也在讨论"象"和"意象"。《韩非子·解老》:"人希见生象也,而得死象之骨,案其图以想其生也,故诸人之所以意想者皆谓之象也。"先民运用立竿测日影的方法,开创并逐渐完善了我国的历法,自然观察性方法也就成了先民理解宇宙及万事万物的主要方法。追溯观察性方法的思维模式源头自然不脱《易传·系辞》:"是故易有太极,是生两仪,两仪生四象,四象生八卦……县象著名莫大乎日月。"所建立的"立象以尽意"思维定式。《庄子·天道》:"语之所贵者,意也。"明确将意象提升到思维领悟的层面。"以意立象,立象尽意"的意象思维一直主导着中国先民的思维,儒家倡导的格物致知,医家推崇的司外揣内,都是对意象思维和观察性方法的一种诠释。

中医药之意象思维,以象开端。从训诂学而言,象,即激发本相。如《周礼·大宰》"正月之吉,……乃县治象之法于象魏"。"象者可阅也",一切生命及健康表现于外可见或可感知的物象资料及生理、病理自然现象,也就是中医学观察研究的开端。喻昌《寓意草·序》所谓"微妙在意者也。医孰无意?"《续医说》:"医者理也,理者意也,何稽乎?理言治,意言识,得理与意,料理于未见曰医。"医者意也,医者理也。突出体现了医者个人对病象的观察、分析、论理的思维能力。这与张东苏先生所言"哲学大部分是由于论理的进路而取得结论"颇为相似。如果说宋以前的医学体现的是一种个人的主观悟性,那么宋以后的社会由于理学的兴盛,主张"格物穷理"和"格物致知"的认识过程,即强调对规律性的认识。受其影响,医家由重视个人的主观悟性转向凸显理性思维的方向,把"医者意也"的主观悟性思维认识层次提升到理性思维的认识层次上,并把医家擅用"意"或"悟"的效应称为"神",后世由此语概括出"医者意也",充分说明了中医意象思维的主体作用。

(二) 司外揣内的思维方法

自先民立竿测日影开始,观察性方法就成为国人认识和理解事物的主要方式,也即运用以小观大的方法,通过局部观察,近似地描绘、推测整个全局,我们归结此方法为司外揣内。这种司外揣内的思维方法在中医药学中得到了淋漓尽致的发挥。《灵枢·外揣》:"远者司外揣内,近者司内揣外。"《类经》:"五音五色现于外,因脏气而彰明也。五脏之气藏于内,因形声而发露也。外之不彰不明者,知内之波荡也。""远者主外,近者主内,察其远能知其近,察其内能知其外,病变虽多,莫能蔽吾之明矣。"可见,中医司外揣内的诊断方法是基于整体思维,把重点放在局部病变引起的整体病理变化上,或将局部功能变化与整体功能反应统一起来。也就是说,根据人体生理、病理现象,揣测生命运动所处状态的逻辑(理性)思维活动。如前所述之意象思维,是通过对生命现象的观察、辨认,形成感性认识,进而发现并归纳本质属性的生命状态与表现于外在现象的固定联系,形成概念,由感性认识上升到理性认识,进而达到外揣到内揣相对吻合,逐渐形成了中医表里对应、经络对应、脏腑对应、脏腑与组织对应等等,以阴阳学说、五行学说理论为核心的整体观,构成了司外揣内、司内揣外的诊断方法的理论基础。中医诊断方法的望、闻、问、切就是基于体表与体内脏腑的密切关系而采取的行之有效的诊察方法。

(三)象,素,候,证

中医学的辨证过程可概括为:以象为素,以素为候,以候为证。"以象为素"使司外揣内的思维方法更具中医特色。《博雅》:"素,本也。"如果说证是中医疾病的本质,素就是证的本质。"以象为素",是一个归纳的过程;"以素为候,以候为证",是进一步演绎和再归纳。"以素为候,以候为证"体现了一个诊断思维的过程,这个思维过程是个关系传递过程,其中"以素为候"反映的是一个物生而后有象"以意立象"的过程,"以候为证"是在意象思维指导下的再次"立象以尽意"的过程。"候"作为动词而言有诊察(候脉)、预测、占演之意,作为名词而言有征兆(如火候)、时节(气候)之意。"以素为候"之"候",既有诊察之意,又有时间、空间与征兆之意。综合而言,候就是与时间空间密切相关的征兆(症状、体征组合)之意,就时间空间而言含有"当下"之意,如竺可桢先生所创"物候学"即有此意。也就是说,"候"是在对应的时间空间(当下观察到)的一组症状、体征(表现或现象)。由于时间空间的随时变化,也就注定了候具有一定的动态变化性。证,《增韵》认为是"质"的含义。从训诂学方面讲,"证"本身就有本体、本质、素朴、单纯之意。因此,将疾病的本质以"证"来抽象概括(就哲学思维而言,"证"与"素"如同"太极""无极"或"小一""大一"或"至小""至大",是一种理论概念)是合乎国人、国医的思维的。以候为证,就是以当下(时间空间内)观察或感知到的症状与体征为依据,分析归纳,将其抽象概括为某种证的思维过程。

象思维注重唯物、唯象的理念,强调关系本体论,凸显能量与信息的时空转换,这些无疑都与现代科学大格局的变化相适应。高概念时代的来临,中医药学欲取得突破性的发展,必须注重三个结合的原则:逻辑思维和意象思维的结合,以寻求科学问题的凝练、解释与机制的揭示;实证研究与关系研究相结合,推动模式化理念和技术、器物、方法的大发展;自然科学与人文哲学的结合,彰显科学与人文并重、科技为人文奠基、人文为科技导向的重要理念。大量事实证明,在科学创造活动中,意象思维在确定研究方向,选择有前途的科研课题,识别有希望的线索,预见事物的发展过程和研究工作的可能结果,寻找解决问题的有效途径,领悟机遇的价值,在缺乏可供推理的事实时决定行动方案,在未获得决定性证据时形成对新发现的看法等方面,都起着十分重要的作用。

(四)形神共俱,君相互感的心身医学调节模式

中医理论中心身调节的理论模式,经历了从"形神一体""心身合一"的整体观念到"君相互感"的过程。在医学模式向社会 - 心理 - 生物模式转变的今天,精神与形体的关系已被普遍认识,心身疾病与身心疾病也得到相应的重视,这与形神共俱、君相互感的理论内涵相合,同时基于上述理论的中医心身调节实践经验对指导当今临床有着重要意义。

君火寓心火,涵盖着人的全部精神心理活动,也称为神志之火,具有五行火的性质,与五脏之心相应,同时容易受人欲、情欲的影响而过极形成病理之火。由于君火具有调控人和环境和谐互动的功能,使人能在复杂环境中得以生存;君火主司人的感知和思维的功能,人的自我意识和对外界的感知皆有赖此火。君火对人体脏腑功能活动具有强大的制约和调节作用,为脏腑之主。相火蕴含于脏腑之中,根源于肾与命门,兼具阴守和阳动的双重属性,守本位不妄为常。其不同五行之火,而具龙雷之火的性质,不为水灭湿伏,宜养之、藏之、敛之,忌折伐。君火与相火,生理上互相资生,互相制约,彼此协调,上下配合,温煦脏腑,推动机体生长发育,新陈代谢;病理上互相影响,互相耗损,变症丛生。

中医君相互感的心身调节模式为君火(心火、神、精神心理)通过君相互感、水火既济的桥梁和纽带,与相火互相联系、互相影响,使人体形成形神一体、心身合一的整体,进而使人和自然形成天人合一的整体。君相互感理论揭示了人体在生命高层次上的整体调控模式,是医学史上的重要突破,对其深入研究无疑将对心身疾病的中医诊治、预防以及中医心理学科的发展都有着重要的指导作用。

第二章
国学原理及生命美育

第一节　中医学原创思维的哲学基础

中医药学旧时称国医、国药,其学科的基础理论以国学为指导,筑基于原创的象思维,蕴寓着全面深刻的"儒、道、佛"一源三流的国学内涵;以整体论与辨证论治指导诊疗实践,基于天人合一、一元正气、形神一体、取象运数等创生性理念,以共识的疗效体现学科生命力及国际学术影响力。

纵观中医药学的知识结构,包括了人体解剖学、生理学、病理学、药物学、临床学、社会学、生态学、教育学等多学科,古代名医大师及圣贤先哲称由"十三科"组成。它是较完整全面地传承又创新发展中华民族文明的学科。在人类学历史演进的过程中,它也遭遇坎坷和被折磨、摧残的厄运,历经东西方不同文化的冲撞、不同思想的激荡。当今在经济的现代化、全球化和倡导民族伟大复兴的背景下,不同文明的竞争、交融与共存是人类历史进化的大趋势,更应该"以我为主,我主人随",坚守中华民族自我传统文化特质,兼取他国的异质文化的养分,重视与提高国民素质。

医学是人学,举凡一切和人的机能与精神相关的学问均与医学相关。20世纪笔者提出医学离不开经验,也离不开哲学。实际上经验的获得和运用与心灵的开悟密切相关,亦属哲学的命题。20世纪50年代,毛泽东提出构建统一的新医药学的论断,对当今的中医学人是有着深刻影响的,目前呈现出东学西学兼容互动的局面。科学与人文、整体论与还原论、意象思维与逻辑概念思维、系统性研究与描述性研究、中医与西医、循证医学与叙事医学,从哲学层面看它们都各自有着自己的体系和方法,但是它们也存在"内部关系"的契合点,即它们都是以"医学是人学"为出发点,目前暂称为"整合医学",这种认识渐为医界同道认同。

晚近读过中国社会科学院王树人先生《回归原创之思:"象思维"视野下的中国智慧》一书。其《自序》提出:"本书主题,其所针对的是'原创之思'被遮蔽而缺失的现实。原创需要求知、求理,而关键是求悟。悟性培育和提高的问题,主要不是靠理性的、逻辑的概念思维,而是要靠'象思维。'"象思维是中国传统思维的本质内涵和基本特征的概括。象思维是"观""范畴"。观,即整体动态观;范畴,即辩证时空流转,天、道、自然一体的范畴。象思维是在研究中华民族长期农耕文明传统思维方式的本质与特征过程中提出的。理解象思维应立足于唯物史观与唯心史观整合为一的角度,即"非唯唯物",融入心灵哲学,把精神当作是生命的一种力量。在人生的时空中,经过艰苦的努力,征服"异己"以充实自己,从一种抽象的力发展成为具有实在内容的"一个"自己,就精神看此时它是一个"一",也是"全"。

中医理论的原创思维源于《黄帝内经》,原创思维是中医学理论体系的核心内容之一。象思维显示中华民族文化的特殊品格。中医原创思维当与象思维紧密连接。象思维源起距今3 000年的周代的"周易"文化,以及老庄、孔孟之学。这些都是中国传统文化的精髓,其哲学理念"无""朴""仁""德""道""体"等非实体性范畴,把握住整体直观动态流转的本真本然,指导着农耕文明的生存发展,自然也是医学理论发源的指归。从历史学视角看,有2个特点:①早熟的特色。如恬恢虚无、清虚静泰、无为而治又无不为,在某种时段"韬光养晦"确是优胜的策略,恰如老子"知其白,守其黑,为天下式",是"解蔽"和"遮蔽"的和谐统一。②作为四大文明中唯一一个未曾断裂的传统文化,医史学亦如此薪火相传,国医国药既面向全球走出去,又吸收消融外来文化。只是西方文化的传入压抑了原发创生性的象思维,唯科学主义的概念思维与西医成了主流。其实我们不排斥概念思维,而是回归原创的思想和精神。清代朴学、新道学、新儒家对中国哲学的传承发展均有促进作用,明末清代温病学派的创新对当代传染病的防治有重要作用。回顾20世纪欧美哲学家与科学家对象思维的研究也在不断深化。

西方哲学家海德格尔论天、地、人、神一体,阐发老庄道学"象以筑境""境以扬神";克罗齐《美学原理》的直觉论是以善行为美,强调崇高的精神境界。中国哲学的象思维之象是大象无形,无形之象是混沌未分一体之象,也是整体动态时空流转之象。对传统思想文化的最高理念"象",当作为"非实体"予以阐发和表述。正是"象"的整体动态流转决定了他们具有"非对象性""非现成性"及"原发创生性"诸品格。老庄的"道即无"而"有生于无",孔孟荀子的"仁德"而"内圣","易道"的"无极而太极",佛学禅宗的"识心见性"的"自性"及后世的新儒家、新道学、新心学均能显示象思维的特征。象思维的"非实体性"重点在原发的创生性。对比西方传统思维,无论逻辑中心论的"概念",还是语言中心论的"语言",作为本体或本原的最高理念都表现为外在的"实体性",由"实体性"决定了"对象性""现成性"和"非生成性"的主客二元论。由柏拉图、亚里士多德、康德到黑格尔的"范畴""概念""理念"均如此。必须申明,回归象思维并不排斥理性逻辑概念思维,关键在于象思维回归到"存在者",将"存在"与"是"的本然、本真非实体化,以回应"有生于无"又"生生不已"所具有的发现新见解、新问题的原创性。诚然,探寻科学知识和破解科学技术问题仍需理性概念思维取象的方法学。

从历史学、哲学角度思考,笔者认为中医原创思维的哲学基础应落在象思维天人合德、天道自然一体上来。简言之,即道通为一的"一",也是"无";"一"有大小远近,混同包容的特质。天下定于"一",天得"一"以清,"一"强调整体性,并认知共同性,即"尚一""尚同"。中华文化理念认同多、包容多,与代表"一"与"多"的结合,以致良知、明明德、善德为主体的"一"以贯之,实现一与多、道与通、德与治相和谐的哲学理念。中医药学科原发性创生的象思维又可归结为"无",是老子"无中生有"的"无",是"易道"的"无",是"无极而太极"之"无",类似宇宙生成前那个黑洞之"无"。这种"无"并非数字化为零的无,并非真空一无所有之"无"。恰恰相反,这种"无"蕴含着巨大的质量、能量,一旦爆发就能"无中生有",创生出一个新宇宙来,即是原发性创生。中医学理论体系的初始创生于《黄帝内经》中,中医理论中的一元正气、禀赋之真、人身精气神皆缘于"无"。一元正气是万物自身的本然本真,人体的宗气、元气、谷气、脏腑经络之气等等,以中和之气为总称。其初始状态源自混沌未分,但非真空之气,动态流转,开源为"一",无生为有而"聚"为各种功能,机体不同空间位置之气,气"聚"而成形。取象运数,"取"即"观",先是眼、耳、鼻、舌、身(手足)的感官通过视、听、嗅、味、触所取的舌象、脉象、症象、病象等具象,以象为素、以素为候、以候为证、据证言病,设定辨证、辨病而可防可治,预后顺逆。太虚原象是中和之气的本源,聚而成形,散而颓败,可测吉凶存亡。"易传"载有"道生一,一生二",又有"二数神"。思象由至极而无极,无极而太极,太极为"一"生两仪、四象、八卦、六十四卦,其卦辞、爻辞,万象推演变化备已。"二数神"系阴阳之道,是原象、具象流转运数的内驱力。形与神俱、形神一体是原创思维天人相应的理论模式。阴阳者天之道,宇宙的本体,法于阴阳,神明之府,形与神俱、形神合一构建了心身调节的重点,亦是象思维强调生命结构整体性的临床彻悟。

先秦惠施谓"大而无外、小而无内",大一寓有小一,小一蕴涵大一。大一则天地宇宙,小一则粒子再分原子、分子。当下分子生物学已进入基因网络的研究,譬如运用大数据技术的网络药理学、化学生物学的整一需要"大一"哲学整体论的设计思路的指引。老子曰:"大曰逝,逝曰远,远曰返。"大一混沌散漫之真元之气,逝而流转为"九"气,此由近而远、由远而多并细分为小,当小一至极则又返回"大一",显示整体动态时空的往复变化。庄子曰:"天地与我并生,而万物与我为一。"天、地、人古称"三才",其"并生"的"并"又意蕴三者贯通的"并"之象,而"生"之象表明"贯通"是动态的,易道所谓"生生之谓易",就是生的含义。"万物与我"进一步具体化,天上的日月星辰、风雨霜雪,地上的飞禽走兽、花木鱼虫,都与人有着不可离弃的关系,即所谓为"一"之象也。"物我合一"当是自然可知的事。还有"知行合一",知识来源于学习,当然与感觉经验相关,西方哲学家也认同人的心灵在得到感觉时,人脑并不是白板一块。人类进化的历史告诉我们,心灵或精神原本是能动的,依此而进入实践层面,知之意象而作为。这里要说一下,康德提出的"先天综合判断",为知识增加了理性先天的形式,若读懂康德对人生深刻的透视,即人性高于动物性,因为只有人才具有如此优越的天然禀赋,能将历史文明内化为心灵,在大脑深处自动地对知识、经验、创意进行组织。概括地说"天人合一","一"是仁、是无、是朴、是天,综合汇聚当是天人合德,德行、善行、明明德。"德"是一种力量。"天"只能定位大自然,包括人类,一切生活生产均消融于自然中;盛德,即内圣外王;道者,无名无己无功,无私欲则无为而治又无不为;不杂而纯,不污为素,纯素即朴,一切以中和为常。直观整体动态时空流转为"一",形而上为"道",形而下曰"器"。

"道"是理念、观点、意识;"器"是模具、设备、技术。研讨中医药学的原创思维主要在"道"的层面。至于具象与原象,既往中医学人重视具象,即有关辨证论治体系的研究。"以象为素"落在"素"上,因素、要素、证素,循其朴素的唯物主义诠释证候。虽不失多维界面、动态时空的视角,从整体论辨证论治,但以象开端必然包含原象,道通为一,从"非实体性"贯通生命的源头活水,就一定涉及唯心史观,重视精神对人生的意义。联想当下人工智能机器人的开发,能做许多人想做而不能做的事情,甚至人只能意会不能言传的模拟;

然而机器没有死亡,没有从生下来一直生存体现人生价值、直面死亡的追求,自然没有缘在的幸福。如此也是"道通为一"的理念。

事物的本质也是事物的存在,是理念的世界,而非驳杂的大千世界。本质 - 存在 - 理念是具体的、辩证的,因而也是变化发展的。看到事物变化的原因在于事物自身内部,揭示事物发展的"内在原因"与"内在矛盾",这种眼光可以称得上是"纯粹的""哲学的"。对于中医药学基础理论研究所存在的问题,笔者认为应溯本求源,从哲学中的人类本体历史哲学入手,深入到事物的内部去发现和解决问题。

目前,中国由农耕文明向工业文明转型朝向中华民族伟大复兴的目标努力,必须是开放式的结构,以实现学术传播与理论创新的结合,尤其注重表达自己民族特有的原创思维及原创优势,围绕生命科学与人文科学领域的新问题、新趋势,东学西学兼收并蓄,中医西医融通共进,顺自然,利民生,倡导整合医学。笔者就原创思维的哲学基础提出了一些肤浅的认识,企望学者批评,多予赐教。

第二节　中医学证候体系的哲学基础

中医药学处于生命科学与人文哲学融合互动的高概念时代,学科知识和技能的进步以治未病和辨治现代难治病的疗效带动了学科框架的更新。在适应大科学、服务大卫生的背景下,促进人与自然、社会的和谐,做有思想的学术研究,提升为民族大众健康的内驱力。中医、中药亦称国医、国药,当以儒道互补的国学为指针。长期的农耕文明,象形文字造就了中国人象思维的哲学。象思维是中医药学基础理论与临床实践传承创新的源泉。以象思维阐释天人合德、一元正气、取象运数、形与神俱的原创思维是学科的特色优势。从象思维出发,以我国首创的复杂巨系统的观点,结合整体观系统论,研讨辨证与证候体系的哲学基础。象,意形融通,观天地以察象,文以筑象,象以筑境,境以蓄意,境以扬神。学悟"天、道、自然一体",开启国学"尚一""尚同""崇无"的智慧,是对证候要素整合、证候特征与证候内涵的哲学基础做初步的诠释。

一、象思维背景下证候要素的整合

2004 年发表的《完善中医辨证方法体系的建议》一文提出"以象为素,以素为候,以候为证,据证言病,病证结合"的辨证方法的链接。以"象"为先,体现象思维整体动态流转的直观。象思维有具象与原象的两个层面,论辩证方法以具象为开端,医者通过视、听、嗅、味、触感官看舌象、候脉象及人在生理病理反应状态的一切异常表现。可以说具象包括形象与表象,而表象是情绪心理异变的"心象",非完全靠视听感官所能见闻,需得心领神会包含隐喻的异象。"素"是从象中提取与病机相关的信息,"候"有时空,由一组有内在联系的象、素信息组合的,诊察观察呈变化流转的情状。象、素、候联结成"以象筑境"。"境"主要是通过望、闻、问、切以言语、文字表达的四诊信息,主要是症状、体征动态变化的境域。以候为"证",证即证据,通常以数个象、素组合的有内在联系的复合证候,其外之候是各证候要素症状体征的集合。证候的诊断与鉴别诊断,无论是病机层面的八纲辨证、六经辨证等,还是病位层面的脏腑辨证、卫气营血辨证等,皆重在辨识、思辨,是"境以蓄意"或"境以尽意"的意象思维,对于证候的机理蕴有本质属性的认识。在这里,概念与逻辑思维通过四诊信息的归纳分析也可以抽象出证候的本质性。在人体小宇宙层面,具象思维与概念思维是可以互动的。然而据证言病、病证结合对待"病的人",则必须"观天地以察象",将人的健康与疾病置于天地之间、消融于大自然中去认识,对一元正气的升降出入,对病机病势的整体流转,对预后的顺逆吉凶都需要对人对天和对小宇宙与大宇宙的整体观,应变而适变,合规律顺自然。从体悟证候的象思维的高理念是"境以扬神",一阴一阳之为道,道生一,一生二而二数神,四诊境域识神很重要,证候的体察当"扬神","得神者昌,失神者亡"。应以唯物史观与唯心史观两种取向去认知证候,研讨证候体系。

二、象思维超越主客二元认识证候特征

证候特征概括为内实外虚、动态时空、多维界面。最核心的内容是症状体征整合真实反映病机,缘此三个特征尤以"内实外虚"最重要。司外揣内、以候为证是通过对外在症状表现规律来把握机体内部整体功能状态的本质。当前《中医病证诊断疗效标准》修订的技术方案,其诊断依据是综合参照主症、起病形式、疾病演变过程、主要体征和必要的鉴别诊断;对于证候做内实外虚层次性区分,内实决定干预的原则和方法,外虚对干预起影响作用。通常证候"内实"于"外虚"之内,亦即主症为内核,次症、兼症与发病季节、气候、物候,还有素体状况等为"外虚"。其层次应该是泾渭分明,然病程进展变化中病位浅深、病情轻重、邪正变化等多因素多变量的影响,证候的自适应性亦会相应变化,呈现非线性的特点。譬如患者罹染人禽甲型流感,本以高热、咳嗽为"内

实"病状,属疫毒犯肺,辨为卫分证;骤然暴风来袭,素体虚弱,原以季节体质因素为"外虚";应时应势玄府开而不阖,产生大量胸腔积液,症见喘促、心悸,此时"外虚"演变转换为"内实"。

证候动态时空特征的演化性。中医临床诊断分为疾病诊断与证候诊断,现代难治病的诊断更为重视证候诊断。西医对疾病在时序过程中是以理化生物学指标量化变动做诊断的主要指征,以病情轻重分型,以干预的疗效决定预后。中医诊断重视病的"人"的一切表现,以"象、素、候"有内在联系的症状体征为主体,可以参照理化影像指标作出疾病诊断,甚而以主症定为病名的诊断。应该说把握证候诊断为核心。随着时间的推移、空间因素的变化,干预的影响作用及病变本身的变化趋势,证候结构也发生了相应的演化。这种演化从其"内核"开始,直到最外一层最虚之处,都经历了动态发展的过程,从而使得干预的靶向和范围都随之重新调整,以保持辨证与论治的一致性。

多维界面是证候的另一大特征。仅从证候要素角度看,至少包括病因、病机、病位、病性、病势、症状(含体征)、邪正关系、机体状态八个界面。证候的维数越高,给临床证候的诊断带来干扰就越多。《中医内科学》规划教材曾对证候做降维处理,使证候界面最低可减少为病位、病因、主症三大类。证候多维界面特征具有变换性,可以降维降阶、降维升阶与升维降阶。"升阶"深刻揭示证候的复杂性,对不同界面中各元素之间的联结方式和强度做升阶处理,由此确定对证候诊断具有"特异性"因素。"升维"全面把握证候的灵活性,因证候是主体的人受内外环境的刺激而形成的整体反映状态,具有很强的个性特征,如体质、禀赋等的影响,因此发生在个体身上的证候是群体共性特征与个体个性化特征的融合。证候是由多种因素高维度通过多种多样的联结形式和高阶度联结构成的一个复杂的立体结构网络,该网络随着时间的演进而变化,这是证候内实外虚、动态时空、多维界面的三个特征。

鉴于证候是连接中医理论与临床诊疗的最为核心的内容之一,为此探索证候本质性的哲学基础是必要的。首先将证候置于主客二元的大框架内,以概念思维做实体化的研究,依对象化现成性规定的定义、判断、推理、分析,综合阐释证候本质特征是不可能的。因为证候是初始化条件、敏感依赖性的混沌系统,其多种辨证方法的证候要素的界定,其具象思维所能表达的以象为素、以素为候、以候为证的概念,也可以运用概念思维分析综合论证,确认其是符合逻辑的。但未必能对以"象"开端之象的境界有体悟,因而言不尽意。证候特征是多因素多变量的组合,主体的自适应自组织反映证候与疾病的真实状态。辨证过程中,证候多维界面的维度阶度变化是非线性、不确定性、不规则的。如,同一维度由禀赋体质差异而表现为不同证候;复合证候内实外虚受多种要素影响,虚实夹杂多因素联结或升阶或降阶。证候特征的转换性与灵活性都是整体动态流转的"观","观"不仅是感官的视听查体,还有用心用脑的体悟。象的高层面原象,即动态整体之象。庄子"天地与我并生,万物与我合一",这里的"我"体现本真本然之我,直到天、地、人贯通一体。老子"人法地,地法天,天法道,道法自然",人、地、天、道"四大"连贯相通,人回归本真的我。诉诸象思维,克服概念思维的片面性,是超越主客二元,以"我",即"体悟道内本真之我",为主体的健康与疾病状态,证候特征反映自体生理 - 病理、心理 - 病理复杂整体动态重要的本质有积极的作用。

三、证候内涵的哲学思考与传承创新

象思维的提出不是偶然的,这是中国经历传统文化断裂之后,又重新反思和试图复兴传统文化必然发生的事。一方面重视弘扬民族特质文化的内驱力,另一方面积极兼取世界文化的养分,19 世纪至 20 世纪,从叔本华、尼采始,后有克尔凯郭尔、帕格森、胡塞尔、海德格尔等哲学家,对西方形而上学的概念思维陷入了不能自拔的异化的反思和批判。唯概念思维、唯理性主义束缚了人类的创造性,西方中心论动摇了,这是他们向东方传统思维方式接近并从中寻求启迪的重要原因。还有 20 世纪德国物理学家海森堡、丹麦物理学家玻尔、法国思想家梅格·庞蒂,都自觉或不自觉从各自的研究领域走入"道通为一"的境界。物理学"不确定性原理"的发现,不过是宣布实体论形而上学的失败,而承认非实体性,亦即"道"的存在,并且这个"道"才是更加本真的存在。中医秉承先秦哲理,讲原象太虚系混沌一体之气。"道"即无、朴,无中生有,气聚成形,形立扬神,又称道生一,一生二,二数神。二即,一阴一阳之"道"。循《素问·阴阳应象大论》曰:"阴阳者,天地之道也,万物之纲纪,变化之父母,生杀之本始,神明之府也。治病必求于本。""应象"的"象"即道象,"大象无形"之象,"天地与我并生,万物与我合一"之象,回归本真之我之象,证候整体流转演化之象。道"曰朴",朴即纯素;"复归于朴",即复归太极;太极为室中最高之屋脊,太极至无极,回归初始思与精神的高境界;不杂为纯,不污为素,纯素体现宇宙人生的真谛,开启"崇无""尚同"自由深思的大智慧。

证候体系内涵的研究,可以得出较为明确的结论,即证候概念中最核心的内容就是象思维背景下具象整合的象、素、候、证的病机,内核为实的主症,外

虚的多元影响因素,以内实外虚主体流转的动态时空与多维界面维度阶度层面的灵活转换。证候体系是链接中医理论与临床的关键,最终目标就是要实现理论与实践的统一,在诊疗实践中检验理论、升华理论、更新理论框架,做有思想的学术研究,提高临床疗效水平。证候的"内核",即内实的主症,是积两千年的临床实践总结归纳和检验的关于病证的共性规律;而包裹在"内核"之外的症状信息集合,是个体的个性表现。因此就某一具体证候依具象思维而言,在近期内,其演化的轨迹是可以预测的,但不能够精准化;其远期的演化轨迹,则是难以预测和无法精准化的。可以决定近期干预的治则治法,但对方药不能预先设置。随着时间的迁移,干预的原则与方法都会有变化,且难以预先估计。缘于事物多数是混成的,多因素、多变量、多元的,机体有自适应、自调节、自组织的功能,则需要纳入原象思维去思考。

原象即太虚。太虚非真空,是混沌一体之气。黑洞无可见光,拥有极高能量,物质运动呈非线性,一旦爆炸能生成新星系。同理,原象是具有初始化的混沌系统,原象是整体流转之象,是"大象无形,大音无声",无音声形色之象,是天道自然一体之象。原象即道通为一。老子谓"地大、天大、道大、人亦大",四大以"一"贯之;德国哲学家海德格尔讲天、地、人、神四位一体。"一"是哲学的大数,道通为一有大小远近之分。惠子讲大一无外,小一无内,大一蕴有小一,小一含有大一;大一可为天、大自然,小一当指物质基本粒子,当今的基因多基因网络。老子曰:"大曰逝,逝曰远,远曰返。""远"为物之粒子,相当哲学之"九"。"一"与"九"的和合一体,即是阴平阳秘、和于术数。道通为一与天人合德具有原发的创生性。

天人合德从思维模式上要有正确的立场,人生于天而取化于天,天人合一也显示的是一种整体观。天人合一的整体性是把"主体"包括其中的,它是不分主客的。西方哲人看宇宙事物总有一个外在的对象,即使反观主体自身也是把主体对象化了。天人合一整体观是超越主客二元论的。《易传》指出"常事曰视,非常曰观"。"观"是范畴,这种直观与整体不可分离,是不仅眼观,且有心悟。老子用道所指的整体,作为象思维的观,"我"主体在精神思维拓宽了原动力,显然在这里拓宽的是思的路径,寻求的创生的生机。大象无形的"大",为生发一切之"大",亦即无形之"无"。正是非实体的"无","有生于无"的"无",成为真正创造性"生生不已"的源头。天人合德的"德"是一种力量,顺自然、合规律性与利民生、合目的性,自我激励和合统一的创新动力。学人求知、求理、求悟。中医学人"读经典,做临床,参明师,悟妙道",重在求悟,在传承基础上创新。综观道通为一,不仅是证候体系的哲学基础,也是先贤赋予中医理论与临床的哲理。

第三节　诠释"恬惔虚无"及其哲学基础

"恬惔虚无"是《素问·上古天真论》提出的,"恬惔虚无,真气从之;精神内守,病安从来"。"恬惔虚无"是以心灵哲学为基点的命题,对人类身心健康具有重要意义。理解、解释和延伸"恬惔虚无"的内涵,对于理解中医养生的理念、指导当下国人心灵健康及诠释国学国医、净化心灵有重要现实价值。

一、"恬惔虚无"诠解

"恬"即安静,安然,坦然。《说文解字》解释为"安也",如恬卧(安卧,指清静无为)、恬愉(安适愉快)、恬泰(安逸舒适),皆指安静。《荀子·富国》:"轻非誉而恬失民"。则为安然、泰然之意,如恬退(安然引退)、恬不知怪(安然处之,不以为怪)、恬不知羞(安然处之,不以为耻)、恬不为怪(言恬不知怪)、恬如(安然,泰然)。

"惔"本意为淡泊,即清净、纯素。清净则心安顺事;纯素即朴,不杂为纯、不污为素。淡者平和庸常地过日子。淡与显赫富贵相悖,如若追求显贵而不及则必生乱。以平淡为怀,天天都是好日子,安详清净过好每一天。恬惔即淡泊名利,清静安逸。恬惔的心灵,或意识层面是淡雅、淡定以内守精神,非功利性、非物态化,在充斥物欲繁复杂多的社会中,以仁德之力量,泛众爱致良知,体现民族优秀文化传统可谓淡雅;淡定则是决心克服一切贪婪狂癫,始终不渝追求崇尚高洁的定力。

"虚无"观是国学儒、道、佛的范畴。"虚"即原象,此谓太虚。太虚绝不是真空,当属真气从之的元气,即中和之气。一元正气是中医原创思维,此为混沌阴阳未分之原象。原象体现生命的力量,既不离物质性的人体脏腑、经络、四肢百骸等功能,又是心智水平恍兮、惚兮的感受,印象、记忆等"直觉"的觉知载体。"无"是道。道者无名、无己、无功,核心是无私欲,故无为而治又无不为。道通为一,"一"乃哲学大数,大一无外,宇宙星空、江河湖海、高山平原。小一无内,粒子再分为分子、原子、质子、中子等。大一蕴含小一,小一容含大一。老子谓:"大曰逝,逝曰远,远曰返。"缘此小一归依网络,大一归于天地,天地只能定位于大自然,包括人类,所以"天、道、自然"一体,人必须合规律性顺自然,合目的性生产生活利民生。"道通为一"体现原象的大象无形之象,也是直观动态流转整体的象,又是融入内心安抚精神之象。

"恬惔虚无,真气从之,精神内守,病安从来"。依王冰注:"恬惔虚无,静也。法道清净,精气内持,故其气从,邪不能为害。"依其法道,于心身健康则恬淡为重,于心灵哲学以虚无观筑其根基。"观"者即看,属于范畴。虚无超越取象,以视听嗅味触,看舌象、候脉象、观症象病象等所取之为具象,以象为素,从象开端为辨证辨病而设定。恬惔 - 虚无观当属原象,首当提升到良好的心理状态,"识心见性"不仅与祛邪防病、正气存内、邪不可干相关,而且其渊源于中华民族的哲学观。

二、"恬惔虚无"的哲学基础

"恬惔虚无"为我们营造出良好的心理状态。其以"静"转化为"敬","敬畏"体现人性的品格,于人类学史上积淀为自然的、洁净的、崇高的心理体验。又以谦卑的人生态度把一切看淡以求"势",从而获得排除一切杂念,顺应、消融于大自然中的生存力量。先秦儒家荀子认为,凡是善的德行都是人努力的产物,"恬惔虚无"由心理的觉知转化为文化学的价值观,正是人在宇宙中与天地有同等的重要性。荀子说:"天有其时,地有其财,人有其治,夫是谓之能参。"依其说"人与天地参",人的职责当是利用天地赋予的物质来创造自己的文化。人们必须生活在社会中,为群居而无争,自然以诚敬处之,淡然有礼、尊礼而行就是道德。可见,恬惔虚无的良好心理状态,无疑能保护元真,抵御病邪侵害,更为重要的是维护中和、庸常的幸福生活。

"恬惔虚无"具有心灵哲学的品性。由植根于民族历史文化土壤的"觉知",以启迪、汇聚、整合经验并转化跃升为基础理论内容,也就是先秦儒道"仁德""无、朴"的国学精神,从心灵意识层面形成的对健康的理念,恰恰是经验 - 理论、理论 - 经验,是逐渐向高层次、整一性、多时空新一轮的心智循环。看似来来去去的重复,其实在来中之来、去中之去之中不断丰富与发展,从理论本身指向了诊疗实践,也带来了人们生活阅历的体认。这种心智的循环为理论的完善、提高、成熟提供了素材。这种心智循环不是平滑的旋转,正是心灵哲学关于"进展"意义上的认识,是心灵永远增生的看法,心智循环也是现实的看法,推而广之又是历史文化语境中人性整合的标志。

通过对"恬惔虚无"的诠释,其延伸到意象思维的创生性,尤其是虚无观的非实体性原象,以象筑境,境以蓄意,意以扬神。将可感知的具象与无形之观的原象整合,诉诸物我两忘,回归到本真本然之我,进入思想和精神完全自由的境域,拓宽精神与"思"的路径,将原象之观、无形之观的"无",有生于无的"无",成为真正创造性地"生生不已"之源。精神与"思"的这种原动力,朝着求知、求理、开悟的取向迈步。

第四节 气 的 诠 释

"气"是中国哲学的重要概念,也是中医学的重要概念。中华文化的书画、文学、艺术均提及气。"气"是什么? 气离不开物质性,是物质运化的内驱力;气离不开精神性,是一切思维活动的力量。人的本体只能是气。本文将以唯物史观与唯心史观结合诠释"气"的内涵。

一、太虚原象

太虚即气,非真空而是浩然混沌之气,处散漫状态,为冲气动则易变,属大一无外的范畴。北宋张载提出"太虚即气"的哲学命题,认为太虚是"气"的本来状态。《正蒙·太和》曰:"太虚无形,气之本体,其聚其散,变化之客形尔。"无形的太虚,有形的万物,乃是同一物质"气"的两种不同存在状态。太虚即象,指本体意义的原象,非具体物象。原象无音声形色,涵盖心物,消融主客,惟恍惟惚的本体存在,合天人、通物我、应术数的宇宙整体之象,容道通为"一"的一元论。原象,即本原之象,或本体之象。就易之象而言,乃是太极之象;就道家而言,乃是"无物之象"的道象;在禅宗即指"回归心性"的开悟之象。

物象即气,可为感官认知,如郁蒸凝聚,"出入废则神机化灭,升降息则气立孤危",属形而下之象。心象即气,非感官认知,若廓然大公湛然思慕,其心灵思维、直觉体悟属形而上之象。太虚原气即是人的形体和人的精神思想的本源;太虚原象当是充满无穷无尽、具有生化能力的原气。太虚原象涵盖了通过感觉器官感知的"物象"和虽然不能用感觉器官感知却可以通过心灵体悟的"心象"。物象与心象作为同一"气"的两种不同显现方式,都是"气"之"象"。

1. **原象与气化** 原象即元气,是构成万物最基本的要素。原象生成的人体之气是构成机体和维持生命活动的具有很强活力的最基本的物质。《庄子·知北游》曰:"人之生,气之聚也,聚则为生,散则为死。"又喻昌《医门法律》曰:"惟气以成形,气聚则形存,气散则形亡。"新儒家程朱理学以某事物必有理为哲学命题,有理必有气,气禀清浊与良莠相关。张载《正蒙·乾称》曰:"凡有,皆象也;凡象,皆气也。"象与气同物异名。《周易》谓太极即浑纯一体之气,两仪、四象皆为气,阴阳营卫、脏腑经络均有气,气化体现人体生理功能;病象证象,以象为素、以素为候、以候为证、据证言病,当是气机流转失常。人的灵明神机的常与变,均为元气所主。从中国哲学视角看气与气化,依"道通为一","一"为大数,大一无外,大象无形,大音无声,气与象无音声无形色。《老子》曰:"大曰逝,逝曰远,远曰返"。大一即太极,合天地阴阳二气,精气神三生万物,气血津液五脏六腑。"远"概为"九"数,"返"为小一无内,可谓"恍惚之数起于毫厘,毫厘之数起于度量",比如当今的微粒子基因网络等。大一寓有小一,小一蕴涵大一,尽管同一的象,由一个替代另一个,而终归都是原象的"流动或转化"。概言之,阴阳的相互作用是气与象变化运动的根本原因。《素问·六微旨大论》曰:"是以升降出入,无器不有。"可推及气化是气的运动产生宇宙自然各种变化的过程,包括形态、功能、信息、表现的各种变化,体现了天、道、自然的总体。

2. **原象与意象**　原象作为本体性存在,就主客而言,物象与心象都是原象的体现,也都是原象所生,以显明的方式呈现,如形态、功能、信息等物质性,最终又以幽隐的方式如意念、直觉、想象等心灵体验回归于原象,故原象是物质性与意识性融汇的一元论。立象以尽意,《庄子·天道》曰:"语之所贵者,意也。"明确将意象擢升到思维的层面。以意立象、立象尽意的意象思维是国学、国医思维的核心。中医药学的意象思维从象开端,即是以象为第一性,一切生命及健康表现于外,可见可感的物象、心象资料,囊括生理、心理、病理以及对生命体观察与实验的现象、象征或趋势。《续医说》曰:"医者理也,理者意也。何稽乎?理言治,意言识。得理与意,料理于未见曰,医。"医者意也,理也,凸显了对人的生命与疾病的观察、分析、归纳、概括、推演、论理的思维能力。宋明以降,受新儒学派"格物致知"和"致知格物"的影响,对意象思维更趋向于理性,充分表达其主体作用。

二、气与理的关联

某事物存在必有其存在之理,有理必有气,这是一个哲学命题。理即道,形而上;气即器,形而下。道与太极相关,人与天地相参,物我一体。荀子是儒学的现实主义派,其论点是:凡是善的、有价值的,都是人为努力的产物,价值来自文化,文化是人创造的。人在宇宙中与天地有同等的重要性,天有阳光降雨露,地蕴矿藏产粮棉,都与人制作工具、从事生产和生活密切相关,故人与天地相参。董仲舒曰:"天生之,地养之,人成之。"儒家学说讲《周易》,"易、变易、不易"本身是抽象的象数系统。《易传》讲"道"为多,可名;64 卦 384 爻的卦辞、爻辞代表宇宙的道,赋予宇宙论的形而上学、伦理学。《易传》"道"的多样性体现"数度",即太虚原象的取象运数,此在事物之理。抽象即"道",具体物象为何是需要科学实验解决求索的问题,如同样是树,一个开梅花,另一个开玉兰,其理在种质基源不同,已由科学验证。

道学讲"道"是真正的"无",无者道通为一,"一"即混沌一体,亦是太极。"极"是屋中正中位之脊,极至即无极而太极,太极与太虚原象、太和之气同理。"极"表示事物最高的思想原型,太极总天地万物之理,"道"等同于"太极",太极生两仪、四象、八卦、六十四卦,两仪可谓"一阴一阳之谓道",万物生成的"道",亦是人性本质本体之道。此就是儒家"数度"与道家"原理"的契合,可谓儒道互补。

太和是气的总名,哲学、工学、农学、医学、文学、艺术所讲之气,如气立、气势、风骨、合力、魂魄等均能体现气的力度。"太和"之"和"与异可相容,相异之气味、禀性等不同品类之事物按一定比例恰到好处地融合为"中",为正而中。正亦即太和之道,在功能上含浮沉、升降、动静相感之性,是生氤氲、胜复、屈伸之始。中和之气,气禀分清浊。人吸入天阳之清气与食入之谷气,清浊合一化生为元气。元气积于胸中为宗气,充养脏腑经络,营卫津液流转变化皆是气的功能,是物质性的。另一重要的方面,恬惔虚无、清虚静泰的生活,此在其生命力量也是气,神、魂、魄、意、志与五情相胜,人的意识、思维、理解、想象等精神活动都有气的功能所在。古代贤哲所论"人成之"谓气立元神。

实践美学讲人类进化在学、用、制作工具生产实践中,求真合规律性顺自然,储善合目的性为民生,终以真、善、美立命顺势安宁,消溶于大自然中去。晚近叙事医学的构建,医患形成道德的共同体,批判买方卖方错误的医疗价值观,医者贴近患者内心,倾听疾病带来的苦痛、焦虑,体贴老年患者的孤独、寂寞,抚慰患者心里的伤痛是今后临床医学发展的方向之一。

三、先天真元之气

真气即元气,"天真"系先天禀赋的真元之气,其为人类生命的原动力。保养"天真"的过程,也揭示了中医学"主动合道"的能动精神。"恬惔虚无,真气从之"。生活庸常质朴,顺势安宁,心境维持清虚静泰,"外不劳形于事,内无思想之患"。"虚无"指无私欲之心而做事,无为无己无功。道学讲"道"即无、璞,心合于气、气合于神、神合于"无",追求物我两忘的纯素境界。"真气存之",指真气顺从于"道",精神湛然清静,不会干扰耗散真气的升降出入,缘此真气才能依"道",即生命本然的规律生化运行。此即"恬惔虚无,真气从之"的本体。

"精神内守"指人的精气与神气均应潜守、不宜妄泄,妄泄则为致病之由。精气系天地间的灵气,人体形神脏腑百骸的健康衰败顺应天地的发展规律。精神内守,其核心是按照自然之理,守住自身之神,则能支配自身功能长久保持正常运行的状态。所谓"积精全神"即积聚精气,保全神气,又"呼吸精气、独立守神",均强调精神在养生祛病延寿方面的重要作用。

关于神气、守神、形与神俱的诠释,自20世纪60年代以来,人们因时代因素怕触动无神论,不仅于哲学研究即使中医学界也多有回避之嫌。然医学作为人学是必须研讨的问题。《黄帝内经》直接以"神"代表人的生命现象,以"神"的存在与否作为判定人生死之标准,"得神者昌,失神者亡",因"神"在,万物才有生命,这是生化、生理、心理之归依。先秦道家思想认为,"神"是有形与无形之间转化互通的主因。而且神在生理上,为人体生化功能之主宰;但在文化层面上,则表现为智慧。中医学的妙悟就在于从无形处着眼来把握有形的功能,因此,在对待"形""神"关系方面应更为强调"神"的作用。即使有"血气者,人之神",诸如"神"由形立,依于形而存在的物质属性,但其目的还是为人之有意义的生存提供一种物质基础,重在深入阐释"神"的灵明,成人者立于元神。过于强调形的作用,只能导致神的滞著,终使神气散乱而形体官能不能相保,这是人生命中一以贯之的道理。"形与神俱"指形与神的高度平衡的状态,即生命存在以及身心健康的基本特征。健康是指人体在形态结构、生理功能和精神心理诸方面的完好、协调状态。形是人的躯体,神是观照自己、观照万物的精神,即所谓的"形神俱备,乃为全体"。

中华传统文明讲"法于阴阳,和于术数"。阴阳被认为是孕育于自然规律之中并推动自然发展变化的基础因素,是各种食、物孕育,发展、成熟、衰退直至消亡的原动力,也是逻辑思维基础的核心要素,它既是天地万物的准则,也涵盖医学治病必求其本的理念。"和于术数"的"术"指方法、技巧;"数"有哲学之数与数学之数的分别,这里讲的是《周易》象数系统,哲学的数是反映事物的规律。《老子》第四十二章曰:"万物负阴而抱阳,冲气以为和。""冲气"是"易变"流转运化之气,"和"即承制调平。此处不仅限于养生,确与人生的世界观、认识论紧密相关，维持良好的生活方式，永恒不变以为常，保存先天赋予的生命真源。又"德全不危"，"德"即人符合"道"而表现出的本性，亦是本原的生命规律。若能体悟本原的生命规律，自然能够远离危难而得终天年。

《周易》的核心思想在《乾卦·彖传》有一个经典表述，曰："乾道变化，各正性命。保合大和，乃利贞。首出庶物，万国咸宁。""大和"即太和，是最高的和谐，既包括人与自然的和谐，也包括人与人之间的和谐。《周易》的核心思想是追求一种以大和为最高目标的天与人、自然与社会的整体和谐，其思维模式是一个阴阳互补的宇宙观、世界观，代表了中国文化自强不息、厚德载物的根本精神，对我们今天人类社会的建设也具有很大的启发意义。

第五节　人生哲学的思考

人老了，常常追忆往事。人的一生最难的事是如何认识自己。走过来的路有许多教训值得总结。思考的过程由远而近，始于懵懵懂懂似乎模糊不清，自然在犹疑之间。随着时空的变迁，师长学长的关怀助力，自觉自信的生命力量的强化，总体说是越活越明白了。穿透薄明的晨曦，在阳光之下，有必要把自我"教训"的理解分析写出点文字，留给中医后辈们参考。

晚年大病一场，不能和学生一起查病房、出门诊了。康复期间读哲学、美学的一些书，开始对人生的历程做反思。为了思想，我们先要明了我们能够思想什么？首先要思想我们的思想。学哲学的目的是使人能够成为"仁"。儒学是社会组织的哲学，重名教、敢担当，主张游方之内的入世哲学；道家是自然朝内的哲学，重易学、知常变，主张游方之外的出世哲学。入世与出世，既彼此对立，又互相补充，两者演绎着一种力的平衡。中国哲学，既入世又出世，以出世的精神做入世的事业。民族的传统文化既唯学，积极获取知识；又唯道，提高心灵的智慧。在反思的过程中明白，"格物"为完成事业，"致知"为提高道德境界。我们的目的是要知道存在外界和我们本性的"理"。用敬而"致知"，何谓"用敬"，即敬畏谦卑；何以"用敬"，若不用敬可能是一智之习，而不能达到醒悟的目标，要记住我们所做的事业能展现我们的觉悟。

1981年党和国家实施以经济建设为中心，干部路线选拔年轻人迈向"四化"。我被提拔到领导岗位，任东直门医院副院长兼医务处主任。当时有陕北老区出身的史锐书记的关爱支持,从北京协和医院调来的梁启铎院长的教导培养,自己服从组织,认真工作,走的是顺路,也积累了一些医院管理经验。由于当时北京中医学院经 1 年半的调研找不定院长,1983 年 12 月我被任命为院长,仓促接任后很不适应。于翌年春天主动申请参加卫生部委托上海第一医学院的培训班,学习不足两个月又被调回主持工作。后于 1985 年 10 月带团出访美国期间,改任为第一副院长,宣布改任文件时我本人和中医司司长均在美国出差,还在研讨学校教学改革方案。改任事件突如其来,有幸师长们的教诲,王玉川老师告诉我"世事复杂,非一时能清楚,学会谨言慎行,必是塞翁失马。"我与老师任继学结伴出差京、津、沪、鄂、豫、陕,检查评估"七五"攻关课题完成的情况,多次促膝相谈至夜半,只要忠于自己的事业,勿论成败,返回原点作学人。事物的运行必须在恰当的地位、恰当的限度、恰当的时间,把这种"恰当"叫作"正""中",中的意义是不太过又无不及。1995 年改任,相隔 10 年后的校党代会我已做好落选的思想准备,选举结果出乎意料,竟以高票当选。党员代表充分肯定我在学会、科协及作为学科评议组召集人对中医药学科建设与学位授权等各项工作的业绩。人生在下极限,依靠师长,敬待学长,坚守敬畏谦卑的学人风范,创造性继承,创新性发展,为团队修身,为事业出力,做出了一些基础建设的规范。《易传》讲"天地之大德曰生""生生之谓易",又"一阴一阳之谓道,继之者善也,成之者性也"。中国哲学的现实主义和理想主义的对立统一,一个人可以既入世又出世。

　　1997 年我被当选中国工程院院士和中国科协常委。当年 3 月第二次任北京中医药大学的校长,似乎返回到人生的上极限。学长和友人告诫我"有权勿滥用,得意勿忘形",谦诚慎为,不求大红,唯愿长青。还嘱咐我与党委书记友好合作,必须是哥俩好形成合力,管好科教与学科建设。有贤哲引路,友人帮助,坚持担当、纯素、无己无功、无为而治,守住有限的职权,向师生干部群众学习,任劳任怨地做好本职工作。1998 年 10 月科技部召开会议,组织启动中药现代化项目,会上我对开发天然植物药物即化合物类组成中药的导向提出异议,发言强调中医辨证用复方,多维评价,共识疗效是标准。提出大品种概念,即高科技含量、高知名度、高销售额的品种,并建议组织二次科研开发计划,补齐安全性缺如的指标,从根本上扭转中成药研发使用"先天不足,后天失养"的状况。提出中药注射剂是我国原创的成果,为中医治疗急重症所必需。后来"非典"肆虐,经专家审评通过,痰热清注射液、血必净注射液获得批准文号,于"非典"流行后期起到一定的疗效。

1998 年底我被调往中国中医研究院,同年当选中国工程院医药卫生学部常委,亲历中医院士之"难为",必须站出来讲政策,强调中医不能丢,中西医并重。我背负着一种责任,联想读中学时对鲁迅先生的孤独、绝望、悲凉不理解,此在国学传统的优秀文化荒凉时刻,才能懂得鲁迅先生彷徨之后的呐喊是多么高尚的反抗精神。重要的是中医学人必须遵循中医药学自身的规律做好本职工作。譬如养生治未病,讲节制饮食,每餐七分饱。全民健康运动、省市搞马拉松我也赞成,然而推广太极拳动静结合、四肢圆弧运动更需要。糖尿病预防的措施已经吸收了本土化的一些措施。至于治病与康复更要体现中医原创思维和原创优势,朝向能中不西、先中后西、中西结合,去求索共识的治疗现代难治病的疗效,因为疗效是学科的生命力。

2003 年,我当选全国人大常委。对于中医事业来说,最重要的是立法,再者是中医古籍文献系统整理的《中华医藏》的编纂工程的立项。还有传染病、职业病、食品安全法、药品管理法等执法调研与修订工作。不负中医药界领导、师长、学人的嘱托,积极认真地工作,也提高了参与国事的能力。坚持"任我"的哲学思想,能做到无所偏向,敢说实话,对民族国家有参考、有益处的话。当新的形势、新的制度产生了,任其发展顺应自然与社会,赋予每个人真正具有自由发挥,创造的能力就是"任我"。2012 年 6 月我被邀聘为国务院中央文史研究馆馆员。在此似乎我走到人生另一周期的上极限,时时告诫自己要当心,笃志慎行。2009 年甲型 H1N1 流感全球性流行,我被学长们推到了防控甲流的第一线,全国有约两亿人服用中药,综合集成研究出的北京金花清感方发挥了显著的防治效果,这是民之需、国之用、有国际影响力的标志成果。然而被某位权威专家指责为中医像是卖膏药的,称中医有用而未成学,中医不在科学之列。的确,20 世纪 80 年代医学未被科学主义者列入科学目录,因为医学是人学,医学离不开经验,也离不开哲学,一切与人的生命相关的学科均与医学关联。而今中医学与中药学已列入国家医学门类的一级学科目录,有教席、团队、事业、产业,何以不成学? 至今历经百年,5 次中医不科学的纷争,尚有异样发声,只能是激发中医学人自信的动力。《论语·子罕》:"逝者如斯夫,不舍昼夜。"多么深刻的感慨! 由人的情感的渗透,表达了对存在的领悟和对事功生成的珍惜。我们生活工作在时间中,时间确是情感性的,其存在、顿挫、绵延、消逝均与人的情感关联在一起。若论空间,则与时代的变迁密切相关。中华民族的伟大复兴推动着中医药传统文化的发展。年轻一代中医人要比吾辈学人的环境好得多。冀望"博施于民而济众""从心所欲而不逾矩"。将合规律性顺自然与合目的性利民生和谐统一。我的一生学医业医,处人世间做医教研,诚不敢唱导航之列,然一直负弩前驱。祈求后学者既往圣、开未来,强化中医弱势学科竞业奋斗,向你们鞠躬致敬!

第六节　健康、疾病、生命与国学之美

生老病死是人生的历史流程。人在疾病中常常追忆青少年时学业的成绩,壮年职场奋斗的成就、曲折与坎坷,有"缘在"的幸福,融入自然的快乐,也许会遇到世间人际关系复杂为难的苦涩。总之,疾病是一种难以回避的具有独特性的人生旅途。正确的疾病观首先是认为医患主体间关系是道德的共同体,还涉及社会学、文学与美学。中医药学是国学的组成部分,其体现的国学之美是医者的仁德从善、无朴纯素,是患者在疾苦状态下思索人生意义的契机。叙事医学所呈现的医学人文实践之美认为,医学是一种回应他人痛苦的努力。叙事医学的诞生是为了保证在任何语言环境和任何地点,医务工作者在与患者相遇时,医者可以全面地认识患者并尊重他们的悲痛,解除疾病带给患者的痛苦,让他们重获尊严。正如社会学家费孝通先生所言之"各美其美""美美与共"。虽然中西医学处于不同文化传统下,医疗卫生的实践不尽相同,但医生都以秉持仁心仁术、纯素无私欲、精心服务于患者为美,患者以接受忍耐苦痛、顺应自然、遵从医嘱、渴望康复为美,医患之美共融体现真善之美。本文拟研讨国学之美对健康、疾病、生命的指导意义,以诠释植根于国学的中医学所体现出的医学人文之美。

一、重读《伤寒论·序》与《大医精诚》提高素养

张仲景被尊奉为医圣,孙思邈世尊为药王,均可谓苍生大医,赐历代医者人文精神、人道主义,乃提高素养之贤哲。其一,张仲景以犀利语言批判凡医误命,"竞逐荣势,企踵权豪,孜孜汲汲,唯名利是务,崇饰其末,忽弃其本"。医者仁德之美尽失,纵财不义、徒虚名、哗众取宠、重权势,则难以人为本而有失医道。其二,深入劝学,多读经典以求"见病知源",启迪医者悟性。"夫天布五行""人禀五常""玄冥幽微""变化难极",教导中医学人体于道内而探其致理。稽考东周时期《太始天元册》记述"太虚寥廓""五运终天,布气真灵",以原发创生性示后辈创新的时空,终结顺归于学理之上而悟深邃哲学之本源。其三,以儒家仁学践行医学理法方术。引用孔子云:"生而知之者上,学则亚

之。多闻博识,知之次也。"后学者自当敞开仁德胸怀,包容古今中外之学,厚德载物而生生不息服务民生。

复读《大医精诚》可为医德之誓言,"凡大医治病,必当安神定志,无欲无求,先发大慈恻隐之心,誓愿普救含灵之苦"。尊师训导,聆听体察病患苦痛,感同身受,医患主体之间的归属感、同理心造就儒学五常,仁义者不问贵贱贫富,礼智者和合一体,以才智疗疾护命,普同一等,皆如至亲之想。医者治学,必须博极医源,精勤不倦。医源何在?既非神授,何以得其幽微?道学无朴纯素,以不污不杂而顺自然。中华传统文明源自黄河流域,道通于一而大一无外、小一无内,天道自然一体。其医源幽微以道生智而玄生神,强调体于道而悟于道内的原象思维,大象无形,无中生有,万物生灵的创造性是医药学的哲理。

二、健康、疾病、生命过程中的国学之美

《易传》中"天行健,君子以自强不息",言"天"是天道自然一体,人活着顺应自然,享受自然,但不可过分利用,而要展现社会功能。作为社会成员事奉社会,作为宇宙成员求真探索宇宙奥秘。医学是人学,医者面对患有疾病的患者,首先要注入儒家的仁学,践行仁德、仁义、仁心、仁术,这也是社会的主流意志。结合当今医学人文社会现状,从聆听主诉、形神共治、宜忌并重三个方面分述。

其一,聆听主诉。主诉是患者将自身痛苦向医者倾诉的重要途径。至于落实到病历时,主诉与现病史的区分、如何抽提主诉是医生的工作。中医临床观象关联内容很广,望、闻、切诊皆可取象议病。聆听主诉从现实诊疗背景状况的情形而论。一些医生在门诊时经常打断首诊患者的主诉,患者的疾苦未能尽其倾诉。究其原因,一则医者工作压力大、时间有限,再者过分相信实验室和影像等报告结果,只关注患者躯体病变,甚至新入院患者的主诉也常常被打断,患者对不耐烦的医生产生了反感。应当反思希波克拉底誓言,不可做伤害患者的言行。21世纪美国丽塔·卡伦及其父两代医生诊疗实践证实,聆听主诉、尊重患者人格、至亲感受疾病的痛苦是叙事医学技巧的首要环节。国学之仁德是人文精神和人道主义相互呼应的根基。科技进步、诊疗手段设备的更新提高了临床水平,然而医生面对的是患病的"人"。笔者考虑到患者有隐喻的病因和难忍的伤痛,常在查房后询问患者:"您还有什么需要我帮您做的事吗?"作为从事老年医学的中医,我曾多次于午后坐在病床边听患者讲述世事

间、复杂矛盾中所忍耐的曲折、坎坷、遭遇和苦痛,还有他们的希望与追求,和他们交流解除折磨的措施。中医讲"郁"乃人生之大忌,隐喻的病因多有郁,郁结而气滞、痰凝、络脉不畅,甚而虚气留滞,均能致病。抚慰的话语可以说:让为难的事过去吧,忘掉它,追求快乐,平淡的日子就是幸福的生活。尊重患者,抚慰就是生命的力量,是提高忍耐痛苦的抗病力。

其二,形神共治。多数罹患现代难治慢病,如心脑血管病的患者求医时,其躯体症状常是医者关注的重点,还有血压、血糖、血脂生化检查的报告,加强血管管理等二级预防,这些都很重要,应予关注,避免病情加重或旧病复发。同时,实践告诉我们,慢病过程中失眠带来的焦虑、烦躁、恐惧等心理情绪的影响,还有社会群体的矛盾,所志不遂,都是导致中风复发或再度心肌梗死的重要病因。当前我国糖尿病的发病率居高不下,患者可用的降糖药物有数种,或可服中药,或可注射胰岛素,医生也多是关注血糖水平是否达标,但常常忽略对中医病因病机的分析。《黄帝内经》提出:"百病皆生于气也"。气机升降出入,气禀清、静、明。糖尿病不仅与起居饮食相关,社会环境、自然生态、人群价值观异化等带来的心理情绪的改变均与糖尿病密切相关。因而,从心身医学视角看医学问题,其背后是社会学的问题。21世纪提出糖尿病"零"预防的措施之一就是形神共治兼养。形立神生,从胚胎发生学可知,胎儿有形体之后才有脑髓、脑回的成形。混沌为"无",为"一",为"自然",道通为一,无生有,有形立之真气,也有心灵神气。道生智、玄生神,用唯物史观与唯心史观结合而论,脑科学对生命历程中的暗知识的开放虽尚需实证研究,然而,形神共俱、形神兼养是中医药学的优势特征之一。

其三,宜忌并重。中医药学在历史悠久的传统文明领域与人类学、社会学、民俗学相互交融,既有质朴的原生态,如儒学仁学五常(仁义礼智信),道学无朴纯素、顺应自然,在自然与社会中和睦相处,又需维护社会稳定的法制精神。而维护人群健康也需要有禁忌。医学禁忌是人在疾病治疗中不能做什么的负逻辑。"知其白、守其黑,为天下式。"白者,有益生命健康;黑者,避免一切伤害。"知白",顺自然,合规律性,应为人类生活行为所必需;"守黑",包括禁忌,是一种否定性的规范。知白守黑相关联,正负逻辑辩证统一。始于《黄帝内经》,设专篇《疏五过论》《征四失论》,服禁、五禁为中医禁忌学奠定了基础。其警示医者过失为经禁的首要。喻昌《医门法律》言:"医为人之司命,先奉大戒为入门,后乃尽破微细诸惑,始具活人手眼,而成其为大医,何可妄作聪明,草菅人命哉?"多么深刻的律法,感人至深至切。人类消融在大自然中,而不能过度地享受自然、破坏生态环境,人禀气清、静、明,营造宁静祥和的社会氛围。宜忌并重,展示出中医禁忌学的智慧,体现了以人为本,共同维护生命健康的意义。

三、尽享天年与国学之美

人生最值得珍惜的是生命。"缘在"的本真在时间中,为正义的信仰、伟业的成功、维护法治的行动、壮烈的牺牲,于时间性永垂不朽,为今人、后辈景仰、膜拜与学习。对于多数人,以平人气象观,一生无疾而自然逝去者极少。各种疾病的困扰折磨,复杂社会矛盾冲撞的为难事,都是人生面对的现实,也是疾病重要的始源。人生道路并非坦途,是在顺势与逆势中对立转化、对称消长,周期转变的过程中生活的。顺势中,要谦虚谨慎,为他人与社会群体多做好事,信者善以美;逆势中,相信反者道之动,否极泰来,而塞翁失马是人生从下极限向上极限发展改变的动力。人类生产生活的实践活动,求真信者善就是美的本质。自然的人化是马克思主义实践哲学在美学上具体的表达和落实。人的主观意识、精神、心理、情感与客观现实相互作用,让主体间自然成为自然,自然的人化是美的根源,审美能够带给医学疗疾与生命享尽天年的力量。

医者在健康、疾病、生命链的末端,如何对待疾苦患者,陪伴他们走向人生的终点,这是一个严肃、苦涩、不可回避的问题。孔孟儒家讲"仁者寿",老庄之学谓"死而不亡者寿"。近现代尤其外侮入侵时期,爱国者有寿则多辱之论,而新儒家认定"义则不寿",强化仁德,秉持中华民族生生不息、艰苦奋斗的民族特质。人生最后的阶段主动地、含辛茹苦地去做未竟的事业,以有限的时间,尽倾心之力,留给国家、社会、后人一份珍贵的业绩,生活上以平淡的日子为幸福,祥和宁静地走完人生的路。

医学乃"人学",具有科学及人文的双重属性。科学求真,人文求美,人们总是追求真善美,而以美启真、以美储善、以美立命。这是中医原创的优势,更是中华民族美德的体现。叙事医学实践之美在于它对医学真谛——尊重疾病的故事的诠释,使医者的仁爱之美和医患共融的和谐之美得以彰显。纵观古今中外,人类医学"以人为本",崇尚人与自然及社会环境的和谐之美,促进和维护人类的身心健康和生命活动。

第七节　中医中药国学之美

我五岁于乡村私塾读《三字经》《千字文》国学启蒙之书,一生热爱国学。20世纪,中医是否科学的争论尚未平息时,自愿来学习中医,学医与执医60余年,当过医师、教师,在乡间、工矿等地当全科医生,历经40年于老年病学科从事诊务、教学、科研工作,培养了硕士、博士及博士后百余名。于耄耋之年大病之后改弦读中华格致学、史学、美学,尤其着力于史前期河图、洛书与"负阴抱阳、冲气为和"阴阳大论的学习,对国医国药深邃的哲思开展学术研究。虽有10年功夫,总因心智乏匮,气力不足,尚能有体道之领悟,领悟道之难,必当明心求真,立象尽意,恪守死而不亡者寿,于"不亡"的时间中,欲事立事上炼,则明明德尽心竭力,修身齐家治学以慰"任我"之志向。

《说文解字》曰:"美,甘也,从羊从大。"从美的字面上看,羊大为美。美既是物质的感性存在,也是社会意义和内容,与人的活动和群体息息相关。美学与人的生命联系紧密,美感的获得需要从主客二分的思维模式中跳出来,才能对客观事物有美好的主观感受。而中医是中国古人对生命认识的大成,具有天人合一、形神一体的整体观,其理论体系展现了物我同一,诊治过程中医者充分考虑自然环境对病情的影响,超越了主客二分的有限性。可见美学与中医学存在很多共性,都是对人生命和活动认识的大成。中国美学具有虚实合一、天人相关的宇宙观,以及追求中和境界的特点,以儒家美学思想为主体,儒、释、道三种主要思想相互补充、相互融合的有机整体。同样的,中医强调顺应自然、调和阴阳,追求人体与自然界的平和。可见,中医与美学的共同性是对"人"的生命的认识,来自源远流长的国学文化。本文拟从美的角度探寻中医的文化内涵,从中医角度揭示生命与自然界美的本质。

"天人合德"是天人合一的一种体现,是传统的思维方式,也是中国美学广泛而长久流行的观念。在儒家来看,天是道德观念和原则的本原。《素问·宝命全形论》曰:"人以天地之气生,四时之法成。"人与天地之气相通,天地人神贯通为一体,观象运数易化、冲气和合、筑境扬神,彰显了原创之象思维。而象思维是引导临床治未病辨证论治的优势所在,从而达到共识疗效的医疗总目标。育人传代重在悟性养成,明心言志而寓教于乐,体现儒学仁德至尚之美。

"太虚原象",宇宙苍穹,生灵万物与我"并"生,象以筑境,议病辨证法象天地时空,天纲明道,顺应自然。"太虚"源于《庄子》。《庄子·知北游》曰:"是以不过乎昆仑,不游乎太虚。"大一无外而小一无内,始于混沌又复归混沌,混沌为一,即无朴纯素,即无生有,有为万物,万物生长化收藏,而人类则是生长壮老已。故太虚乃深邃哲理的体现,抱元守一,即是遵循自然规律,体现天人合一之美。

"观其脉证,知犯何逆,随证治之"为辨证论治总则,诊治程式起承转合阴阳蕴含其中,体现内在气韵精神,构建人生格局。举凡阴阳、动静、顺逆、黑白、显隐,既关联又对立,同步消长,正负相抵,辩证统一。阴阳符号系统表述历史周期转化韵律最贴切,是大成智慧之美。

诊治疾病的过程中,基于象思维的大量比喻应用,使学者在传承的过程中充满了意象之美。如《素问·脉要精微论》对望诊的描述:"赤欲如白裹朱,不欲如赭"。用"如白裹朱"代表预后良好,而"赭"代表预后不良的色泽。如切诊,《濒湖脉学》整理前人论述,对"滑脉"的描述为:"往来前却,流利展转,替替然如珠之应指,漉漉如欲脱"。用形象的文字描述代表了指下感受,让学者通过想象形成直观印象。如《灵枢·经脉》描述十二经是动所生病,其中肾经有"心惕惕如人将捕之"的比喻,活灵活现地将心悸症状患者的主观感受表达出来。再如《温病条辨·下焦》对"湿"的不同状态进行了描述:"湿之为物也,在天之阳时为雨露,阴时为霜雪。在山为泉,在川为水,包含于土中者为湿。"从自然界与人体有机统一的角度,给予读者美学的直观感受。

从历史范畴看待科技文明,传统文化有精华亦有糟粕,对精华当传承。重始源当从史前期没有文字的中原黄河流域河图洛书的研究、考察、诠释为开端,尤重《素问》五运六气七篇大论中鬼臾区以《太始天元册》论述作答的内容至要,堪称经典。境为象生,时随境转,展开无尽头的联想,能为现代时空、人类文明的创新提供条件。此是国学深邃的哲理,中华优秀的国学之美,它不仅是过去的,应是承接过去、今天、未来的历史流程,自觉地与高概念整合,主动去链接网络、模块大数据技术是守正创新的内驱力。

"美"与"审美"源自人类的实践。中医之贡献,医案最著。医案系古往今来医家疗伤治病的真实记录,它承载着中医最宝贵的经验。医学永远离不开哲学,更离不开经验。经验是格物事成,将"事上炼"落到实处;经验又是致知提高医家心灵智慧的境界;经验也是实践美学的成果。美与美感的根源在于内在的自然人化,人在制造使用工具劳动中取得经验,并获得理解功能、想象功能等心理要素的确认。

中药有植物、动物、矿物,其基源、种质、生化形式决定着结构、功能、信息、应力的差异。古贤哲制七方十剂、君臣佐使,多用复方配伍而增效、减毒,是天人合德、和而不同之哲理。本草学与方剂学是中华民族对世界科技文明的重要贡献。《神农本草经》在应用药物时建议"若用毒药疗病,先起如黍粟,病去即止",用"黍粟"来代表初始的小剂量,建议医者治疗时应从小剂量入手,疗效不理想再逐渐增加剂量,避免过量造成不良反应。此外在组方中,许多书籍也将方剂中发挥最主要作用的药物命名为"君药",其余按照不同作用和地位分别命名为"臣""佐""使"等,用传统社稷制度的官职来比喻方剂中不同药物所处的地位和作用。清代徐大椿《医学源流论》更是将用药比作用兵:"以草木偏性,攻脏腑之偏胜,必能知彼知己,多方以制之,而后无丧身殒命之忧。"将医学草本之性比作兵家攻伐之道。中药方剂之美学,除组方用药外,于剂型之运用亦有独到之处。元代王海藏《汤液本草·东垣先生用药心法》曰:"汤者,荡也,去大病用之;散者,散也,去急病用之;丸者,缓也,不能速去之,其用药之舒缓而治之。"简明扼要地论述了汤剂、散剂、丸剂的不同作用,又取其谐音,将剂型之名与功用巧妙结合,同具剂型、效用与音韵之美。中药材、饮片、中成药是在中医理论指导下的临床用药,性味、归经、宜忌等启示原象与具象是多成分整合的复杂系统,展现出多视域折射的镜像。中药基源、药化、药理、制剂、临床研究,在面对高概念大数据的新纪元时代,发展为合成生物学、化学生物学、模块药理学,以及制药装备技术的更新,临床循证评估的科学化、多学科、多元化的研究逐步深化。中医以诚敬厚德精神,吸收容纳一切先进理念与技术,不忘根本,传承中华传统科技文明,体现中药学的法象之美。

国学包括儒、释、道三家之学。儒学讲仁德,礼归于仁,尚和合,担当家国情怀、社会责任,是社会的主流意识,体现人类生存生命的力量。自汉武以降,独尊儒术,政治思想的统一对医学发展也产生了深远的影响。儒家仁爱的理念与情怀对从业者医德提出了更高的要求;儒家对易学高度推崇,对中医朴素唯物主义哲学思维的形成意义重大。礼法的观念也在潜移默化地影响着中医思维,如将脏腑分为"十二官",组方中"君臣佐使"的排布等。道家则讲求冲和,强调无为,其中委曲求全、为大于细、不争之德、物极必反、慎终如始等负逻辑观念,对中医病机、诊断、治疗、养护均有指导意义。其学说顺自然、知常变,知其白而守其黑,正负逻辑兼备而显隐自如,主张现实世界的非常道、非常名,以无朴纯素充实儒学内涵而儒道互补。

国学之美来自生产实践,如农耕锄禾、煅冶金属;也来自生活,如品茗饮酒、欣赏戏剧歌舞;还来自生存健康,如抗疫疗伤,体验悟道。其审美不仅是观赏玩味、净化心灵,重要的在于格物致知,正事践行,获取生命的内在潜力,提高人类的智慧。佛学由外域天竺输入,经历七百余年本土化。中国寺庙虽有医药学或佛学思想向中医药学渗透,然未能系统发挥。故本文论中医中药国学中的实践美学主要是学习儒道互补的体会。

第八节　形神兼养身心医学之美

人体"形与神俱""形神兼养"是中医药学原创优势之一,贯通预防、治疗、康复、调摄、护理全过程,体现象、数、易、神一体的整体观的国学原理,中华优秀传统文明格物致知与致知格物,维护身心健康。当今的身心医学或心身医学,是生理学、心理学、生物学、社会学、教育学多学科交叉的令世界瞩目的心理生理医学,又被称为和谐医学,是构建和谐社会的重要组成部分。但是,由于人们价值观的异化,带来了漠视真实人性的状况。面对心理障碍、精神疾病的增加,倡导国学崇仁德、尚和合、重教化的形神兼养理念与医疗实践,为身心健康人的自然化,物质、精神、制度整合平衡社会的建设创造良好的氛围。

一、形立神生,形与神的关联性

从历史范畴看科技文明的进化,21世纪信息守恒定律的发现提示人类:追溯始源,解决现实问题,不忘根本,包容开放,我主人随,传承精华,守正创新。精华何在?"欲事立,事上炼,事功成"适用于现代社会,是具有创造物质、精神和谐平衡的内驱力,是能落到实处的哲理与经验。何为守正?政者正也,正者中和,和而不同,天理明心,守住民本邦宁、民族和睦、和平共享。儒家贤哲孔孟荀子思想,倡导崇仁德、尚和合、重人伦、讲诚信,是社会主流意识的入世哲学;道学老子庄周主张顺应自然、无朴纯素,大道之行,无为而治又无不为。如西汉文景之治予民休养生息六七十年,唐代开元盛世贞观之治国泰民安近百年历程,可知70~100年是强国的重要节点,也是中医药学事业回归振兴的重要拐点。

天地人一体,精气神贯通,气禀清浊,气聚成形,形立神生。一阴一阳合阴阳之精成母体做胎,胎盘靠母体供给营养而生肠胃,大约9周,胎盘血循环与母体血循环连接。妊娠20周后才生脑髓,渐成脑回。可见,用气的聚散解释特定事物的生灭,"形立"则脏腑器官气机生化,进而"神生",即大脑,神即心灵、情志、理念、意志。气不能不聚为万物,万物不能不散为太虚。万物合一是"仁"的主要特征,学者须先识仁。宋代程颢《识仁篇》:"仁者,浑然与物同体。义、礼、智、信,皆仁也。"朱熹《答黄道夫》:"天地之间,有理有气。理也者,形而上之道也,生物之本也;气也者,形而下之器也,生物之具也。"理与气和,便有知觉,形、器具体,而理与神抽象。为何气聚就人体而言有各脏腑系统的差异,又为何生灵万物有稼禾草木、花鸟鱼虫的不同?缘于基源种质的质料不同和时空先后程序的差别。太和所谓"道",是气的总名,具有浮沉升降、动静相感之性,是生氤氲、相荡、胜复、屈伸等程式。气聚,离明得施而有形;不聚,离明不得施而无形。方其散也,安得遽谓之"无"?要知太虚即气,寥廓幽暗博大的宇宙苍穹的原发创生的时间空间。人道顺天道,"常德不离"既"澄明"又"祛蔽",所谓离明得施,还蕴含着人自身守护得以"存在"的根基,亦即顺道,至真以生,形神共俱。道通为一,小一无内,太极、至极、无极,似基因技术而成网络、区块;大一无外,至刚至伟遂成宇宙星空,无有尽头。小一蕴有大一,大一涵有小一,浑然一气,有生于无而成万物。《道德经》:"道生一,一生二,二生三,三生万物。"又《皇极经世·观物外篇》:"太极一也,不动,生二,二则神也。神生数,数生象,象生器。"形神共俱,不仅是具象,更重要的是原象。"大象无形"之象即精神之象,进入仁德、无朴纯素、见性明心之象;"有生于无"之"有",乃原发创生之象,自强不息,动态流转整体之象。回归原创思维需要求知、求理,而关键是求悟。

气与神的主从关系,至宋明代新儒家有理学派和心学派的论争,核心为自然的规律是不是人心或宇宙的心创制的。从世界哲学史看,柏拉图的实在论与康德的理念论的辩论也是形而上学理论的主题。

程颢后有陆九州、王守仁完成的"心学"与程颐、朱熹完成的"理学"。两派对心身形神的认知存在分歧。心学承孟子养浩然之气的要领,人必须首先觉解他与万物合一的道理,然后他要做的一切,不过是将此理放在心中,真诚地、聚精会神地遵循此"理","心即理",万物皆需生命,"天地大德曰生"(《易传》),维护生命即是天地之"仁"。仁有"恻隐之心""不忍人之心",是神与形的关联,也是天地人神贯通之理。若"不忍之心"被私欲蒙蔽了,必丧失形神合一之理,故天心人心当以诚敬存之。理学言"理"是永恒的,各类事物都各有其自己的理,只要是此类事物的成员,此类之理便在此类成员之中,便是此类成员之性。《朱熹语类》:"性,即理也,在心唤做性,在事唤做理。""性即理",人性有心,有情,有形,有神。"理"的最高概括是太极,表达理想的原型,宇宙的全体是万物之理的总和。若落实到"形与神俱"的关联性则体现人性的真实。

普遍形式之理为"天地之性"，气酝凝聚成生灵万物，此"气"则理在其中，气聚散有造作，而"理"无造作、无计度、无形迹、无情意，理不可能是事物的第一推动者。德国哲学家马克斯·舍勒所论：理性、精神不是一种可观测的力和能，理念、思维、情感、价值观存在于人类大脑，但精神在纯形式中是无力的，没有实现自身的原始动能，它需要从生命冲动中汲取实现自己的力量，只有通过精神活动刺激人体的相关器官，才能产生力、能、智慧。

目前医学门类的学科中出现的身心医学与心身医学均是生理病理与心理病理交汇整合的学科。身心反应指人体生理因素的异常引发影响心理变化的过程；心身反应则是心理因素的失常导致身体生理的变化。身心医学与心身医学是主要研究身心疾病与心身疾病的发病机制，进而诊断防治的分支学科。相应于中华文明古贤哲倡导的"人性中有万物之理""人心净化，心存良知"的理念，中医药学形神共俱与形神兼养的医学实践密切关联。

二、养神需守静，以敬代静，形神兼养

举凡生命之阴阳、动静、黑白、显隐，是互动关联，同步消长，正反相抵而辩证统一的。人处在精神、物质、人群三维动态流转的社会复杂系统中，以阴阳平秘、动静有序为常态。现实社会呈现出阳有余而阴不足、动过分而静缺少的状况，烦躁、焦虑、抑郁的情绪产生的心理障碍易致神伤在先，进而发生慢病。直面医学诊疗的实践，形神兼养、养神以守静为重点，此为中医药学传承贤哲、调制承平、维护健康的优势。

"守静"使人心净化，志向高远，护真元正气，且具有无穷的生命力。静则一切向善，至善为乾坤万有根基。"心即理"而知行合一，让内心光明打破生命桎梏，确定人生格局，获得人生行为智慧。"守静笃"而致良知，必须通过践履，欲事立，事上炼，事功成落到实处，欲立人而立，塑造人生"气象"，增加心聚定力，达仁而义利事功。

守静，以敬代静而形神兼养。涵养须用敬，"进学在致知"，识得万物合一之"理"，形与神俱，形神兼养，以诚敬存之。敬代静者，"敬"为关键。《庄子·应帝王》："至人之用心若镜，不将不迎，应而不藏，故能胜物而不伤。"天心人心，心像一面镜子，折射之象能照出任何征象、表象。王弼提出至人"有情而无累"。心普万物而无心，圣人之常，以其情顺万物而无情，故君子之学，莫若

廓然大公,物来顺应。宋代周敦颐先生明确称"主静"就是无欲状态,勿自私勿用智,无欲则"静虚动直",静虚则明,明则通,动直则公,公则博,明通公博乃人自然化、和而不同终极理想之要旨。同时指出"太极本无极也""万物生生而变化无穷焉""形既生矣,神发知也。"定心定力以正中仁义而主静,唯人也得其秀而心灵美。明代陆九渊先生诠释修养须用敬。敬是什么? 答曰:"必须先立乎其大者。"大者为宇宙观,寥廓大公又幽深博大,大则识仁,礼归于仁,义德五常是天行健生生不息的力量;大则顺自然,无朴纯素,知常变,知其白而守其黑,既澄明又祛蔽,显隐自如,守静以敬存之。目前人们拥挤在高节奏、充满诱惑的生活中,人心浮动,难有片刻安宁,欲望在吞噬理想,多变在动摇信念,心灵、精神、信仰被物化、被抛弃,精神懈怠,消极腐败危险的严峻性增加。何以应对? 必当以敬代静,形神兼养,"万事万物之理,不外乎吾心"。处世事以真诚为本,待人以宽厚为怀,大道之行,天下为公,胸有定数,心有定力,养吾浩然之气。宇宙观,上下四方为宇,古往今来曰宙。宇宙便是吾心,广阔的原发创生的时间空间,任其本真之我明明德而致良知,信仰人类的宿慧去创造美的世界。

三、形神兼养与实践美学

中华传统文明对儒、释、道的精神修养方法给予高度重视,这些方法也渗透到中医药学的医疗保健的范畴。目前,"中华医藏"文史编撰整理工程的大约 2 000 种书籍中,养生学文献有 70 多种。传承精华,针对现实社会各种特定的人群,如不同性别年龄、不同职场、不同环境选取适用的身心形神兼养的方法,维护生理心理健康。守静的理念各家各派虽有差别,实用方法亦有多种,适应现实,对人们的生存进化具有积极的意义且十分重要。形神兼养的方法多种多样,具有共性的养神道术常有 3 项特征需要把握:一是坐忘入静,忘掉一切,让心灵瞬间休息;二是吐纳调适呼吸,两耳只闻呼吸之声;三是或坐、或卧、或立,全身放松,一定要舒适。选择各派导引方案中可行者学习实践。

在西学东渐又闭关锁国的二三百年里,许多学者习惯于科技追赶西方,淡化了对国学哲理的体认,忽略了中国人对世界科技文明的伟大创造。然而外国人李约瑟,不懂中文,尽其毕生精力研究中国古代科学相关文献、典故等资料,撰著《中国科学技术史》《文明的滴定》,明确提出中国古代科学技术体系及相关理论。当今应以历史范畴回归象思维,弘扬形立神生、形神兼养的理念、实践;精、气、神一体,象、数、意融通,气禀与气化整合,传承中国格致学精粹。

格致学,格物致知与致知格物是研究正事良知的智慧学。"格物",格者正也,物者事也,格物即正事,致良知则需通过处理各种各样普通事物的实践经验。王守仁《传习录》指出:"心之所发便是意,……意之所在便是物。如意在于事亲,即事亲便是一物。"事有是非,是非确定,良知则明。致知则应当认真去做事物,若良知能知某物为"非",必须拒绝去做它,如此为正事。良知是本心的表现,通过良知判断事物的是非,把握人生仁德贤良的潜能,将致良知付诸实践,致知是神识的中心观念。诚意就是正事,医者意也、易也、理也,致知在格物"理"中,意诚则心正,正心无非是诚意,除了正事则无致良知之法。理学派《朱熹语录》指出:"格物"目的在于"致"我们对永恒的"理"的"知"。说"格物"不言"穷理","格物"就形而下之器上,便寻那形而上之道,要知道抽象的理,必须通过具体事物表现。目的是要知道存在外界和我们本性的理。"理""知"为气禀所致而遮蔽的越多,对事物也能看得越清楚。

格致学是国学原理的载体之一,论形神共俱、形神兼养贯通于中医药学治未病辨证论治的全过程。理学、心学两派,以物我合一将形神关联为生灵万物之魂魄;西方哲学,无论柏拉图的实在论还是康德的永恒论,对精气神一体、形神相辅守护生命的认知都是一致的。中医大家刘完素主火论,李杲气自虚,张子和《儒门事亲》,朱丹溪著《格致余论》立阳常有余、阴常不足、君相互感、阳亢火盛之论,均倡导守静节养,皆堪称正事良知之规范。医学是人学,离不开经验,经验是格物事成,将"事上炼"落到实处,经验又是致知提高医者心灵智慧的渊薮,经验也是实践美学的成果。美与美感的根源在于内在自然的人化,人在生产生活实践中获得理解功能、想象智力等心理要素的确认,古贤哲六艺圆融(礼、乐、射、御、书、数)的经验是"技"近乎于"道",道生智展示形神一体,合目的性与合规律性的统一。生灵万物与我并生,象以筑境,境以扬神,形神兼养,法象天地时空,天纲明道,始于混沌又复归混沌,道通为一,无朴纯素。万物生长化收藏,而人类生长壮老已,乃为人的自然化之美;"敦人伦、助教化""讲仁德,尚和合",展现身心健康人性之美。

第九节 医生·护士·疾病·美学

中华传统文明讲仁德、尚和合、无朴纯素、顺应自然,是社会人群的世界观与人生观,也是维护家国民族和睦,团结图强拼搏,勇于实践的保障。医生、护士与患者是具有特定意义的群体,生活在物质技术、精神意志、人际社会三维结构的复杂巨系统中。每逢瘟疫流行、灾害肆虐,中国的医护工作者挺立第一线,救民于水火,未见民族大迁徙。中国医护工作者舍身救人的风格是民族繁衍生息的至臻瑰宝。医药学始终在进步,也逐步完善和更新。自 2020 年新型冠状病毒疫情全球流行以来,武汉大疫荼毒,亦涉及华夏大地,在习近平总书记的领导下,"政令德化",举国动员,万众奋斗,坚持中西医结合,把握物质、精神、体制综合平衡,取得了全方位阻击疫情的人民战争的伟大胜利。同时冶炼、培育了广大医务工作者的道德情操,展现出明明德、致良知的心灵美,擢升了人性格局的生命力,为实现中华民族伟大复兴创造了良好的氛围。

进入 21 世纪,重塑医学人文精神,叙事医学的引入与推广,回归复兴医学是人学,仁者爱众人,仁德、仁义、仁心、仁术,跳出物役的陷阱,重人伦教化,依新儒家义利事功,服务民生而天道酬勤。

叙事医学的主题思想是尊重、关爱患者,积极认真去探索疾病这种独特的人生经历的美学。人染病负伤必然痛苦,以平常的心态忍耐并不容易,需要一种自觉性才能接受。每当患者病情加重或面对不治之症时,给予人生无助、焦虑、抑郁、恐惧,威胁生命的剧痛则期盼人离难而难离身的绝望,将会给人带来反思人生的契机。医务工作者介入疾病的诊疗,认知理解患者忍耐克难的自觉,以归属感、同理心与患者合为,构建道德共同体,共同反思描述对"生"的渴望、对死的自觉,尽心竭力去做未竟的事情。这种表达出叙事医学的作品对疾病状态美感的体验具有深刻的感染力,它来自医生、护士、患者及家属的亲身体验,再现了身处困境的心理感受,包含有丰富的病痛与生命博弈的隐喻,也强化了医患主体间良性互动的成就,这就是肇始人文社会的美学。

一、学用叙事医学落实仁德和合的理念

叙事医学重归医学人文理念,从患者与医生、护士的和合平衡来理解疾病带来的痛苦,其本质是一种社会人群关系性的医学,是医学人学的分支、细化与系统化,它贯穿于医学实践的全流程。叙事医学将以往医案学(案例)教学中丢失的或隐喻的信息,包括医患对"痛苦""拯救""领悟""信仰"和医护的同理心、职业精神的补充、完善与更新。叙事医学复兴医学人文,把生物医学模式丢掉的、淡化的东西找回来。叙事医学既关注个体的独立性,又构筑群体的医患道德共同体。当下面对大科学、大卫生、大数据、高概念的新纪元,力图走出医学的困境,跳出物役的陷阱,结合中国的国情,以历史范畴基于儒家

的和合与道学的无朴纯素,儒道互补的理念融入叙事医学的诊疗实践。格致学是中华优秀的传统文化,格物即正事,欲事立必须事上炼,方能事成功。强调在诊疗过程中体现"仁学"。仁心泛爱众为至要,是形而上学之道,仁术需把握、聆听、再现、归属、反思的叙事技巧是形而下的技艺。仁心仁术结合则成仁德,仁德是生命的动力,大德系天人合一,物我合一,知行合一。公德按新儒学派倡导义利事功,医者服务民生可以"天道酬勤"。礼归于仁,礼者重在调节,"和而不同"是终极理想。只有医生、护士、患者及家属和合共赴苦难,自觉坚韧地抗病,共建仁德和合的信念,追求以平为期的生存,才能对医护抚慰心灵、提高精神境界,对患者获得"人离苦难而难离身"的愉悦。或以仁者寿,死而不亡者寿,安然走完人生之路。医生、护士、患者的仁德和合是多么令人感慨的实践美学,反思之后的平行病历为人生哲学、社会学增添了重大成就。

二、护士护师是践行叙事医学的生力军

叙事,即格物正事以致良知、明明德,使人们将经验汇集组织成具有现实意义事件的基本方式。叙事护理是科学与人文在护理中以"仁义礼和"调节经受伤痛的患者,进行抚慰关怀,是实施整体护理的重要方法。叙事护理是护士护师们通过对患者精神心理状态的观察,聆听患者的苦难,容纳吸取后使之外化,发掘护理要点,对患者实施护理干预的实践。当下的国情对心身医学的兴启,对心理生理在各类疾病中的影响,是医学人文与社会学关注的问题。迫切需要强化医德教育,叙事护理课程的开设在培养护理人员人文关怀品质方面起着举足轻重的作用。还要加强对医学生的医德医风教育,补齐被淡化了的国学知识。懂得先识其"大",再尊其"仁",大象无形,太虚寥廓,领悟原象思维的创生性。我欲"仁"能弘"道",以诚敬求真,业医治学。建议恢复走向社会执业前的学位授予的宣誓。总体看,医学人文教育急需完善革新,拓宽叙事医学的应用推广并改进教学方法。

护理工作是与医生、患者及家属、医院各类服务人员打交道的工作。性命相托,以人为本,是与健康生命相关联的工作。护理工作服务量大负荷重,且是必须敢担当、负责任的工作。以"天心"体悟人心,对"病的人"的痛苦、磨难、焦虑、抑郁情绪心理变异的叙事医学护理,践行一份人文关怀的工作。以整体观重视心理、生理、病理交互关联,做个体化的身心与心身病状的护理,给每位患者带来最大限度的满意。护士护师为拯救生命、恢复健康作奉献,体现仁爱之心确是叙事护理的生力军。

南丁格尔说过:"护士是没有翅膀的天使,是真善美的化身。"美,来源于实践,是人类生产生活中的一种客观需求,美可以潜移默化使人情操高尚。美学的本质是自然的人化,由工具本体过渡到情感心理本体。美学又需要人的自然化,人类必须尊重自然,融汇于大自然中去生活。美学需阐释美的客观标准,是培养人们体验美、鉴赏美、创造美的一门哲学。我们从美学视角看,护理学本身就是美的产物。既有科学性又具艺术性的护理美学是护理学科的一个重要组成部分。叙事护理的恻隐之心,苦难感同身受的归属,细致周到的慰藉与患者的心相关联而提高抗病力量是实践美学在医学人文的进化。21世纪兴起的叙事医学的护理美学是将美学基本理论应用于护理实践的新兴边缘学科。

三、医护患者和合蓄力维护生命健康之美

21世纪信息守恒定律的提出将对现实的科技文明产生重大影响:其一,重始源,以历史范畴看待科技文明的进化;其二,高概念、大数据带来机器学习、搜集、处理、运算海量数据,快速、高效电子网络链接的"阿尔法围棋"与"阿尔法折叠"将有利于暗知识的发掘;其三,人类的大脑神经细胞/突触的关联链接具有的逻辑推理的主导意识是AI机器学习不可替代的,但机器学习电子网络必须为人类所掌控。重始源主导意识是医学人学与生命科学关注的问题。重始源是中华科技文明的文史哲学问题。中华科技文明重始源的历史以尚无文字的中原黄河流域的河图洛书与负阴抱阳、冲气为和的太极图为主体,从观象运数易变气运神智。象、数、易、气、神五位一体,象为开端,观天地阴阳之象、万物生灵之象、健康疾病之象。叙事医学访察气象、物象与病象关联,更重视魂魄、意志、心理、情感之象,即无形无造作的大象。精神之象包括心绪思虑折射的镜像。从这个视域出发,体现叙事医学个性化的独特性。回首21世纪初,笔者的老师治愈一位脑桥毗邻三脑室的肿瘤患者。瘤体核桃大小,神经外科医生手术剖开,又因病灶位置不宜手术、难以切除而关闭,患者求治中医。患者男性,53岁,素体较壮,临诊时眩晕、视歧、听觉障碍,手足不温,舌质暗红苔白腻,脉弦滑细数。先生把握痰瘀凝聚、毒邪伤络、增生肿物的病机,运用解毒通络、涤痰化瘀之治法,随证遣药组方,虽数易其方但不离大法,历经年余而肿瘤消除,挽回了生命。其疗效的获取与叙事理念方法密切相关,一是患者面对疾病无治、下一步将是死亡的恐惧,总在想"为什么得脑瘤的偏偏是我?""期待的手术不能做了"等反复思虑、极度消极的情感反应。医者需要

仔细认真地再度聆听患者遭遇的苦难，秉承国学"生生不息"的理念，顺应自然，对患者及其家属耐心地讲述对待生老病死是每个人都要经历的人生问题。为了求生的愿望，积极面对才能克服消极的绝望。二是"解构"。亲切关怀抚慰，多次往复表述中医学不相信把肿瘤贴上"不治"的标签，除外手术在肿瘤治疗的全流程，中医中药尚有诊治的时间空间，只有医患配合，以仁德和合的理念，不放弃求生的意志，就存在愈病的可能。三是医护家属和合蓄力对抗顽疾。叙事医学需要培训。正确对待疾病，疾病让我们感受到亲情，人间共赴苦难的珍贵，我们和合蓄力抗病求生，对叙事医学的个性化的"独特"理解有了新的认知，疾病就不再是传统意义上的概念，有望超越疾病开拓人生哲学的美。

中医师们在叙事技巧的操作方面也有些共性的要求，从理念上气化气禀、出入升降、形神兼养等始源来自河图洛书与负阴抱阳、冲气为和的太极图。首先脾胃之象为仓廪，阳五阴五天地各五，阳五居中央而辅四旁，是升降出入、气化的轴心，左肝主升，右肺主降，南火北水，升降有序、水火互济则开合枢利，则居中培土德，怡情志、顾润燥、纳化常。君火不足，寒水泛滥。则水火互济失常，可导致升降出入调节障碍。出入废则神机化灭，神机即情感、思维、意识；升降息则气立孤危，孤危即难以气聚成形而形立神生，又气散致太虚原象的原发创生性受损。业医者培育土德十分重要，净心明道以仁心、天心、公心体恤患者，不离斯须赋予内在能量。"礼归仁""乐从和"，医护、患者及家人合力，共同渡过疾病的痛苦。或"以达则兼济天下"的人道精神，仁者寿走向人生的终点。叙事医学具有中华文明儒道互补的内涵，然而更多的是发展了内在的人生格局的思想。叙事医学在我国刚兴起已有教席和专属刊物，目前最需要的是建设团结和谐、守正创新的学术团队，冀望融汇大数据、高概念与国学原理的整合，做有思想的学术研究，将守正创新落到实处，达到诊疗效果的最大化服务民生。

第十节 儒道互补启示中医中药之美

晚周先秦中华文明历经百家争鸣，澄源合集流传于后世，对国家民族的繁荣进步均有重大贡献。至公元前5世纪，儒家和道家逐步成为中国思想的两个主流。儒家是由文士学者及思想家构成，都是传授古代典籍的老师，创始人和领袖是孔子。稍晚些，孟子是儒家的理想主义派，既强调个人自由又重视超道德的价值。荀子是儒家的现实主义派，既强调社会控制又发挥了自然主义。

历代尊称孔子为大圣先师,而孟子、荀子亦是古贤哲儒学的代表。道家的文士学者流多出于史官,历记成败、存亡、祸福古今之道,以社会哲学围绕着"无"即"道"的核心概念,集中个体作为人的自然德行,以"德"去认知理解内在生灵万物的力和能。道家以老子为名的《道德经》曾被誉为中国历史上第一部哲学著作,老子是道学的创始人。先秦庄周著《庄子》,是道学集大成者,其哲学思想对古今中外都有着重要的影响。我们要注意把道学与道教加以区分。

儒家思想讲仁德,尚和合,重教化,于中华文明两千多年居于社会的主流意识,是政治、道德、文化、教育的指导思想,是入世哲学,以负责任、敢担当游方于外;道家思想讲无朴纯素,崇尚自然,非常道、非常名倡导无为无欲又无不为,是出世哲学,总与社会现实维持一定的距离游方于内。儒显道隐,外儒内道,举凡人群社会有儒有道,儒中有道,而道中有儒,正负逻辑互补互动互用,充分协调,是"兼济天下"与"独善其身"顺逆流转的人生路径;直面悲歌慷慨与愤世嫉俗,身在江湖而心存魏阙,会成为历代知识分子的常规情感心理。人们应看到儒与道离异,儒门荀子说"性无伪则不能自美"是外在功利;道学庄子说"天地有大美而不言",突出是自然的内化。儒道是亦此亦彼对待人的生命与健康,珍重爱惜对待人生审美的态度,充满了情感的光辉。相对于医学的人文道德的求真至善,儒家的礼乐中和自然的人化与道家无朴纯素、无欲无功的人的自然化,确是既对立又补充,儒道互补的国学内涵是中医中药之美的基础。

国学讲辩名析理。名有常名、非常名,名是一切世事知理的表达,理的实现要有物质基础,各种类型的社会都是实现社会结构的各种"理"。从历史领域看,社会经济是中华文明"理"的渊薮。对于"理"的认识,其"非常名"是"不知之知",混沌道通于一就需要负方法、负逻辑。从形而上学视域看,不仅是增加认知诠释的学术,更为重要的是提高心灵智慧。正方法与负方法并不矛盾,可以相辅相成,应当始于正方法而终于负方法。如果不终于负方法,它就不能达到哲学最好的终点;如果它不始于正方法,它就缺少作为哲学实质的清晰思想。我们从现实社会可以认知,以经济建设为中心、实施四个现代化是正方法,同时提出并实行"韬光养晦"是负方法。正负并用是尚一尚同的哲学,铸就了改革开放的成就。负方法、负逻辑将可能给世界哲学有所贡献。正方法在西方哲学中占主导地位,负方法在道家《老子》《庄子》里,它的起点和终点都是混沌的全体,以"无"作为核心理念,它没有说"道"实际上是什么,却只说了它不是什么,但是若知道它不是什么,也就明白了一些它是什么。

中医药学以象为主体本体,象、气、神一体便是道,"道"与"无"是道学的核心概念。道生一,一生二,二生三,三生万物;有生于无,生灵万物而成物质精神世界。道生一,一生二,二数神,形立神生,神生数,数生象,象生器,象数由两仪始,而后四六八、六十四卦,器者物也,在人体脏腑、经络、官窍等皆具象思维;一阴一阳之谓道,道生智,玄生神,神不可测为恍惚至极无极之数,神者通于天之大脑为生命之智慧,蕴育原发无形之大象,即精神之象,历经不可感知的幽暗博大之玄,又"玄之又玄,众妙之门",至今日变成可思可解之暗知识、暗物质,诠释宇宙黑洞的信息守恒定律,将带来数字化世纪科技文明的突破期。睿智的思想家、科学家们思政研习《道德经》与《庄子》逐渐深化。道者衍生五行,水火木金,上下左右,中央为土,三五生成而五运终天,布化真灵,始于混沌又复归混沌,本真之我的一元论,人道顺天道。医者在明明德,致良知,守住仁心仁术,道与术和合并举。中医学有感性、理性、悟性,而悟性是体于道内的智慧,观象议病,神机气立与出入升降密切相关,有是气必有是理,认知理解病机至关重要,类比取象,筑境立意,随证治之,在辩证论治的临证思辨中体现中医药学的原创优势。

儒学天人合一,以人为本的仁德乃大德、天德、公德,是生命的力量,家国情怀敬业尽责。新儒家学派提出"义利事功",作为医生不仅仅是疗伤治病的决策者,还应成为患者的朋友,以同理心、归属感启示"泛爱众"的情感。道学倡导无朴纯素,无私欲而不污不杂,丰富了儒家仁学的内涵,儒道互补奠定了医学人文的根基。老庄之学讲"天地与我并生,万物与我为一",让自然真正成为自然,致良知心灵美而生长壮老已,仁者寿天命即体悟人生之道。

道学瞻定万物以阴阳之大顺,受儒显之善,应时空迁移,立俗而施事;无为又无不为,其实易行,其术虚无为本,因循为用,无常形、无偏累,知生灵之情为万物主。道家文士人生多处于"在野"的地位,为谋思想的出路,从魏晋时期至北宋时期,有竹林七贤丰厚之情理论说,向秀、郭象的《庄子注》,廉溪、康节、横渠之说,史称"玄学大帜"。对于国学始源演化的深入研究,广涉科技文明史学、哲学、文学范畴,以及人群社会生活、文化生产技术、环境生态诸多层面,确是推动中华文明进化的一股强劲潜流,也是中国第二次百家争鸣的成就。儒道互补融汇了农耕文明的哲理与科技成果。数字化新纪元朝向物质、能量、信息守恒定律的深化研究,大科学、高概念以唯物史观与唯心史观结合,以整体归纳与还原分析,辩证统一的方法学去认知、诠释"道生智""玄生神"。混沌的"道通为一"将给人类科技文明带来划时代的新挑战与新机遇。

第十一节　禅修与美育的结合

人生需要正确对待顺逆、荣辱、显隐、黑白等既对立又关联的世事,重视精神修养。每逢坎坷曲折逆势不是坏事,势必启动内心动力,尚有贤者指路、友人帮助,逆势向上向善转化;人处顺势事功成就必当诚敬谦卑,不可纵势妄行。澄明与幽玄相互流转,知其荣而守其辱、知其白而守其黑的正负逻辑自明于心,维护心理生理平衡才能适应显隐自如,自觉地以"天行健,君子以自强不息"的力和能,服务人群社会。

一、认知理解中国佛学理念

佛学,国人以释迦牟尼为释尊。释尊佛学以唐玄奘天竺(今印度)取经——梵文译为《大藏经》后,历七百年本土化,教义以慈悲救难、普度众生、明心见性为主体。中国的佛教有多种宗派,而中国的佛学以禅宗最普及,禅、"禅那"是梵文(dhyana)的译音,原意是沉思、静虑。其起源依传统说法,佛学有"教外别传",除佛教经典教义外,还有"以心传心,不立文字"的教义。释尊传至菩提达摩,据称达摩为禅宗第二十八祖,于梁武帝时(约公元520—526年)到中国,为中国禅宗的初祖。传至五祖弘忍(605—675年)后,分裂为神秀创北宗,慧能创南宗,慧能被认为是六祖。禅宗后来影响了一切派别,都说它们是慧能的弟子们传下来的(释道原《景德传灯录》卷一)。禅宗成为中国佛教的主要流派之一,它是中国文化的重要元素,在哲学、宗教、文学、美学、艺术等方面有其特殊的影响。

佛学对国人影响最大者是它的宇宙的心的概念,可称为形而上学的负方法。各宗各派虽有不同,但都相信"业"的学说。"业"通常解释为行为动作,但"业"的实际含义更广,不只限于外部的行动,而且包括有情物的所思所想。佛学讲有情物的宇宙的一切现象,都是它的心的表现,不论何时,他动、他说、他想,这都是他的心做了点什么,这点什么一定会产生它的结果,无论在多么遥远的将来,这个结果就是"业"的报应。业是因,报是果,一个人的存在,就是一连串的因果造成的。今生的"业"报在来生;来生的"业",报在来生的来生,以至无穷。一连串的因果报应就是"生死轮回",它是一切有情物的痛苦的主要求源。佛学认为一切痛苦都起源于个人对事物本性的根本无知。宇宙的一切事物都是"心"的表现,可是无知的个人还是追求虚幻的生死轮回。这种根本无知,就是"无明",无明生贪嗔痴恋,由于对人生的贪恋,个人就陷入永恒的生死轮回,万劫不复。

人们期望将"无明"转换为觉悟,需要禅修将心灵境界达到梵语的"菩提",即觉悟。佛教一切不同宗派的修行均试图对菩提有奉献,积淀"菩提"而能避开贪恋的"业"。个人有了这样的"业",就能从生死轮回中解脱出来,这称之梵语的"涅槃"。涅槃状态可望达到个人与宇宙的心同一,或者说他了解和自觉到个人与宇宙的心同一。这是以前他未能自觉而需要修行悟出的"理"。禅学讲"智与理冥,境与神会",只有经验到经验者与被经验者冥合不分的人,才能真正懂得什么是不知之知,经验者舍弃了普通意义的知识,因为这种知识假定存在有知者与被知者的区别。

二、美育与禅修并行与身心健康

近百年来,西学东渐使工业文明与农耕文明相互碰撞与联结,其中禅学与美学两个领域就心灵境界的修养也是最值得重视的事例。清华大学国学院王国维教授是典型的大儒兼佛、道学研究者,却又同时是接受西方哲学、美学的先驱。他提出的境界说,不仅是表述作家的胸怀、气质、情感、性灵,也不只是作品的风味、兴趣、神韵,而重在通过情景强调了对象化、客观化审美本体世界中所显现的人生,亦即人生的境界,也正是人生寻求避开个体感性生存的痛苦。犹如钟表之摆,实往复于苦痛与倦厌之间,欲与生活与苦痛合一,使人超然于利害之外而忘物与我之关系,非复欲之我,而但知之我也。他提出的这种超利害、忘物我的境界,是以禅悟为基础的神韵,此审美是哲学、美学上的高层级,更突显了近代的"情欲"——人生的核心内容。

著名教育家蔡元培先生希望从宗教中抽取其情感作用与情感因素,以美育替代宗教。其称:"吾人精神上之作用,普通分为三种:一曰知识,二曰意志,三曰感情。最早之宗教,常兼此三作用而有之……唯有情感作用,即所谓美感。"美感之教育,合美丽与尊严而言之,介乎现象世界与实体世界之间,而为之津梁。所谓现象世界包括心理表象、征象、事物折射之镜象,凡人皆有爱恶惊惧、喜怒悲乐之情,随离合、祸福、生死、利害而变化流转。一无杂念而为浑然之美感,这正是国学传统与西方美学交汇渗透的结果,强调陶冶感情以达到"本体世界"以美育代宗教无神论的命题。

从"自然的人化"美的根源或本质,到作为审美对象的各色各样的自然现象,是一个工具进化本体到心理自调适、自稳态的全流程。整个美,包括自然美、社会美,都是人类历史的产物,美的自然是自然人化的结果。它作为美学客体审美对象,也现实地与特定社会、时代、民族及个体相关联。中华传统美学于农耕文明时代讲六艺(礼、乐、射、御、书、数)圆融,"礼归于仁""乐从和""游子艺""兴于诗"又"诗言志",绝不仅仅是一个掌握技艺的事情,重在通过对客观规律性的全面掌握和运用,完成了"崇仁""据德""志道"的人格道德境界的培育。也是礼乐治以成性,成性是修身之要。自然的人化与人的自然化是历史范畴既对立又关联体现天人合德的规律性。"人的自然化"包括三个层面的内容:一是人与自然环境、生态友好和睦而相互依存,不能破坏地去征服与过度地享受自然产物;二是投身融汇到大自然中,天道自然一体;三是人通过修炼学习,如心斋、导引、吐纳使身心节律与自然节律相吻合,还包括大脑对暗知识的揭示会通,维护宇宙的"隐秩序"。自然的人化是工具本体的成果,人的自然化是心理情感本体的建立。中国古贤哲以"天—合一""物我合一""知行合一""形神共俱"表述"人的自然化"与"自然的人化"的观念,对人类精神修养至真至善,对走向大科学大健康数字化新纪元具有重要的借鉴意义。

三、迈向后现代学科方向的梗概

进入大科学、高概念、大数据时代,迎接科技文明历史范畴的改变,中医药学学科理念需要更新,学科方向需要调整。

缘于物质、能量、信息守恒定律,世界一切事物永远不会毁灭消逝,只有易化流转,让自然真正成为自然,形成新生事物富有力和能的生命。黑洞科学假说的修正,繁星吞入了黑洞,信息、质量、能量、体积、形态等等重塑、更新,以全新的辰星进入宇宙浩瀚苍穹之中。不再是天德的破坏,而是守正的原发创生。启示了人们对《道德经》"玄之又玄,众妙之门"的体认和领悟。中医学人面对信息守恒定律,破解观象议病辨证的"知犯何逆"而随证治之,是道——形而上之大脑,脑主神明。一阴一阳之谓道,道生智、玄生神,神由至极无极、恍惚不可测、不可感知,但可思、思想、反思,正负方法,知其白守其黑为天下式,去发掘暗知识暗物质作思想,无形之象创生之象,继而系统反思的思想,做幽远博大的有思想的科技文明的研究。懂得"大"才识"仁""明""德"具有求知的生命力;识其"幽"者才识"玄""远""神"获得联想,丰富的想象力与好奇心,守正创新的内驱力。随着信息智能两化融合数字化世纪的到来,应不忘根本,兼容古今中外一切科技成就,构建具有中国特色的统一的医药学。

第十二节　让医学回归人学——王永炎院士访谈录

春暖花开的四月天,在质朴厚重的书桌旁,王永炎院士从恩师的谆谆教诲,讲到自己的身体力行,讲到学生的发扬传承,讲到了中医人代代相传契合叙事医学核心理念的"以情说话,带情倾听,用情看病"。王永炎院士介绍了当下中医领域实践叙事医学的概况,也畅谈了叙事医学全方位发展的可能性。

夏凯艳:您在中国中医科学院的读书会上介绍了《优雅地老去》这本书,请您给我们的读者也分享一下。

王永炎:《优雅地老去》是一部报告文学作品,大卫·斯诺登博士介绍了历时 10 余年对阿尔茨海默病的研究成果。他以 678 位 74~106 岁的修女为研究对象,通过持续地对修女认知和体能的监测,以及对修女死后大脑的病理学研究,发现患者的发病率很大程度上取决于自身的生活习惯。抱有积极的生活态度,养成规律的运动习惯,保持大脑的学习能力,注意营养的均衡搭配,才能"优雅地死去"。

北京师范大学老年脑健康研究中心,曾组织了对全国 11 个城市、几十个社区的认知障碍及阿尔茨海默病早期筛查。结果显示,出现早期症状的老人,智商基本没有问题,只是近期记忆力减退。有这种症状的老年人占筛查总数的 14%~19%,但是老人自己和家人都不认为这是疾病,不会去医院就诊,直到发展成中期甚至晚期才去医院。阿尔茨海默病是一个进展性恶化疾病,最后会给家人和社会带来难以想象的负担。

一、只为拉近心与心的距离

夏凯艳:作为一名老年医学的内科医生,您常常会在查房结束时问患者:"我还能为您做点什么?"为什么坚持这么问呢?

王永炎:"我还能为您做点什么?"这是 1985 年以前,我在医院做一线临床工作时,经常问患者的一句话。后来被调去北京中医药大学抓教学、管理、研究工作,尽管我还是坚持做临床工作,但是时间就少了很多。我那时候的一天工作内容是这样的:上午一次查房,写病历,去病房看患者;下午 3 点二次查房,与患者进行深入谈话;下班前再去看看患者。如果是夜班,一上班就要去查房,患者睡觉熄灯前要去查房,第二天一早还要查房。所以,我一直秉持着老师们的教导,每天至少3次查房。星期日休息,不管是否值班,我都一定要去主管的病房查房。

我的老师教导我,医生查房要重视听取主诉,在听的过程中归纳病史,一定要让患者说,不要打断。我也是这么严格要求我的学生们的。有个例子,我的学生谢颖桢查房就曾被评价为"跟老师一模一样"。

"我还能为您做点什么?"最初,我是想用这句话来拉近与患者的距离,事实证明,确实做到了。患者信任我,愿意把他的想法、需求甚至隐私告诉我,我也要对得起这一份信任。

夏凯艳:这样的查房,似乎暗合了叙事医学的三要素"关注、再现和归属"。

王永炎:叙事医学,最重要的一点就是倾听患者的痛苦。我很愿意在时间允许的情况下,详细了解患者,并且尽自己一切的力量来帮助患者。我的专业是老年医学,重点是心脑血管病,患者多数是老年人。常常有患者主动要求谈话,我就搬一把椅子坐在床边,认真地听。我劝他们放下以前生活中的不快,向前看,人老了、生病了,要活得明白,平淡的日子就是幸福的生活。

患者倾诉的这些内容都是既往史,住院病历不会记载得太详细,平行病历能记录。对这些隐喻病因的了解,有助于中医用复方治疗疾病。有些精神类的疾病,如焦虑、抑郁、精神障碍等,常常是高血压、糖尿病、脑卒中、冠状动脉综合征的初始表现。中医称之为"气郁",指的是肝气不疏,郁结了。医生和护士需要切身体会患者的这些情绪,给予合适的语言和行动的反馈,才能帮患者缓解痛苦。愁眉不展的患者在跟我谈话2小时以后,可以哼着小调自己去打热水了。这就是叙事医学提倡的感同身受。培养医护人员的同理心和归属感,为的是不光帮助患者解除身体上的痛苦,也要缓解心理上的痛苦。对患者的关注,不仅激发了我的学识,还提高了我的修养。

医学是人学,其本质是研究生命,医生的责任和目标是"由死向生的和缓"。给患者疗伤治病是为了减轻他的痛苦,最终的目标希望每一个人都能够尽享天年。被尊为"药王"的唐代大医孙思邈,据记载活了141岁。他所著的《备急千金要方》第一卷就是《大医精诚》,是中医学典籍中论述医德的一篇极其重要的文献,为习医者所必读。《大医精诚》论述了有关医德的两个问题:第一是精,要求医者要有精湛的医术,"故学者必须博极医源,精勤不倦,不得道听途说,而言医道已了,深自误哉"。第二是诚,要求医者要有高尚的品德修养,"凡大医治病,必当安神定志,无欲无求,先发大慈恻隐之心,誓愿普救含灵之苦。"

中医学以人文为主导,强调医疗活动以患者为中心而不是以疾病为中心,与叙事医学重视人文不谋而合。

二、有想象力就有无限可能

夏凯艳:循证医学是"找证据",叙事医学是"讲故事",作为医生不仅要会治疗疾病,也要会缓解病痛。基于这个观点,您对中医领域实践叙事医学有怎样的设想?

王永炎:首先要接受叙事医学,然后把叙事医学循证化,循证医学叙事化,制作常用模型用来衡量疗效,并拟定标准大范围推广。只有患者和医生,中医和西医、中国和外国都认可的共识疗效,才能真正有国际影响力。

2009年甲型H1N1流感大暴发,我们团队研制出的金花清感方标准汤剂有着很好的疗效,是被世界卫生组织(WHO)时任总干事陈冯富珍推荐到世界上的首个针对甲型H1N1流感治疗有效的中医方剂。金花清感方对风热流感轻症的临床试验于2011年8月发表在美国《内科学年鉴》上,引起国际上的关注。

高概念、大数据的时代即将到来,为中医临床与基础转化研究创造了前所未有的良机。高概念、大数据时代会从注重非线性思维、逻辑能力,逐渐转向重视创造性思维、共情性思维、模式辨别思维。中医药学素以象思维和整体观为核心,重视临床医学,强调"天人相应""形神一体"。大数据针对象理论、意象结合,可容纳非线性数据,将中医研究与研究中医兼容和合;将循证医学叙事化与叙事医学循证化结合,反映古今上千种名医医案临床诊疗记录的大数据集成,做整体顶层设计,注重中医学原创优势,其中最重要的是提高临床疗效。

爱因斯坦说过:"我没有什么特殊的天赋,我只有极强的好奇心。"想象力比知识更重要,要想有突破性的进展,想象力十分重要。历来,中医学人多注重积累临床经验,但是创新型人才光积累经验是不够的,必须要有想象力。中国哲学里的负逻辑,对于治学有一定的指导作用。老子说:"知其白而守其黑。""白"是科技和知识,是实实在在的存在;"黑"是人类未知的领成,是混沌。但是,知和未知最终都是相通的,是可以互相转化的,就是庄子说的"道通为一"。庄子说的"天地与我共生,万物与我为一",日月繁星,山川湖海,兽鸟鱼虫,巨大的时间空间,任你去自由想象、自由创造。

三、信仰真、善、美

夏凯艳：叙事医学的主要实践形式之一是在医疗活动中的平行病历书写范式。您鼓励年轻的中医师们学习叙事医学、书写平行病历，您对他们有什么期望？

王永炎：近代国学宗师章太炎先生说"中医之成绩，医案最著"。中医医案，或者叫脉案、诊籍，记录了中医临床诊疗个案的全过程，核心是辨证论治、理法方药的思考与心得体会。比较之下可以发现，叙事医学的平行病历与中医的医案医话异曲同工。医案医话是古往今来诸多名医名家经验的精华，也是中医思维的宝贵财富。所以，我参与研究和设计制定了《中医病案书写规范》，给年轻人提出一个规范化的指导，也是要进一步发掘中医医案医话的精华，推动中医药的现代化发展。

科技高速发展给社会带来巨大的进步，也产生了一系列的负面效应，如社会价值观的异化、家庭体系的淡化。叙事医学的提出，可以说是恰逢其时，当今医学伦理需要重塑。叙事医学的目标，其实就是实现医患道德共同体，顺自然、合规律去做事就是"求真"，依规律到达预设的目的就是"信者善"，真与善和谐一致就是以"美"立命，实现真、善、美。我觉得关键在于医生要有信仰，有信仰才有自信，有自信才有自觉，有自觉才会学习叙事医学，让自己更好地为患者服务。有位院士中风以后，我给他做诊治和康复，10年内没有再次中风，还完成了他最高水平的"长寿路"的研究。除了常规的病历记录以外，我在跟患者和家属的沟通中做到了充分的尊重和倾听，并与之消除分歧，结成同盟。这些与叙事医学提倡的关注、再现、归属感都是契合的。

我想告诉年轻人们"义礼""中和""义利事功""知足常乐""散财是福"这16个字。做一名医生要有大义，有一份超越自我的善，更要懂得尊重他人；依据社会分工的不同，每个人自会获得相应的报酬，不可贪财贪利；平淡的日子就是幸福的生活，要知道满足；要尽自己所能，帮助那些确实需要帮助的人。也就是儒学提倡的敢担当，为他人、为社会尽责任。

最近，我在街上遇见一个盲人老先生，听他用胡琴拉了一首《二泉映月》，听出了阿炳走在石板路上的意境，惊为天籁。我将随身携带以备不时之需的600元现金，全数都掏给了他，劝他休息几天，别太劳累。我生病住院的时候，卫生员高大姐患了腰椎间盘突出症，没法继续工作了，我给她5 000元，并帮她联系骨科大夫。高大姐把病治好后，找了份给人做饭的工作。后来，我每次复查,高大姐都来看我。

四、叙事医学要全方位发展

夏凯艳:为中医平行病历构建体系、中医叙事医学的实践和评估,中国中医科学院中医临床基础医学研究所和中国中医科学院西苑医院、河北容城县人民医院组成了相关课题组,最近有哪些进展?

王永炎:目前,我们团队正在组织编写以叙事医学与中医临床实践为主题的叙事医学培训教材。教材以叙事医学理论为基础,融合中医学中凸显的国学文化哲理与医学人文精神,分析了医案医话与平行病历的异同,突出了叙事医学在中医临床诊疗过程中可落地的实践模式,以期培养医务工作者、医学生的叙事能力,更好地服务临床。

中医临床基础医学研究所的医学心理学研究团队自 2018 年始,分别在中国中医科学院西苑医院和河北容城县人民医院进行叙事医学培训及实践。西苑医院肿瘤科开展了为期 1 年的肿瘤叙事培训与实践,对医护工作者进行有中医特色的叙事培训,并通过对医、护、患及家属进行半结构化访谈,采用定性定量研究方法分析,对临床叙事实践进行评估,以期更有针对性地体现人文精神,阐明叙事医学实践在调整医患关系、提高临床疗效中的作用。

同时,在容城县人民医院中医科、皮肤科、康复科等进行了长达半年的叙事医学实践探索,建立了“叙事阅读 - 平行病历撰写 - 叙事对话”的“读故事 - 写故事 - 听故事”的中医叙事医学实践模式。

夏凯艳:有学者提出,在中国,实践叙事医学照搬西方的理论和方法会水土不服。您对这个观点怎么看?

王永炎:相异与相同是矛盾的,也可以融合为相辅相成、互补互动的。换个角度说,悖论驱动创新。

对待“水土不服”这样的观点,要虚心地听取,并请提出者讲讲道理。就拿我自己举例子来讲,发表文章、出版书籍,包括平时的为人处事,如果有人提出不同的见解和劝告,我会把这样的人当成挚友,认真听取、消化他的意见,而后再审视自己和作品。任何事物的发展都不会是一帆风顺的,叙事医学作为一门创新学科要发展,也应该要有面对批评、消化批评的思想准备。

佛教是从印度传进来的,几度盛衰。再看现在,寺庙遍布名山大川,佛教思想渗透到中国社会的各个领域。佛教的中国化,可以说是实现了。叙事医学传入中国才多少年,想要真正中国化,道长且远。

我们应该从多层面来推动叙事医学的学科发展。一方面呼吁政策的关注,鼓励基层实践起来;另一方面培养创新型的学科带头人,多做研究,多申报课题,尤其是国家级的课题,期刊也要做到良性发展,越办越好,成为展示研究成果的重要领地。

另外叙事医学的发展,形式上可以是多样化的,不只融合医学、文学、美学、哲学、心理学等内容来写平行病历,还可以仿照《优雅地老去》那样做报告文学,还可以拍电视剧。回忆我做医生的历程,起码能编两部电视剧的剧本,我相信很多医生都有这样的感受。叙事医学要在各个层面都做推广,甚至要让老百姓也喜闻乐见。

第十三节 提高生命美育,自觉优化医德医风

人,至高境界真善美与天壤而同久。古今智者哲理、苍生大医均以求真、储善、立美为行为示范。学人受教育,幼年重养成、素质教育,至成年后成功教育塑造人生格局。德智体美教育结合。人的自然生命是第一宝贵的,人若没有自然生命就没有一切。生命美育是针对人怎样活着才能体现生命的本性,具有生命能量并激发生命力度,使有限的生命具有无限的生命力,创造人生真善美的价值。生命美育贯穿人类的各种教育,涉及生命的全过程,从受孕胎教到死亡终结的审美现象与审美体验,灌注了情感生命与精神世界的内涵。

一、认知生命美育特征

生命美育是人学的组成部分,融美学与教育于一体。人群智者倡导终生教育重塑美德,渴求生命之树苗壮成长,生命之花灿烂绽放,生命之火辉煌燃烧,生命之水欢畅奔流。当今科技文明的进化,在大科学、高概念背景下重视生命本质、生命活力状态,推进生命感性、理性、悟性的协调一致,体现物质与精神存在、发生、发展的规律。克服理性至上的片面,寻求感性理性的均势平衡,关注悟性生命体验的原创性。生命美育的特征,首先是寓理性于感性之中,从感性出发,可见、可触、可闻、可感知是鲜活的身心愉悦、惆怅与苦痛,又必须有理性内涵的接受、理解与慰藉,这是生命现象的审美感悟。倘若感性失于理性的支持,审美只能是漂泊的浮萍。只有感性理性协调互动才能带来生动灵活的情绪、感情与形式。自然性与社会性共存,审美感悟涉及世事的方方

面面,生命美育接触自然社会时空最大的体量。自然美包括群山叠翠、江河湖海、稼禾平原等,而其顶峰是人与动物的生命。社会美包含仁德诚信、献身精神、社会责任感、历史使命感等,而最重要的是生命能量的生命力,推动着人类社会攻坚克难永远向前。

生命美育的形象性与趣味性由于象思维的回归,更突显了价值取向。具象思维与逻辑概念思维结合,重视原象思维的创生性,表象心理折射的镜象,幽玄恍惚魂魄意志的精神大象。观象是审美体验的开端,形象带给人们振奋人心、发人肺腑、扣人心弦、启发深思的联想的魅力,使生命美育伴随着具体、生动、鲜明的感性,有生命本质真切的感受。趣味性寓于形象中,精神生活具有高格调高品位,不失人的生灵气运。梁启超先生讲:“凡人必常常在生命趣味中,生活才有价值。”从过程到动态生命具有时间性,生命美育在过程流转中表达审美感悟。生命冲动是生命之流,让生命生生不息,过程动态的整体观一以贯之。朱熹诗云:“半亩方塘一鉴开,天光云影共徘徊。问渠那得清如许?为有源头活水来。”对于青少年的生命美育应给予特别关注,它作为终生教育的重要环节,其一消除青少年生命冲动的盲目性和无序状态,使生存成长与客观现实和趣相处,避免对抗性的矛盾激化;其二把握青春期活力,强化能源提高质量,升华积极向上的创造性,培育审美心理意识,发现美和欣赏美。生命贵在创造,让生命走向成熟,培养美学的素养,有助于塑造优良美好的人生格局。

二、优化医德医风需要重温生命美育

回首 20 世纪后半叶,数理化学融入生物科学,创造出新的先进的诊疗设备,开始了生命原理的探索,形成了生命科学,推动了医学技术的进步,反而出现了医学人文的淡化,部分医务人员医德缺失、医风世俗化,离患者情感本体疏远,甚而医患矛盾冲突频繁发生。究其原因,其一,曾有一段时间公立医院市场化,部分医院以逐利为导向。其二,生命科学出现,而生命美誉尚待培育,医学人文伦理的淡化必须改进。从医学生的教育中,中医各类学校对医圣仲师“企踵权豪,唯名利事务”的批判,缺少“大医精诚嘱咐”“恻隐之心”以归属感服务民生作为医师行为规范的要求。其三,中医药学具有科学人文双重属性,传承中华优秀文明必须我主人随。国医国药以国学原理为指导,仁德和合、无朴纯素、儒道互补是为人业医的主导精神。我们不反对理性科学与还原分析,但我们必须扬己之长:追踪国学而明医明道,恪守天道酬勤而义利事功。

从诊务上先中后西、能中不西,据病情需求中西合用,以仁心、公心、天心体现仁术之精粹。改进优化医德医风需要人文医学教育,其中21世纪初兴起的叙事医学应当大力推广,目前已有教席、教材、期刊,逐渐形成二级学科,值得庆幸。生命美育是贯穿人生全过程的教育。首先是审美素质的形成,使生命现象转化为内在的生命体验。中医药学以象思维为主体本体,以阴阳五行为关系本体,论阴与阳既关联又对立、既互根又转化,以象推之可千可万,邪与正、胜与负、白与黑等均是正负相抵、同步消长的辩证统一,是生命本质向内、向上、向前的目标动力系统。向内中正和合、形神兼养是身心和谐医学,向上重视通天大脑的神明智慧,向前重视预防预测医学治未病。对于中药以本草学为主体,重法象多用复方,其性味、归经、功效与季节、土壤、水质、物候等密切关联,体现了整体动态流变的哲理,是生命美学的研究命题。

青少年美育受良好家风、师长垂教、学校社团、书画歌咏等和风细雨、潜移默化的熏陶。生命美育也需要暴风雨式地铲除黑恶势力,挽救失足的青少年,认真维护社会安定和谐的秩序。

个体后天生命过程,积极朝向人性化,他的生命轨迹就趋向真善美,行为曲线就呈现自由独立而创新。作为医务工作者,面对患病的人,尤其是战乱灾疫的重病人与伤残者,他们身处生命过程的负状态,应当纳入医护人员生命美育的对象,性命之托、以人为本、至高至尊的信任。仁心仁术和合,恰如武汉大疫荼毒,举国一致抗疫,物质精神均势平衡所展示的伟大抗疫精神所取得的人民战争的伟大胜利,医生、护士、志愿者、各行业的斗士们展示出的中华民族的优秀科技文明,具有不朽的生命美育。医护学用叙事医学在日常疗伤治病诊务中,通过生命美育的途径方法,以同理心抚慰体谅患者的疾苦,激励患者战胜自我、挑战自我。一方面,医生要相信重病之人虽身体羸弱,但意志坚强不屈,并不比健全人差。史蒂芬·霍金、司马迁、贝多芬等名人于精神生活、生命力超越常人而具有灿烂的生命之美。另一方面,社会人群具有复杂性,医生面对久病患者的心理情感要细察,发现其隐喻的病因,有为正确思想受挫,正常生活遭遇干扰,负郁愤懑不伸而"郁"乃人生大忌,人的情绪压抑动荡交替变化,需要超常的毅力。人生处于负状态下的健康维护,需要觉解黑白,深入患者内心的安抚,心身并治、形神兼养,启迪"向思能旨"的引导。老庄之学"知其白,守其黑,为天下式",居于谷底隐忍蓄力,才有逆势顺转塞翁失马的机遇,所以能守住"黑"常是生命之根。医者还当注意骤然顺势到来,悲喜交集顿时急重病危的发生,同样是心理病理的失衡,是生命美育关注的事情,也是医学人文的关怀。

生命负状态的最后是死亡,生老病死是人生法则不可逾越的规律,是一个深刻的哲学问题,也是生命美育研究的必答题。死亡是生命终点,生死相依,死亡是生命之美另一种形式的体现。古今贤哲对死亡的审美态度赋予生命美育深刻的启示。印度泰戈尔:"使生如夏花之绚烂,死如秋叶之静美。"叶落归根,就是这片片黄叶换来了森林大树盎然的生机,同时也标志着四季的变化。当我们胸怀仁德,生命走到尽头时回归大地,应感到庆幸。

三、仁学指引社会人群走向真善美的未来

仁学以儒学为主体,崇仁德、尚和合、重教化是古今中华民族的社会主流意识。生命美育是医学人文的重要组成,着眼于生命的本体性,关注审美本质与审美现象,系真善美的哲学思考,是医学的形而上学之道。中华传统文明于公元前 5 世纪春秋战国时期诸子百家争鸣,儒家、道家、墨家、名家、阴阳家、法家等虽源出于不同职场,学说内涵领域也不尽相同,然而均涉足人群社会系统中人的生存、生活、生命的范畴,对生命美育的研究尤其是人性本体认知、理解、诠释具有重要意义。南北朝、隋唐及五代十国的玄学大炽,知识界于战乱灾疫中谋求生存理想的出路,第二次的百家争鸣涌现出许多思想家,及至宋明理学,新儒家之理学、心学与新道家的主理派与主情派,对生命美育都有深化进步的内容。还有从汉朝到隋唐以降历 700 余年的佛学的本土化过程,其中不立文字、以心传心的禅宗,使禅修在人生负状态下的觉悟解脱成为美育的一种形式。近现代的美育纳入哲学门类,以儒道互补为宗旨,仁德和合与无朴纯素互融互动,国学渗灌到国医国药,以人为本、生命至上、顺应自然。让自然真正成为自然,生灵万物生长化收藏,人的生长壮老已,医家以患者为友,厚德求真以立美。美育以诚信存于心胸以敬代静,动静有序而守静至善。

生命审美,自由自在、豁然贯通是生命感受的过程,既有深思而得的真知,又有悠然而至的诗意,既有精神的超越,又有由衷的喜悦,融审美理解、审美享受于一体的生理心理,体现了高尚的审美境界。人的思想、情操、精神形成内在美,东方重视节奏和谐,知行合一、心物合一、美善合一,"天地与我并生,万物与我为一",宁静安详、舒适康乐,同时"天行健,君子以自强不息"的生命美。

生命体验包括生命感觉,生命能力迁移、扩散,注入人格内在经验而凝聚、升华了情感生命的心理能量。生命感觉应是生命机体的外延,人类各种感觉都是吸收与释放能量的生命运动。人的敏感对于孤独、坷运、苦痛由接受忍耐

可蓄力转化为生命力。生命力、生命能,古贤哲称原气、元气、真灵之气,来自生命本能自然的内驱力,也来自社会人群心神思想的感召力。

老年朋友的生命美育有圣贤指路,友人帮助,自我与家人的维系,总体要求是淡雅、闲适、安宁、康乐顺畅地度过晚年。对于 70~90 岁身心正常的人,要净化心灵,陶冶仁德和合,拒绝鄙俗的心理雾霾,强化生命能量,克服生命过程走过来的负状态,以立美求真朝向生命的辉煌。青壮年在注重美化生活的同时,必当美化生命,生命美化激发真善美的未来,才是更好地美化生活。综观生命美育,其学养修炼应该贯穿人生的全过程,普及到整个人群社会。

第十四节 老年养生与实践美学

自 20 世纪末我国进入老龄化社会,老龄人口占全国总人口的比例于近20 年逐年攀升,约占 1/6,现已成为国家民族关注的大问题。作为从事老年学与老年医学的医生,提出并践行"积极老龄化"工程,深化研究并积极推广老年养生,坚守中华民族"命由人定"的理念,学习"实践美学"的基础理论,让"自然的人化"真正成为人的自然化,由社会性向生理性渗透、交融、合一,使人外在自然与社会环境和人的生存关系产生正面的、健康的、历史性的改变甚为重要。人的审美来源于感知、理解、想象、情感等多项心理要素彼此作用,由多维度变异而构成,其最初起源于劳动操作中合规律性地创造而产生的愉快感受。医疗实践中的疗效,当今大数据时代信息与智能两化融合的新发现、新成果等等,均能赋予人以美感。

美的根源是自然的人化。自然人化说是马克思主义实践哲学在美学上一种具体的表述和落实。从自然的人化来探索美的本质,则美是真与善的统一,也就是合规律性与合目的性的统一,更多表现在合目的性的功利内容直接间接的变化差异。知性和想象力运动可以产生审美愉快,如嫦娥奔月;理性与想象力对抗则体现崇高感,如英雄纪念碑。人的生存、生活、生命的主动力量使自己生理自然的存在获得最大的满足和延伸,包含无意识在内的自然与人性相互交织、渗透、融合带来的美感。人自然化建立在自然人化基础之上,正由于自然人化如今在某些方面已走入相当片面的"极端",如石油、煤炭过分采掘利用造成生态环境的恶化,所以当今要突出人自然化,让自然成为自然,与人们和谐相处,旅游、观赏,人与山水花鸟亲情连接,顺自然调适生活起居,增进健康,尽享天年。人自然化应包括古代贤哲的天地境界,天道自然一体是养生学的总则。

一、儒道互补中华养生之美

大自然消融了一切,而自然又仅是人世的一部分,让精神世界在现实生活中去寻找归宿。人与自然界亲近往来,思想感情上沟通抚慰,人格上相似互补。"自然"在生存生命、思想感情、人格三方面都形成了最高理想,人自然化正是儒道互补的具体实现。

老年养生目的在治未病,或已病而维护真元不衰。医学是人学,以人为本,注入儒家仁学、仁义、仁德、仁心、仁术,医者必须精勤不倦、博极医源而储善立命,肩负维护生命、疗伤治病的人道主义重任。儒家重名教、敢担当,崇尚大德、践行公德、不舍私德,义利事功而天道酬勤,克己复礼而礼归于仁,反对纵财、纵权、纵势、纵众取宠,是抵御社会价值观异化的锐器。在社会生活中是游方于内的入世哲学,人们生活的主流意识。道学重易象、知常变,主张无朴顺应自然,秉承纯素不污不杂,无私欲而无己无功,无为又无不为,在社会生活中是游方于外的出世哲学,若身处世间乱象则显隐自如,务求淡定事奉社会而"任我"。儒道互补,以出世精神做入世事业可为老年养生的重要理念。

《老老恒言》(人民卫生出版社,2006)系清代曹庭栋先生一部老年养生专著,其著作取意于孟子"老吾老以及人之老",儒道思想贯穿全书始终。老吾老是自知其老,人之老是自老其老。依当今中国男性60岁退休,女性更早,有称60~70岁为少老,70~80岁为中老,80岁以上至垂暮之年为老老。《老老恒言》一书重在垂暮之年的养生。"恒言"者是论理勾玄,指导思想缘于儒道之学,亦是作者自身经验和享年85岁的切身体会的结晶。

精神情感调摄对老年养生而言为首务。世情世态异化则忿怒之情发于难遇,要使心气定而情自定,定其心之道,曰"安命"。阅历久及其老也,戒之在得是中老年养生至要,故"节俭"二字始终不可忘。老子《道德经》:"知足不辱,知止不殆,可以长久。"倡导"安时顺化",此与儒家"安贫乐道""知足常乐""散财是福"的观念异曲同工。老人凡事择人代劳,若可办必毅然亲办而成,如可姑置者则决然置之。办之所以安心,置之亦所以安心,千万不能犹疑不决,不办又不置,让老人终日往来萦忧,最为伤神。儒学人和,仁者爱人,爱人亦爱己,自知自家高于人爱。爱人此非自私而因不事外求、不假人为,不立事功而自然的功效自显,是与天地同构落实到人际关系的和谐。道学天和,天人合一,与道冥同,天地万物大自然本身是不断成长发展衰亡的过程,有生命的事物的感受、目的、要求与自然的客观规律性并成一体。老年养生务求"虚、静、明",以排除耳目心意,从而培育、发现、铸造而积淀入于道,进而与道同体。儒道融合展示中华民族先人老年养生之美。

二、衣食住行正中和合体现人自然化

中国人饮茶讲美,祝酒讲美。古往今来老年养生的衣食住行也讲美,随着社会经济文化的改变,当扬其善者而处之。"自然"的人化是美的根源,其本质由工具本体到心理本身的历史流程带来美感。网络语言的"高富帅"与"白富美"是一种形式美,纯粹的形式美不可能是老年养生的追求,美的自然是自然人化的结果。人的自然化与自然的人化是对应物,含有三个层次:一是人与自然环境、自然生态的关系应相互依存、和睦友好,不去征服、破坏。把自然作为安居乐业休养生息的好环境。二是把自然景物和景象作为观赏、娱乐的对象。医者于农耕文明务农而投身自然是作为明医的捷径,体悟天道自然合为一体。三是人通过学习呼吸吐纳、叩齿咽津、心斋导引气功,使身心节律与自然节律呼应吻合,天行健而生生不息。无论哪个层次与哪一种美都必须有感性自然形式,其形象正是人化的自然。

自老其老自知恬恢虚无、虚怀若谷、上善若水理念,能指引人性、人格、人神向善致重,必识世间万象而修身养性,待人待物中和淡定,衣食住行获康宁之福。儒学倡导中庸之道,将正中和合、承制调平思想贯彻于老年养生起居寝食之中,强调养生要有"度",日常起居都应纳入这个度中,或多或少、或大或小、或进或退均须自己审量。暑夏因"夜气暗侵,每为病根所伏",书曰"大凡快意处,即是受病处,老年人须随事预防,当于快意处发猛省"。重视道法自然而发人深省的观点。衣着适寒热,当加即加,勿以薄寒而少耐;饮食可置即置,勿以悦口而多食。固获脾胃以"长夏"土运通于脾胃之时最宜粥养。主中央而辅四旁,怡情志,纳化常,食以茹淡为要,但又不废弃咸,淡可推陈致新、生津快胃,淡则物的真性真味俱得。饮食宜节制,饥饱适度。居处宜静,少寐是老年大患,安寝静养为秘要。散步从容必当持之以恒,须得一种闲暇自如之态。概言之,老年养生衣食住行顺乎自然,以适为度。

中医师出门诊,对每位患者观其脉证、聆听疾苦,诊察辨证之后处方用药,必须讲明调摄禁忌,追求良善预后。老年养生要求"不急躁,勿动怒;勤运动,小活动;多吃素,喜茹淡",情绪心理方面推崇恬静泊定,重视脾胃,颐养中和。临证思辨于教学查房时,在场聆听患者述其病史,肯于搜全而后提炼系统化,切忌中途打断,体现对患者的尊重,自能感同身受,归属感、同理心油然生成。每当查房必问"您还有什么需要我帮您做的事吗?"与我同龄或年长的患者确有许多苦楚隐喻的病因需要倾诉,对于我是一种信任,寄托着老年病患"安生顺化"的渴望。我常于次日午后坐在病床一侧认真聆听患者罹病前后苦难的故事,听完讲几句抚慰的话,大多是说"人老了回忆往事很自然,事过境迁,总想过去的苦难于治病有害无益,让它过去吧!要自寻快乐向前看,未来有好日子。"许多患者对我能坐下来认真听他讲往事已感受亲切入微,经自己反思解开心结,对提高其抗病能力有所帮助。

三、天行健生生不息去做未竟的事业

华夏文明从羊大为美、洞穴歌舞的图腾时代开始。医药学则始源于护理与砭石治病,为体表医学的萌芽。东周《太史天元册》记载,书虽佚而阴阳大论五运六气七篇引述"太虚寥廓……五运终天,布气真灵"。中国医学理论根基起始于黄河流域河图洛书与"负阴抱阳冲气以为和"的太极图的符号系统,是古贤哲对黄河流域天文、地理、物候、气候等诸元素多维度观察测绘的重大发现。譬如河图所呈易象,若人站立当今宁夏回族自治区中卫市中宁县,面南背北,天一生水,地六成之。天一生水:黄河之水天上来,上善若水,水为重要的人群生活资源,河套土地肥沃,物产丰腴,堪称塞外江南。地六成之:田亩、林木、山峰、谷壑、草原、大漠,居于北方壬癸水。面南地二生火,天七成之:火有太阳之温煦与先人整木划石以取火,天上繁星以七星北斗曜辉,居于南方丙丁火,是黄河以北鲁豫齐楚平原为主稼禾稻麦黍五谷富足之域。天三生木,地八成之;地四生金,天九成之;地十天五居于中央,而二五精成。一阴一阳为道,道通为一,冲气注入阳鱼阴眼与阴鱼阳眼,以推动阳化气阴成形,阴阳动极为混沌,故冲气为和合的气之总名。若动极返静,则道生一、一生二、二生三而三生万物。可见混沌为一,一与"有""无"均是逻辑符号,无生有,而后成万物生灵。大而无外、小而无内,运动则复归混沌,道生一,一生二,二数神,形立而神生,道生智、玄生神而神幽远不可测。足知象、数、易、器、神即天道自然一体。联系今世高概念大数据时代,信息智能两化,融合航天登月、深海观测,既往的暗知识、暗物质今天被发掘为人类造福,足知华夏文明深邃哲理确系大成智慧。

中国近几十年城市园林建设缔造卓越成就,不少中等城市也举办奔跑中国全民健身活动、半程马拉松比赛,称为旅游城市之名片。人逢少老"耳顺"

时期,积极响应,锻炼意志体魄,不乏元气,则可适应自然而为。若至垂老暮年则不可勉强,养静为摄生之要领,"守静笃"而"护元气",笃言静度之极当坐忘心斋。曹氏《老老恒言》书曰:养静,当以静求静,通过静坐来养静,"降心火入于气海,自觉遍体和畅";还须以动求静,"行则身劳,劳则思息,动极而返于静,亦有其理"。人生自知其老,必当正视生老病死。仁者寿,儒家仁学是爱人泛众,爱展示本体的人性,人性的自觉,"仁近乎乐""义近乎礼","礼乐"修身治国是社会生活情感心理哲学。《论语·子罕》"逝者如斯夫,不舍昼夜",非通由理知,非通由天启,是真实感情的渗透。多么深刻的人生感慨!仁学将永恒放在"德"的时空中,将走向死亡作为生的自觉,将个体自觉的死作为群体生的勉励,人在走向死亡中痛切感受存在本身的意义。"仁者寿"是华夏美学的社会美也是自然美。老子《道德经》曰:"死而不亡者寿。"谓寿不徒在乎年也。将死亡一词拆分为"死"与"亡",人患绝症生存时间有限,在落幕之前生命仅有的最后阶段,先行死去;而在宝贵的时间中去做不亡的事业,留给后辈而奉献社会分享,成为不朽的时间性的伟业。

天行健君子以自强不息是中华民族的特质。天和与人和共融,生生之谓易。大自然本身是不断成长衰亡的,人与宇宙同构,对自然生命怀抱珍惜敬重,对生存生活充满感情的辉映。人与天地参,故德有长而形有所忘,"万物复情"而保身全生。明明德,致良知,坚守人的自然化,以美启真,以美储善。人当垂暮之年,恰逢中华民族伟大复兴的新时代,中医药学回归重振,面对着天时、地利、人和的良好机遇,我辈学友自当竭跃尽责,老骥伏枥去做未竟的事业。人生于生死无所住心,更无所畏惧,而以美立命。

第三章
高等中医教育办学 60 年的启示

第一节　1956 级毕业生感悟

我和我的学长们是北京中医药大学首届毕业生,终生为中医药学科建设与事业发展服务,据悉无一人改行。2012 年晁恩祥学长倡议并撰成《明医之路　道传薪火》三辑,敬献母校 60 周年庆典。1962 年毕业的 104 位同学多数在临床教学、科学研究第一线工作,十数位留校兼职系、部、馆、所等管理工作,十数位在基层做中西医全科医生。学长们的年龄均在八旬以上,约有半数已逝去。缘于我在年级里年纪小,又先后在本校及附属医院工作了 36 个年头,曾经历过四度校庆,以及多次出差讲学,频繁受惠于学长们帮助,还和历届国内外学友们倾心交谈,可以说我受同学们启迪与委托,当然还包含前辈师长们的直言与教导,对于高等中医教育 60 年的成就和问题提出若干不成熟的见解和建议,于《中医教育》发表,和中医药学人一起讨论,我会以"求异"的精神向异者学习,更新自我的积淀。

一、60 年来高等中医教育的成就

从 1956 年建立中医药高校 4 所,至今增设至近 30 所,完成了学士、硕士、博士授权,健全了科研、传承、企业联办研发三类博士后工作站,培养了一大批中医、中药各级各类的工作骨干。其中有院士、长江学者、学科领军人才、学术与学科带头人,还有一批国家三大基金、WHO 合作专项的首席以及国家三大类科技奖获得者、全国劳模先进工作者、五一劳动奖章获得者等精英人才。总之,人才是学科的根基,学科是事业发展的基石。

临床医学是核心,"早临床、多临床"是培养合格中医师的重要经验,

1962—1965 年四届学生就学的经历可以得以证实。其间要下基层,最重要的是要去农村、工矿、城市社区,因为农村基层与城市医疗机构的疾病谱差异很大。北京中医药大学早期拥有数十位来自江苏县乡的经验丰富的青壮年中医带教实习,这为医学生创造了良好的学习环境。医学生五六年级,两下怀柔,三下京西矿区。本科读 6 年在基层累计年余,由于常见病、多发病看得多,至毕业时约诊疗 5 000~10 000 例次。然而最近 10 余年,据用人单位反映,本科毕业生临床基本功和"动手"能力差了,其原因在于下基层少了,也与带教教师的阅历差了有直接的关系,以致老前辈师长和我的学长们担忧中医原创优势继承会出问题。缘于此,江西中医药大学刘红宁教授创办了岐黄书院,邀聘路志正老师和我出任院长,招收大学本科五年制毕业生再读 3 年,本着坚持"早临床、多临床"的原则,下基层为农民服务,可做到普通感冒一剂汤药退热,暴发火眼两剂愈病。通过对农村常见病防治,不仅强化了中医基本功,而且巩固了热爱中医药学的理念。最后,经考核写策论授予专业硕士学位。

中医需要传承教育,执行中医名医临床优秀人才培养计划于名科名院建设的继续教育;办好临床专业硕博连读与住院医师系统培训;加强名老中医药专家师承教育与传承博士后,培养后备学科学术带头人。21 世纪初,我和学长们受聘于国家中医药管理局人教司全程参与了临床优秀人才的培训计划,提出了"读经典、做临床、参明师"与写策论的方案。众学长高度重视,认定这是有关解决中医后继乏人乏术的大事,认真工作,务求落实。从学员习作中,选出 110 篇优秀策论文,加上按语,出版了《中医临证思辨录》一书。此项目业已完成了三批正高级中医师培训任务。任应秋老师生前提出名医学问根基要读《十三经注疏》,方可为儒医;刘渡舟老师主张儒道互补,南北朝时期发挥老庄之学的竹林七贤的玄学应该涉猎,这对医学原理的理解多有帮助。这两位老师语重心长地告诉我们国医国药是以国学为指归的。恩师董建华先生临终前嘱咐我:"不可轻言学术思想,读书临证中我们只做有思想的学术研究,要求异求真。"足知名医是民众和同行认可的,名医必是明医。做到明医必将涉及国学的基础,如果连《三字经》《千字文》都没有读过则难说是明医了。缘此我与曹洪欣教授共同倡议中医设传承博士后工作站,经批准后培育出一批忠诚中医事业的后备学科带头人。

高等中医药院校的教学计划,依培养目标的区别,其基础与临床、中医与西医的课程课时比例也应有差别。北京中医药大学第一任教务长祝谌予教授反复强调要培养赋有时代特征的民之所需、国之所用的中医师。办学 60 年来大学本科延续至今实践检验是正确的。当然不排斥自为家学和带徒师承教育,应该互容、借鉴、相得益彰。记得1985年我在北京中医学院院长任上时,1980届中医系毕业生被分配到县市综合医院。报到后当医院院长问道:"救护车一响敢上车跟跑吗?"据考察大多数学生敢作为,但也有少数怯懦不敢为的做了"慢郎中"。其实急救处理不外乎感染休克、外伤出血、中风昏迷等情况,只要急救处理学会了,也就过关了。回首1956级中医系学生通过60年的历练,大多数能做到师长们殷切希望的学科学术带头人,他们中医功底厚实,在做全科的基础上又通过西医专科或专病培训,成为忠诚中医事业、赋有时代特征的中坚骨干。1972年,董建华老师派我和田德禄学长去北京协和医院,分别在神经内科、消化内科学习进修,回院后田学长筹建了胃镜室,我接受了中医药防治帕金森病的专项研究。

诚然,对于中西医课程比例争议至今仍在,实践告诉我们设立培养目标重在强化中医基本功的岐黄书院,中医学可以与西医学比例为9∶1;对中医学七年制硕士、九年制博士则需要增加理化生物与西医基础课程的比例。

二、中医药高等教育存在的问题

(一)全科培养与通才教育

近世学者普遍认为宋代中国文化达到高峰期,医事制度已臻完善。伊时临床分十三科,如大方脉、疮疡、骨伤、风科等。对于分科也有不同的声音,以苏轼为代表的学人不主张分科,认为医生疗伤治病多几门功夫受民众欢迎,所以当时医生多是一专多能,以开业医为多。在周代以前,古代医生并不分科,为医者既学儒又儒道互补,通国学,顺自然,仔细观察患者把握病证施以药物、针灸、推拿等治疗手段,帮助患者减轻病痛,恢复到阴平阳秘的平衡状态。及至民国时期,中医师在农村乡镇业医者也没有分科。之后,受西学东渐影响办医院、办学校,逐渐分科,甚而出现治专病的医生。所以讨论全科教育是适应医疗体制改革的问题。

全科医学是一个面向个体、家庭与社会,整合了临床医学、预防医学、康复医学与叙事医学相关内容为一体的综合性的学科。建议中医教育本科五年制调整教学计划,增设预防与康复医学课程;课间集中实习,安排下农村、到社区,选择全科医师带教;毕业实习安排做适度调整,加重多科轮转课时。实质上培养中医全科医师是回归师承教育的优势,于中国农耕文明向工业文明的转型期,合目的性造福人民是一件难能可贵的事。

再谈通才教育,中国的学科目录没有文化学,而且分科越来越多、越来越细,通才教育在高等中医药院校主要是文史哲知识。鉴于训诂学渐成绝学的局面,北京中医药大学成立了国学院,我很赞成。《灵枢》《素问》《难经》是学科的理论渊源,是活生生的历史记录,是作为中医师重传承且在传承的基础上的创新一定要学、必须要懂的理念知识与技能。典籍无疑是文化的筋骨,训诂直指其根,训诂学是文化阐释之学也是文化传承的工具。学习训诂学不仅是诠释文本字句篇章的意义,而且对养成逻辑思维也是一种基本训练。再有国医国药之学贯穿着中华民族国学的智慧,离不开哲学的指引,从医史学上要增加一些中国科技史的内容,尤其是回归原创象思维有利于对中医原创思维"象数意"融通的理解。

(二) 强化基础与中学教育联结

中国的改革开放是第二次革命,在农耕文明向工业文明转型期的同时跨入了信息科学时代。2016 年我国量子卫星墨子号的成功发射使我国从量子鼎新第二阶段的跟随者跃升为领路者之一。单光量子的不可分割与量子态无需重复为生命科学与中医药学的研究拓宽了时空。任何学科均重视"始源"的理论,并关注它的演化发展与指导实践。中医学阴阳五行学说始于史前期的河图、洛书与太极图,是尚无文字时期古代科学、哲学的"始源",也是中华民族文化优秀的、特质的、早熟早慧一脉相传的国学的开端,对于传承与传承基础上的创新有重要的指导意义。信息科学时代中医基础理论研究的总体规律符合公理系统复杂性与关联性的整合,既顺天道自然一体,又合目的性利民生;研究过程与结论能用数学表达;研究结论与假说证实必须通过时间与实践的检验。对于河图、洛书与太极图的诠释与数学表达结合,催生了一门新兴学科——哲理数学。它与阴阳概念结合创新了"象数结合的全息太极图",它与五行学说结合创建了"天人相应的圆运动图",是中医药学宏观深化研究的科学基础。哲理数学表达宇宙万物发展变化规律,消长对称与正反相抵规律统摄万物发展的全过程;顺逆转化与物极则反决定发展变化的总趋势;差异永存与性状无穷是万物总体之象的概括。纵观万物变化的公理是"象数意"的融通。孟凯韬先生已撰著了哲理数学概论,诠释阴阳五行学说与辨证论治、理法方药等著作;已培养出博士后继续哲理数学研究与编写教材。如能增设大学本科哲理数学课程,即是强化基础教育的措施并与中学所学数学联结的中医专业前期普通课。据悉,2018 年 4 月上海交通大学李政道研究所设立哲理数学研究方向,探索宇宙中极大与极小的关联,自然界最基本和最深刻的相互作用规律。

学习钱学森先生系统论学说和现代理化生物学研究的进展,物质粒子无限可分与求证可重复、可复制是唯一的科学证据被动摇了。大数据技术依据医学诊疗的临床价值、科技因子、经济效益归纳予以再评价而获取疗效,其数据包括非线性叙事医学常模给出的内容,而共识疗效是临床医学追求的目标,也是医生们的硬功夫。21 世纪合成生物学的兴起,并与结构生物学的整合研究,为中医中药的基础研究开辟了新区域,补前修所未逮。针对人体疾病与复方药物两个复杂巨系统,从形态、功能、信息、应力系统相关性,做多靶点、多元化研究求索新的方法学。近期对药学研究的化学生物学与对集体代谢的生物化学的整合,为多基因组学、蛋白质组学、代谢组学、表型组学整合模块的整体设计分层次、分领域的还原分析研究而再度整合的系统性研究创造了条件。这就是整体观指导下的系统相关性的研究。缘此,我认为教育教学改革要赋予时代精神,在高起点上选择前沿与交叉学科的教学内容,如果说本科教材讲基本的学科共识的内容,那么七年制、九年制及博士的培养,应跟上时代前沿的理念、技术和方法学。

高概念时代的到来要重塑科技与人文的整合,医学教育要强化医学人文的学习,树立良好的医德医风。当下全球的主题是经济,经济冲击文化,经济学允许做的若干事,医学不允许。在人们价值观异化的情况下,理化生物学成果融入医学,诊疗水平提高了,同时也滋生了一些医生的傲慢与冷漠,造成医患疏离现象,是一种不该有的现实。针对人文医学的淡化、简化和异化,又迫切需要重视儒家的"仁德"、道家的"无""朴"、佛家的"识心见性"的国学教育,践履唐代孙思邈的"大医精诚",学习推广 21 世纪美国哥伦比亚大学丽塔·卡伦的"叙事医学"。

(三)以人为本的循证与叙事医学教育

随着中华民族传统文化的复兴,中医药学学科与事业的发展迎来了良好的机遇。中医学人重要的奋斗目标之一是发挥治疗现代难治病的优势,取得世人认同的共识疗效,为人民所需,为民族以人为本的健康服务。有鉴于共识疗效的评价,目前的方法学主要是循证证据和叙事常模检验,所以对医学生,尤其是临床专业攻读学位的学生,需要加强循证医学、叙事医学知识技能的学习与训练,将其看作是临床研究的基本功。

1. 掌握循证方法为中医药疗效评价所用 循证医学的核心是任何有关疾病防治的整体策略和具体措施的制定都应建立在现有严谨的关于临床疗效

的科学证据之上。随机对照临床试验是获取这种证据的严谨的科学方法。总体上说,学习循证医学的方法学就目前临床医学共识疗效的评价是必要的,其目的是寻找中医临床有效的药物、方法、技术等,促进更合理、更有效地分配和利用中医药资源。可以通过组建中医药临床研究评价中心,互联网络、协同开放、资源成果共享的体系,运用大数据技术科学系统地从临床价值、科技因子、社会效益评价中医药新产品、新技术和新疗法的疗效。

中医学以临床医学为核心,其原创优势在于治未病与辨证论治,疗效体现学科生命力,更加重视个体的经验。因此循证医学群体化的临床试验方法对中医疗效评价有局限性。中医药学历来重视医案医著的搜集整理和考据,这可与循证医学相关联。就历代医案对某一病证的病因病机证候分析与复方治疗疗效的整合数据则可晋升为循证证据。无疑,将循证医学方法应用到中医疗效评价,尚需要解决中医证候疗效评价方法和标准;人们将更加关注功能活动、生存质量和影响健康重大事件的评价。虽然多中心随机对照临床试验具有毋庸置疑的价值,然而中医药临床试验必须结合中医药理论和临床特点,进行专业设计,尤其对重大疾病的辨证论治综合治疗方案的安全性、有效性评价应是多学科、多元化、多层次的交叉渗透,有利于中医人才队伍的培养教育和提高中医临床研究的质量。当今我们也要意识到循证医学面临着方法学、逻辑学、社会学的挑战。随着生物医学模式的转变,单侧面、单因素的评价方法与标准不能全面、系统反映中医个体诊疗特色和复合干预策略的疗效,所以循证医学方法不是中医临床研究评价的唯一方法,过分依赖或忽视均不可取。

2. 重视叙事医学与人文关怀　21 世纪初叙事医学的诞生是为了保证在任何语言环境和任何地点,医生、护士、治疗师在与患者相遇时可以全面地认识患者并尊重他们的悲痛。如能掌握叙事技巧,医疗卫生就能迎来真正的尊敬和公正。叙事能力和在复杂环境中理解力的培养,重点在于训练医学生如何见证患者的疾苦,如何体验患者的内心世界,表达对患者的关怀和抚慰。医者的同理心、归属感,以他人之痛为己痛,将会直接影响患者就医的体验,患者亲历自身疾病过程被聆听、病苦被感受,继之而来的应答必然是对医生的尊敬。而疾病过程被理解的感受有利于医患共同疗疾治病,逐步形成医患道德的共同体,也能展示生物 - 心理 - 社会医学模式的优越性。

目前医疗技术引发的伦理、法律与社会问题日显突出,加之人文医学的淡化、简化和异化,叙事医学成为医学教师与学生认识和分析当代医学危机的犀利工具。叙事技巧可以使医学实践更开放,它不仅只是改变一些习惯和常规做法,还会改变我们与患者、同事、学生和自己互动的方式。叙事能力的内涵覆盖了医务工作者和患者间的关系、专业培训、伦理实践、支持医疗公平的方式、提高医疗卫生体制安全和效率的必要性等。我们会逐渐认识到要做的不仅在诊室、病房或职业内部已经习惯的事情,还将会发现增添了改变实践的力量。关注、再现和归属是叙事技巧的要素,通过临床信息整合以叙事写作作为培养师生同理心和反思能力的路径,履行我们对患者的临床责任。这种实践活动都有一个共同的理论倾向,即重视叙事作为通向意识、参与、责任和伦理的路径。只有通过书写与通常病历不同的平行的病历,才能够深刻地了解与患者相处是怎么回事,我们与患者的关系是什么样的。如果能够清楚地体会到连接三个环节的通道,即受煎熬的人,再现这种体验以及事后思考的意义,我们就能建构通向叙事医学最终目标的道路,与患者感同身受,为患者提供有效的医疗服务,与同事建立好协作关系。

中医学具有丰富的人文关怀的内涵。"医乃仁术"作为医学的基本原则,医者"仁心"是对医学人文价值生动的概括。古往今来始终强调医疗活动以"患者"而不是以"疾病"为中心,在诊疗过程中贯穿着尊重患者、关怀患者,建立良好的医患关系。《素问·疏五过论》与《素问·征四失论》均提示医生警戒自我的过失,重视磨炼意志、营造仁心道德的氛围。古希腊医学家希波克拉底提出"医术是一切技术中最美和最高尚的",其最美体现在以美储善。在心理治疗领域,叙事医学已经成为主流的诊疗之一。

3. **对循证医学和叙事医学的期望** 关于循证证据,建议以病名为"横",以证候为"纵",纵横交织,依中医医案学的原则作系统梳理,用以提高循证证据的级别。完善循证医学课程内容,编写、策划具有中医中药特色的量表和术语集,并编入若干代表的案例。扩增疾病病因学与病机学循证证据研究。建议将循证医学课程作为硕博连读医学专业学位的必修课,大学本科教育可以选修或专设讲座。

关于叙事医学,首先是医科院校有教席,整合与培养人文医学和伦理学、心理学的教师队伍,于附属医院设教研室;大学学报开设专门栏目;组织编写具有民族传统美德的以国学为基础的东学西学兼容的教材。其次,应是医学生的必修课,也是德育课程。叙事医学平行病历训练体现了以人为本的健康理念。

4. **重传承完善学位教育** "博士不博,创新能力不足"的问题一直困扰着中医药学科学位授予质量。我任国务院学位委员会学科评议组召集人共三届,12 个年头,对学位授予尤其是博士学位授予质量问题作了一些分析提供参考:①功底不深。中医理论"始源"于史前期尚无文字的河图、洛书与负阴抱阳、冲气以为和的太极图,是中华民族优秀的、特质的、一脉相传从未断裂的古代科学哲学的开端。试想《三字经》《千字文》等国学知识都未读过的学生,不可能把《十三经注疏》作为治学的功底。必须明白的是中医学离不开哲学,特别是中国哲学是民族的智慧;回归象思维具有原发创生性,是中医学原创思维的根基。②阅历不够。中医以临床医学为核心,要早临床,多临床。试问读大专或本科集中课间实习、毕业实习、硕博连读做学科住院总医师总计能看多少例次患者,尤其是下农村、工矿、牧区、城市社区次数更少甚至没有经历过。中医功夫离不开经验,经验丰富是与学位论文创新密切相关的。③信息不足。中医研究的方法学,我将其概括为"确切疗效、规范标准、发现机理"。需要申明,我从来不反对研究中医,即以理化、生物、数学及西医生理、心理、病理、药理等多学科知识、技能、理论方法研究治未病及中医理法方药,但争取在信息搜集处理后,在高起点上做整体设计而后还原分析,切望能回归整体上来做结论,能顺自然符合公理,数学表述还要追踪时间实践的检验。关于中医临床疗效研究,在导师临床经验积淀的基础上,首先是梳理并能访查后整理,力求符合中医临床思维范式;参照已有的相关行业标准,认真完成具有中医特色的循证医学小样本的临床试验,提高疗效的置信度;提出辨证量表的补充修订建议,朝向共识疗效,更新临床经验的积淀。整体设计必须重视病机的时空演变,基础理论的论证能够提出新见解。

高等中医药院校的硕、博士授权单位应是教育科研型学校,承担国家重大科学研究项目、自然科学基金、社会科学基金、出版基金和国际科研合作项目课题。从本科到各类学位教育,建议补好通才教育课程,如国学基础与训诂学,不仅是为了读懂古代经典,还重在思维模式的基本训练;再者是着眼于普通基础课的新兴交叉学科的课程,如合成生物学、哲理数学、生命科学原理以化学生物学与生物化学的整合,让学生跟上信息科学时代的脚步,拓宽学科时空的基础。

关于医学科学博士学位的教育,学位论文的选题至关重要,一是来源于临床,二是追逐前沿,三是导师的学养和实验室的条件,如能为开辟新的研究方向目标做探索应予以支持。课题设计必须具备整体观,"观"是范畴:既要有逻辑概念的具象思维做二元还原分析,又能回归到原象思维的原发创生性,还能整合相关研究的数据资料,会用大数据技术以扎实的工作朝向新见解的发现而努力。譬如针对病证与复方两个复杂系统,运用多基因组学的方法整合模块进行方剂药理学研究,多元化、多靶点、多层次还原分析之后回归到整体阐释复方药效机制。

关于临床专业硕博连读的博士培养,鉴于我作为临床医生于 20 世纪 90 年代主要带教的是这一类的博士生,他(她)们在读期间最吃苦受累,需多诊疗患者,直接参与循证医学项目的设计与实施,并做好硕转博之后专科门诊、急诊会诊的住院总医师的工作。在授予博士学位之后,多数学生通过 10~15 年晋升为正高级职称,构建了自己的研究方向,出版了专著,成长为学术学科的后备带头人。总结实践经验,我提出以下改进的意见:①欠缺全科的训练,也可称“接地气”的能力不足,尤其是在学科间会诊时他们自我也能感受到知识技能不足,这是在读博士过程中就应注意到的事。为培养全科的基础,需要下社区一级医院,于暑假参加巡回医疗、卫生防疫队伍到农村、牧区、工矿去锻炼。还有对相关学科信息的学习,如视野缺损是脑病与眼科的交叉,颈椎病所发真性眩晕需要骨伤科的诊疗。②临床实践需要团队,当明确了研究方向之后必须关注组建与培养学术团队。我常讲“眼睛向下看”,意思是刚步入壮年的学科主任或主管医疗科教的医院副职要学会处理人际关系,重在包容而协同创新的团队,才有可能早些出成果。③重视学习传承师长的临证灼见。时常无意脱口而说的关于理法方药的要言、真言、厄言,多是老师一生经验的积淀。北京中医药大学第一任教务长祝谌予先生将其喻为“零金碎玉”,并告诫学生要听懂学会。仅举一例,“启动一点真阳,改善全身气化”,每遇杂病脉尺沉者,必用肉桂辛甘大热少量,所言真阳乃命门之火,与预后吉凶相关联。本于业,勤而专,自当代代相传。

谈谈在科研工作站或流动站做博士后,这显然是一种“工作”。我国于 20 世纪 90 年代由美籍华人科学家李政道先生倡议,由人事部成立博士后管委会统筹全国科研院所高等院校的管理。缘于中医学以临床医学为核心,名医业精于诊务,多留有医案传世,未及梳理总结、寻其规律提升为理论。晚近虽有《中医医案学》问世,然诊疗实践中尚缺少大宗医案的系统研究。中医学重视学术流派的传承,《素问·异法方宜论》讲人的地域生态环境不同,生活习惯差异与疾病治疗自然也不相同。中国幅员辽阔,学派宏富体现医学的广深。其学派传承教育有自承家学者,有师徒亲炙者,还有参师多位继承多派名家的学人。但学养之深均在临床积淀之广且不断更新,增广学理指导临床诊疗,以其疗效为群众拥戴学人崇敬。有鉴于名医学养深厚在于多年临床经验的积累,亟需梳理、总结、升华,是一个再创造的过程。2010年,时任中国中医科学院院长曹洪欣与我一起提出传承博士后工作站的建议,经国家人事部批准实施,至今已培养出一批传承名老中医学者的后备学科带头人。在站工作是一个多元化的小组,学用哲学回归象思维,符合顺自然合规律性、合目的性、利民生的公理;为数学表达临床有效的置信度创造了条件;在老一代名医名师指导下以大学科、高概念视角验证临床诊疗经验,两个年头完成了一份具有学术影响力的出站报告,并且组建了以名老中医为核心的有协同创新能力的学术团组。

(四)回归象思维,完善证候体系

中医原创优势的一项核心内容是辨证论治,把握好辨治、理法方药,针对现代难治病的诊疗获取显著疗效是各级各类中医师(士)的硬功夫。医学生(含学士硕士、临床专业博士)需认真学习综合性辨证论治,这是最重要的主干课程。中医学正处于生命科学与人文哲学融合互动的高概念时代,学科知识和技能的进步,以辨证论治的疗效带动了学科框架的更新,以中国人的哲学智慧进一步完善辨证论治的证候体系。

中华民族传统文化的精髓包括象思维,以象开端、象以筑境、境以扬神,象数意融通。20世纪主客二元还原论被捧上神坛的时候,我国学术界似乎忘却了象思维,或者是寂而无声。恰恰相反,欧洲的一些科学家、哲学家如海德格尔、胡塞尔等对象思维和相关学问做了些研究工作。当今随着传统文化的复兴,回归象思维已成必然的趋势,顺势而为重新审视中医药学原创思维与原创优势,完善辨证论治的证候体系,首先着眼于中医教育则非常重要。

1. **具象思维证候要素的整合**　象思维的层次主要分原象与具象。具象背景下证候要素的整合,以观象为先、以象为素、以素为候、以候为证、据证言病,治疗则需病证结合、方证相应、理法方药一致。具象是医生通过视、听、嗅、味、触感官看舌象、候脉象及人体在生理、心理、病理方面反映状态的一切异常表现。具象包括情绪心理异变的表象,需要开悟,心领神会感受的隐喻的异象。"素"是从象中提取与病机相关的信息,应具单一性的"候"尽可能是时空维阶最简要的单元,由一组有内在联系的象素信息整合观察是整体变化流转的直观。象、素、候联结成"以象筑境","境"主要是通过望、闻、问、切以语言、文字表达的四诊信息主症体征动态变化的境域。"以候为证",证即证据,通常是以数个有内在联系的象素组合而成的复合证候,其外在之候是证候要素症状体征的集合。无论在病机层面还是病位层面均重在辨识、思辨,即"境以尽意"的意象思维,对于证候机理蕴有本质属性的认识系统。在这里概念与逻辑思维从四诊信息的归纳分析也可以抽象出证候的本质性,在人体小宇宙层面具象思维与概念思维是可以互动的系统。然而据证言病、病证结合对待"病的人"则必须"观天地以察象",将人的健康与疾病置于天地之间大自然中去认识。对一元正气的升降出入,对病机病势的整体流转,对预后的顺逆吉凶,都需要人对天、对小宇宙与大宇宙的整体观,应变而适变的合规律性顺自然。从体悟证候的高概念是"境以扬神",一阴一阳之为道,道生一,一生二,而二数神,四诊境域识神很重要,证候的体察当"扬神","得神者昌,失神者亡",应以唯物史观与唯心史观两种取向去认识证候,研讨辨证论治的证候体系。

2. 超越主客二元认识证候特征 证候特征概括为内实外虚、动态时空、多维界面。其中内实外虚最重要,司外揣内、以候为证是通过外在症状表现规律来把握机体内部整体功能状态的本质。对于证候做内实、外虚层次性区分,内实决定干预的原则和方法,外虚对干预起影响作用。通常证候"内实"于"外虚"之内,即主症为"内实",次症、兼病与季节、气候、物候等影响是"外虚",层次应该是泾渭分明,然病程进展变化中病位浅深病情轻重、邪正交织变化等多因素多变量的影响,证候的自适应性亦会相应变化,呈现非线性的特点。

证候动态时空的演化性,重视证候的诊断,观察病的"人"一切表现,以象 - 素 - 候有内在联系的症状体征为主体,可以参照理化影像指标作出疾病诊断。应该说把握证候诊断为核心,随着时间的推移、空间因素的变化、干预的影响作用及病变本身变化趋势,证候结构也发生了相应的演化,这种变化从其"内核"开始,直到最外一层最虚之处,都经历了动态发展的过程,从而使干预的靶向和范围都随之而重新调整,以保持辨证与论治的一致性。

证候是由多种因素高维度通过多种多样的联结形式和高阶度联结构成的一个复杂的立体结构网络,该网络随着时间的演进而变化。这就是证候内实外虚、动态时空、多维界面的 3 个特征。仅从证候要素看至少包括病因、病机、病位、病性、病势、症状(含体征)、邪正关系、机体状态 8 个界面,证候维度越高,会为证候临床诊断带来干扰就越多。《中医内科学》规划教材曾对证候做降维处理,使证候界面最低可减少为病位、病因、病症三大类。证候多维界面具有变换性,可以降维降阶、降维升阶与升维降阶。升阶深刻揭示证候的复杂性,对不同界面中各元素间的联结方式和强度做升阶处理,由此确定对证候诊断具有"特异性"因素。升阶全面把握证候的灵活性,因证候是主体的人受内外环境的刺激而形成的群体反应状态,具有很强的个性特征,如体质、禀赋、六淫、疫毒等的影响,因此发生在个体身上的证候是群体共性证候特征与个体个性化特征的融合。因为证候初始化条件以主体性观"象"为前提,是依赖一元和合的混沌系统,其多种辨证方法的证候要素的界定,具象思维所能表达的证候概念,也可以运用概念思维分析综合论证,确认其符合逻辑的。但未必能对以象为始源的境界有体悟,所以言不尽意。证候具有多因素、多变量组合的特征,主体的自适应、自组织反映证候与疾病的真实。辨证过程中证候多维界面的维度、阶度变化是非线性、不确定性、不规则的。如同一维度由禀赋体质差异而表现为不同证候,复合证候在多种要素影响下,虚实夹杂多因素联结而致升阶或降阶。证候特征的转换与灵活性都是整体动态流转的直观,"观"非视听感受的常事,而"非常曰观",需要心悟、开悟的心灵感应。"象"的高层面是原象,原象即太虚,太虚非真空,是混沌一体之气,是整体之象。庄子曰:"天地与我并生,万物与我合一。"这里的"我"体现本真本然的我,天地人贯通一体回归本真本然的我。诉诸象思维,克服概念思维的片面性,是超越主客二元论,以"我"即"体道而入于道内"的本真之我为主体的健康或疾病状态,对证候特征反映主体生理 - 病理、心理 - 病理复杂整体动态重要的本质认识有积极的作用。

3. 原象思维证候内涵的哲学思考 原象是整体流转之象,是大象无形大音无声、无音声形色之象,是天道自然一体之象。原象即道通为一。老子曰:"天大、地大、道大、人亦大",四大以"一"贯之。德国海德格尔讲天地人神四位一体。道通为一有大小远近之分,大一可为大自然;小一当指物质基本粒子如多基因网络。混沌一体之气聚而成形生万物,一元和合即是阴平阳秘,和于术数。道通为一具有原发的创生性。19 世纪至 20 世纪,从叔本华、尼采始,后有帕格森、胡塞尔、海德格尔等哲学家,对西方形而上学的概念思维陷入了不能自拔的反思和批判。唯概念思维、唯理性主义束缚了人类的创造性,西方中心论动摇了,这是他们向东方传统思维方式接近并从中寻求启迪的重要原因。还有 20 世纪德国物理学家海森堡、丹麦物理学家玻尔等都自觉或不自觉从各种不同的研究领域,走入"道通为一"的境界。物理学"不确定性原理"的发现,象征着实体论形而上学的缺憾,而承认非实体性"道"的存在。"道"即无、朴,无中生有,气聚成形,形立扬神。道曰朴,朴即纯素,不杂为纯、不污为素,纯素体现宇宙人生的真谛,开启"崇无""尚同"自由深思的智慧。证候概念最核心的内容就是象思维背景下具象整合的象 - 素 - 候 - 证的病机。缘于证候是多元素、多变量、多元的,机体有自适应、自调节、自组织的功能,则需要纳入原象思维去思考。"证候"是中医学对疾病现象特有的认知形式。从象思维出发,以复杂巨系统的观点,结合整体观系统论,探索证候的哲学基础和人文属性,象思维演绎出的本体论特征在哲学上超越了二元论认识的局限性,也体现了人文医学的自觉和回归,作为中医学的灵魂与核心内涵具有传承和创新的深远意义。

(五)整合医学的提出、奠基与未来

当今国家的中医政策是中西医并重,传承发展中医药学。2017 年《中华人民共和国中医药法》颁布,以立法形式使中医存废的争议不复存在了。至于"中医现代化"与"中西医结合",在医学界由于知识背景和阅历的差异还是各说各话,尚有分歧。我和学长们是高等中医院校的首届毕业生,大学本科六年制。建院初始的培养目标是中医功底坚实、衷中参西、赋予时代需求的高级中医师。课程设置按中医与西医 6∶4 排课,以中医基础与临床各学科为主体;教学实习主要由县乡的明医带教,他们多年工作在基层,具有全科知识技能,又进修过解剖、生理、病理、药理等课程,能读懂西医的检查单。教学计划先中后西,在进入中医课临床各科前安排有集中教学实习 3 个月,下农村、工矿、早临床,进行诊疗多病种的培养。约在三年级第一学期,开始安排西医各门基础课,还有理化生物、医学统计等普通基础课,由中国医科大学和北京协和医学院讲师以上的教师授课。毕业实习安排有西医内、外科。据年级调干生反映,我们的西医知识技能水平高于中专卫校毕业生。总体说,北京中医药大学领导办学的理念是培养以中医为主、我主人随、兼通中西的学生,贯彻团结中西医,向着毛泽东提出的构建统一的新医学的论断而努力。

首届毕业生临毕业前恰逢秦伯未、任应秋、李重人、陈慎吾、于道济评估教学成果,他们提出学生理论功底不深,建议留下补课 3 个月。由任应秋教授主讲《灵枢》《素问》若干篇章,并由秦伯未教授讲治学门径。事后体会这次补课对于我们一生业医的成就非常有益,尤其是国学功底的铸就;而早临床、多临床、下基层、做全科,则使我们更忠诚于中医事业而勤勉工作。中医院校培养的学生,一是要有参与卫生防疫、抗震抗洪救灾与治疗急症的阅历;二是在东学西渐与西学东渐并行的信息科学时代,既能坚守优秀特质的传统文化,又善于吸纳他国异族的文化养分,尤其是和西医沟通交流,或通过较系统的专业培训。实践证明,多数院校的毕业生持学术开放、兼收并蓄的理念。尤其 21 世纪进入到高概念、大数据技术的现实,中医药科学研究机构与高校展示出多学科、多元化的中西医整合;中医中药与理化生物学的整合;象思维与概念思维的整合;系统性研究与描述性研究的整合。中医学科的生命力在疗效,尤其是患者确信、西医认同、学术界首肯,具有学术影响力、为国际学术团体肯定的共识疗效。缘于此,中药、针灸的疗效评价还需要整体论与还原论的整合,循证医学与叙事医学的整合。循证证据在大数据推广的背景下要进一步完善,叙事医学平行病历要积极推向临床,使患者获得情绪心理的平衡。

整合医学理念的提出,再次听到三种不同的意见,主要在中西医的整合:一是始源不同,二是基础理论不同,三是中医临床优势近百年的萎缩如何应对。高概念时代从整体观、多元化动态时空流转变化,体现了象思维与理性概念思维的同约性。医学是人学,以人为本无分中西。无疑基础理论的研究者应本着天、道、自然一体,以唯物史观与唯心史观结合,将结构生物学与合成生物学结合全面地研究完全的身体、社会和心理健康状态,而不仅仅是没有疾病或虚弱的状态。人们清楚地看到医学对传染与感染性疾病的防控治疗是 20 世纪重大的成就。然而病毒性传染病靠疫苗,而疫苗往往跟不上病毒的变异,中医药防治“非典”与甲型流感的成果使国人获效,并且产生了重要的国际影响力。中医药原创优势体现在治疗现代难治性疾病的疗效方面。曾有些人认为癌症靶向药物的开发应用,让中医药退出了“阵地”。其实不然,靶向药物针对个体所患肿瘤的基因,然则基因的分类十分复杂,精准地到达筛选的目标基因上是常见的尚未解决的问题。就目前看,中医“扶正培本”的治则治法对肿瘤患者生存期与生存质量的提升仍有优势。综上所述,从东学与西学差异与交融的大背景看,中医与西医的整合是历史的必然,目前呈现的是一种趋势,尚处于起步的状态。

第二节　发展中医药学应有文化自觉

习近平总书记指出:中医药学凝聚着深邃的哲学智慧和中华民族几千年的健康养生理念及其实践经验,是中国古代科学的瑰宝,也是打开中华文明宝库的钥匙。深入研究和科学总结中医药学对丰富世界医学事业、推进生命科学研究具有积极意义。当前正值中华文化大发展大繁荣的时代,作为与中华传统文化密不可分的中医药学，面对我国文化繁荣发展与科技转型的重要阶段，如何树立文化自觉，处理好自身与西方文化、西医学之间的关系，树立发展自信、增强发展动力，是需要深入思考与研究的重大课题。

一、文化自觉对中医药学发展具有重要意义

20 世纪 90 年代，有学者提出"文化自觉论"，这对于解决世界文化多元并存时代中医药学的健康发展具有重要意义。所谓文化自觉，是指生活在既定文化中的人对自身文化有"自知之明"，明白它的来历、形成的过程、所具有的特色和它发展的趋向。"自知之明"是为了加强对文化转型的自主能力，使自己的文化能够不断适应新环境，从而更好地传承发展。从这个意义上说，有"自知之明"才有文化自觉，有文化自觉才有文化自信，有文化自信才有文化繁荣发展。

现在，我们在发展中面对的复杂问题是前所未有的，中医药学的发展也是如此。对于中医药学发展而言，必须处理好的一个问题就是与西方文化、西医学之间的关系。要处理好这个关系，增强发展自信、发展动力，必须要有新思维。新思维从哪里来？从中华民族几千年源远流长、博大精深的传统文化中来。这就需要有文化自觉，了解中华传统文化的特点和发展趋势，明白中医药学与中华传统文化之间的紧密关系。作为中医药学研究者、工作者，不但要精通中国自己的医学，还要了解中国自己的哲学、美学等的特点，实现人文为科学奠基、科学促进人文发展的目的。简而言之，我们倡导文化自觉，就是要自觉弘扬中华优秀传统文化；我们强调发展中医药学要有文化自觉，就是要从中华传统文化的视角审视中医药学的生命力、发展趋势。

二、看待医学问题应有文化视角

当今世界，人类健康面临前所未有的危机，迫切需要我们去积极应对。然而，这种健康危机并非单纯的医学问题，其背后是文化问题。追求经济利益最大化的价值取向对人类生存的自然环境和社会环境都产生了极大影响，导致人类生活方式和社会行为都发生了很大变化，由此带来种种健康、疾病和社会问题。所以，看待医学问题要有文化视角。

现在，一方面，饥饿、营养不良等在一些国家依然严重威胁着生命健康；另一方面，营养过剩和生活方式不健康导致的疾病，如肥胖、高血压、高血脂、冠

心病、脂肪肝、动脉硬化、糖尿病等发病率在一些国家大幅提高。城镇化的快速推进带来城市人口膨胀,导致城市里各种资源尤其是人类赖以生存的水资源非常紧缺,更使保障人类健康的医疗资源非常紧缺。食品添加剂、农药、化肥、防腐剂等不规范使用直接影响人类健康,而环境污染导致的温室效应以及抗生素的滥用为新型传染病出现提供了温床。随着社会竞争日益激烈、生活节奏不断加快以及一些人价值观的扭曲,人们的情绪、心理、精神发生很多变化,导致抑郁症和心因性的精神障碍不断攀升。此外,随着社会老龄化加重,老年病患者开始增多。有资料表明,老年人在临终前两年的医疗费用占其整个医疗费用的70%。对于人类面临的前所未有的健康危机,我们必须从多方面深思应对之道,其中一个重要方面就是从文化视角看待医学问题,在理念上有所创新。我们要树立顺应自然的理念,实现自然、社会与人类健康之间的和谐统一。强调发展中医药学要有文化自觉,正是因为人类健康问题不是简单的医学问题,中医药学与中华传统文化之间的紧密关系有利于我们在应对人类健康危机时创新理念。

三、中医药学具有自己独特的文化优势

中医药学的理念源于中华传统文化。中华传统文化源远流长,儒、释、道互为补充,核心是儒学。儒家强调的“仁义”“和而不同”,道家强调的“道法自然”等,对于中医药学的形成和发展具有重要影响。立足于中华传统文化的中医药学所形成的生命观和健康观,强调以人为本、涵养道德、修身养性、形神一体、天人合一,重视物质和精神的统一。这些理念对于健康维护和疾病防治有着十分重要的意义。

有人认为中华传统文化属于农耕文明的范畴,对其劣势一直以来人们批判的比较多,特别是1919年的新文化运动提出“打倒孔家店”,甚至有人提出废除中医药学。事实上,不能说农耕文明就是小农经济、目光短浅,还要看到农耕文明顺应自然的优势。近些年来,西方一些学者也肯定了农耕文明的优势,认为立足于农耕文明的中华传统文化有自身的优势。与此相适应,与中华传统文化紧密相关的中医药学也有自己独特的文化优势。比如,中医药学强调“气”的概念,主张“生气通天”,认为人体的生命活动与自然界密切相关;主张“大而无外”,体现的是包括天、地、人的整体观。西医学比较重视微观方法手段,分子水平可以是“小而无内”,还可以往下分,做到更加精细。但还应从整体出发,把整体观念和还原分析结合起来,这是医学研究必然要走的路。

人类对疾病和健康的认识也一定要涉及影像学和大生化以外的人的自我感受与修为,应将叙事医学与循证医学相结合,重视临床试验与证候组学、方剂组学、腧穴组学的基础研究。

中医药学以天地人整体观来把握人的健康维护与疾病防治,如"人以天地之气生,四时之法成""四气调神""生气通天"都体现出顺应四时、形与神俱、融通整合的理念。这些先进的理念使得中医在诊疗当代疾病时具有独特而显著的疗效。比如手足口病发病的孩子,凡是疹子特别多、口腔里的疱疹也很多的,尚无生命危险;而那种疹子隐而不发的孩子,往往容易出现重症而导致死亡。这符合中医透疹泄毒的原则。在疫苗研究滞后于新发疾病的状况下,中医药学可以发挥重要作用。中医药学的"整体观念""辨证论治"等理论、方法与器物,对现代医学的研究与发展有很大启迪。中医药学也顺应了转化医学、健康医学、个体化医学与精准医学发展的趋势,将在应对健康危机中发挥重要作用。

现在,党和国家高度重视中医药学的发展,中医药学发展的春天已经来了。我们需要在发展中医药学时,树立文化自觉,重视中华传统文化与中医药学的比较研究,使其相互沟通交流。同时,中医药学的发展也要坚持与时俱进。比如,我们不片面追随现代医学的科研评价体系,但是在世界顶级杂志上发表中医药学研究的文章,对于提升中医药学的国际影响力确有裨益;为解决过分强调师承教育模式导致中医药队伍萎缩的问题,可以将师承教育与博士后人才培养相结合。中医西医要融通共进,但应该以我为主、我主人随。我们要将中医药学置于大科学背景下,适应大环境的变迁,服务大卫生的需求,实现科学人文融合互动、东学西学兼收并蓄,积极构建具有中国特色的医疗卫生保健体系。

第三节　中医学人需要宽松的学术环境

人活着,我的路就在脚下要继续向前走。我是主动自愿来学中医的,一生为振兴中医奋斗,后 30 年承担过国家与世界卫生组织的科研项目带头人,带教了百余名博士与博士后工作者,体悟着人生的欢乐幸福与苦涩惆怅。人生的意义自然应当有益于民族和国家,感恩于母校师长的培育与学长友人的助力。我这一代中医学人走过来的路很难,虽有领袖们的鼓励,亦有时代布置的泥泞、坎坷带来的内心的压抑和伤痛,我的知识、才能、韧劲都让我步履艰辛。

大病一场身心更加羸弱,由"寿则多辱"转化为"死而不亡者寿",只要不亡的生命之火还在燃烧着就要向前走。恰逢中华民族的伟大复兴,赋予了国学国医重振回归百年不遇的机缘,让已年迈的学人期盼着真正春天的到来。我们必须热爱华夏民族五千年一脉相承的文明,为中医事业操碎了的心要重新振作起来,老骥伏枥,唯一要做的事情,就是为年轻的后学营造宽松的学术环境,冀望后薪续前薪,面向未来迎接中医药学由弱向强的转轨。

我学悟道法自然。道即自然,自然即道,道的运行是自由的、必然的,完全由自身的规律所决定。人与社会都有自然的本性,"守道"就能按这种本性化育自己。又秉承儒学"和而不同",让团队的每个人都得到才能发挥的时空间,营造自由和谐的氛围。民主团结进取的环境是发挥创造力的必不可缺的力量。20 世纪 80 年代落实干部四化政策,我被提拔到领导岗位上,自身阅历告诉我独立之精神、自由之思想是何等的重要,笃力前行营造宽松学术环境,收获的是友善和尊重,关爱与支持。

多年业务领导岗位的工作,让我有另一种深切的感受,总是背负着中医是弱势群体、中医学是弱势学科的包袱,20 世纪中医经历是否"科学"的 5 次纷争仍难摆脱"不科学"的地位,还处于非主流医学待遇,中西并重的政策尚有缺位现象。作为中医学人,首先要有文化自觉,检讨自身存在的问题,主动适应高概念大数据技术时代大卫生、大科学、大健康的需求。中医从不排斥多学科的介入,在坚守民族传统文化的基础上善于吸纳异族他国的文化养分、科技成果,我主人随地不断更新学科的内涵,朝向多元化、多学科、多层次创造性继承和创新性发展。国医国药的实践是以国学哲理为指导,"尚一""尚同"的哲学是中医药学的根基。崇尚"仁德""无朴""纯素"的精神,有文化自觉才有自信,有自信才能创新。当今中医学人传统文化"断代"现象明显,不要说读过《十三经注疏》的人不多,就是国学基本读物《三字经》《千字文》阅读过的年轻中医师也太少了。还有临床诊疗手段的西化现象,用西药打头阵,无论治病需要与否,一概中药加西药。对于先中后西、能中不西,中西结合缺乏认知与自信。我在中央文史研究馆、中央部委、中国工程院、中国科学技术学会多次反映中医作为非主流医学不被重视这一问题,争取有关部门对中医药学科建设、事业发展、人才自主培养等凡能自裁的事项单列在政策执行过程中领导者的意图十分重要。譬如中国科协原主席、第九届全国人大常委会副委员长周光召先生肯定中医理论,象思维是重要领域。周老主持"973"项目期间,顾问组审批了证候与方剂配伍研究的两个中医项目。经他倡议香港求是基金会于 2001 年中国科协年会上授予了 11 位院士中医药科技贡献奖。可见中医药事业稳定的发展,需要有稳定的政策和执行政策的领导人。

时代发生了历史性的演变,时代巨变既往需要几个世纪几代人的奋斗,如今是几十年,这是都可以感受到的。中国特色社会主义在改革开放 40 多年伟大成就的基础上进入了新时代新征程,中医药也进入了新的历史发展阶段。党和国家领导人认定中医药是中国古代科学的瑰宝,也是打开中华文明宝库的钥匙,凝聚着深邃的哲学智慧和几千年的健康养生的理念和实践经验。提出中医西医并重,传承发展中医药事业是新时代党和国家的历史使命,是增强文化自信,实现中华民族伟大复兴的大事。学习了中央政策导向,我和我的学长们欢欣鼓舞,预感到中医药学光明璀璨的未来有望实现,毫无疑问,青年一代中医学人所处的新时代比我这一辈人好得多。病后参加的几次学术“论坛”,我都嘱咐年轻一代为迎接中医药事业发展春天的到来,向那些致力于将中医药学从弱势转向竞争优势领域努力的人们鞠躬致敬!学长们的共识是新征程要补好传统文化课业——象思维,体现国人的智慧,以“敬、恕、和”建设好和谐开放、团结进取的学术团队,团队成员秉承中医药学自身的规律治学、执教、科研,顺自然合规律性、合目的性为人民造福祉。项目首席课题组长应以“仁德”为怀,善于包容,平等待人,谦诚自律,为团队修身,为事业出力,营造宽松的学术环境。新时代新征程中医药事业发展的春天即将到来,学长们、同学们、全国中医界的同道及关怀支持中医事业的各界友人,让我们共同学习、发掘华夏文明深邃的哲理,创新临床研究,发挥中医学原创思维与原创优势,为创造中华民族统一的医药学,挺立于世界之林继续努力奋斗。

第四节 全科医学技能与杂学知识

中医临床分科始于周代,到北宋时期得到进一步发展,届时医事、药事制度渐臻完善。著有《苏沈良方》的苏轼、沈括先生就不主张分科过细,认为乡间医生多几种本领更受百姓欢迎。一直到民国时期,乡县医生多是一专多能,并无严格的分科。北京中医药大学早期请来数十位江苏县乡名医带教实习,成就了前 3 届毕业生的临床功底。王玉川老师任医疗系主任,很惋惜这批中年中医后因所谓文化水平不宜在高校任教,有返乡的,有调离的,淡化了学生运用中医疗伤治病的临床技能的培养。尤其是襄诊过程中,他们潜移默化地把中医师仁爱谦逊的做派传授给学生。回首北京国医馆、南昌的中医实验院培养出来的学生都是一专多能的中医师，均可掌握中医治急症的治疗措施。至今中医专业大学本科五年制还保留了学生毕业实习多科轮转的制度，然而下基层、农牧区、工矿实习少了，因此处理常见病、多发病技能差了。

1962 年我毕业分配到温病教研室，随戈敬恒、孔光一老师赴北京地坛传染病医院，带 1960 级学生实习。每次重点查一个病，先复习病史，从症状学角度，重点了解主症、季节证候、发病特点是什么，病程如何进展，刻下症状怎么样。然后组织同学们讨论，分析病因病机，明确辨证诊断，拟定治则治法及处方用药。此期间看过的患者有急性黄疸性肝炎、猩红热、麻疹（及合并肺炎）、白喉、百日咳、流脑和乙脑等。我有三方面的收获：第一，见了多种传染病，认知中医的疗效。如治阳黄，无论肝胆脾胃湿热孰轻孰重，辨证清楚，方药确当，均有显效。1974 年参加内蒙古锡林郭勒盟医疗队为我防治乙脑打下了一定的基础。第二，学习了组织学生病历讨论的教学方法。第三，戈、孔两位老师出身县乡名医，基层第一线工作多年，有治疗副霍乱等各种传染病的经验。他们的医德与治学门径方法对我也多有启迪和教育。

1963 年京西矿区带 1960 级集中课间实习，是我独立出门诊带教学生的开始。患者多是矿工和家属，我体会到基层所看到的首发首治的常见病与城市医院住院的难治病的病种差异很大。治感冒发热 1 剂服后可以退热，暴发火眼服 2 剂可愈，增加了对从事中医药临床工作的信心。然而矿工们常见的"三痛一迷糊"，即头痛（血管神经性）、胃痛（慢性胃炎）、腰腿痛（风湿性关节炎）以及眩晕（壮、老年高血压病居多）却是值得研究的课题。我和学生都每周 1 次下矿井劳动，对"掌子面"（即干活现场）的紧张节奏和井下多水潮湿的环境有体会。矿区党政工团重视安全生产，注重伙食供应，但组织文化活动较少。加之 19 世纪 60 年代尚无电视，偶有电影和演出。矿工的职业病是矽肺（现称硅沉着病），一旦确诊则无法治愈，重在预防改善工作条件。中医药对咳喘咯血等症状的缓解，尚有一定的效果。例如白及、三七、百草霜制成的散剂内服，可止咳血、咯血等。这期间带实习，结合病例小班讲课，尤其是在书写脉案上下功夫，模仿《丁甘仁医案》《柳选四家医案》等。学生们尚能肯定，对此种教学方式不乏有好评，还能做到合格地助教。

1964 年春，下放安徽，先在安庆地区枞阳县安凤公社会宫大队瓦屋生产队与农民同吃同住同劳动。从水稻育种、插秧、中耕锄草、割稻打穗，直至碾米收仓，全过程都学会了，还干过起猪圈、积肥等农活。立秋前把早稻收仓，把晚稻插秧，所谓半个月的"双抢"是农事最忙的时间。农民丑时造饭，酉时收工，不违天时,顺其自然。古训有不务农难成名医之说。传统文化产生于农耕文明,人是自然化的,享用自然、维护自然,消融于大自然中去。

我备有药箱与大队的半农半医(后称赤脚医生)一起为农民看病,还与公社卫生院合作。这期间,我学会了许多全科技能,包括预防医学、康复医学,深入了解治未病与辨证论治的理念,内、外、妇、儿科疾病的诊治,做推拿气功治疗,也从事 X 光拍片及化验室的常规检查,公共卫生和流行病学的观察描样及双改的操作。这在以后下乡复课中是用得上、受欢迎的技能。更重要的是基层工作的医护和半农半医,他们敬业为民、质朴纯素、不污不杂的作风令我敬重,潜移默化地影响着我。我从内心深处以他们为楷模,终生坚守无名无功淡泊名利的品行。

幸运的是这 3 年的经历,构筑了我全科医生的基础。医学是人学,妇女、儿童、老人及不同年龄的人,他们生活的自然环境、社会环境,他们的情感心理既具有同质同构,也有异质同构的特征。对于患者观察诊断治疗,全科不仅是适应性强,更为重要的是贴近患者内心,给予抚慰与帮助。此后在抗震救灾、防疫医疗队、支边巡诊过程中,在乡镇卫生院、社区卫生室工作,我深刻地体会到,全科知识技能不仅仅是具有多面手的优势,更重要的是医生的素质得到了提高。"医者仁心",自觉地克服纵钱、纵权、哗众取宠的医风,能坚守谦卑敬业,实实在在做事的德行。我认定全科的培育是造就专科医生的良好基础,而且一生受用。

我从事的专科是中医老年脑病学。缘起恩师董建华先生于 20 世纪 90 年代在北京协和医院办西医学习中医班时,亲历神经内科定性定位诊断清楚,彼时已有 CT 影像检查,往往是诊断明确而治疗药物很少。董老师派我去协和进修,并协作研究脑病的中医治疗,谆谆嘱咐接受协和严格正规的训练,能积极探索辨治重大脑病的有效方药,以成为顺应时代需要的明医为目标。现代神经病学是以神经解剖定位为诊断基础的。为此,我特地返回北京中医药大学,请邱树华教授带我复习,尤其是反复观看与记录颅脑和中枢神经系统的标本,建立起立体的概念,弄明白神经纤维传导的路径,巩固了必须具备的知识,在邱树华教授的病历讨论会上勇于发言。神经内科治疗方法不多,因此常被问及中医怎么治,我简明介绍了辨证论治的证候与方药,后应黄惠芬主任邀请,在科内开了 8 个小时的中医讲座。联系中风及神经系统的退变、变性、炎症等病理状态,讲解中医辨证治疗的思路,得到了很好的评价,大家认为讲得平直明了。

专业决定了我接触各种异质同构的老年人,有老农、老工人、老干部、老战士、老知识分子等等。他们有共同诉求,对于社会价值观的变异与家庭意识的淡化十分敏感,看不惯,甚而反感与无奈。自然诊疗中接触的文学家、哲学家、科学家们会传授给我许多知识,帮我分析许多社会医学与人文道德的学问。渐渐充实了我的杂学知识,但我称不上杂家。如此,在承担科研课题、项目过程中,邀聘过农学、工学、理学(数学、物理、化学、生物学)、哲学、社会学、经济学、教育学的教授学者,培养以中医药学体系为主体的博士后工作者。因为博士后培养是一个综合学科的小组开展研究工作,以多学科知识技能的相互交织、渗透、融通,学科交叉培养进站的博士,同时采取几位不同门类学科的师生共同学习一起工作,能拓宽视野,有利于解决博士不博的弊端,是一种可行的方法。我曾身体力行这种方法,就老年脑健康体检,应用量表与 TMR(总运动分数)或用 FMR(功能性运动及相关症状)筛选,筛查老年期认知功能早期障碍以善忘为主症的人群,并以中医养生治未病的措施干预,深入社区做预防阿尔茨海默病、血管性痴呆的现场控制恶化的研究。集中医学、心理学、社会学的专家学者,展开自然科学与社会科学两大门类的交互融通,带领博士后做数据库建设,宏观深入与微观细粒化结合对防控方案进行探索。于概念上变革,对人生的历程进行系统性反思,尊重疾病的故事,感同身受地抚慰患者使其优雅地老化。进入到实践美学的领域,将大自然天地人神一体化的规律叫作"真",把人类实践主体的根本性叫作"善"。当人们的主观目的按照客观规律去实践得到预期效果的时刻,主体"善"之目的性与客观事物"真"的规律性就交汇融合。真与善、规律性与目的性的这种统一就是美的根源,也是自由的力量。自然事物的形成、性能、规律都是特殊的、具体的、有限的。人类社会在长期的实践活动中与多种多样的自然事物、规律、形式打交道,逐渐把它们抽取、概括、组织起来,成为能普遍适用的性能、规律和形式,这时主体的活动就有了自由。什么是自由?显然,自由是一种力量,是真与善结合形成的力量,遵循人类学本体论的方向,通向美的直接领悟,即人道的、短暂的、淡薄的、来来往往的、不定的直觉,获得多方面的概念,移入思想背景时引导我们去发现科学真理,去寻求解决问题的钥匙,去阐释已有的经验。如此即可"以美立命""以美启真""以美储善"。回首几位博士后在站的工作,从社会学切入老年经济收入与晚年医疗费用支付困难的现状;从经济学视角探讨新药研发的效应及合理用药存在的问题;从管理学分析我国养老机制存在的种种现象,寻求可行的办法;从心理学视角探讨老年脑健康及人文关怀,进一步落实到叙事医学的推广和基础研究的方法学；从哲学形而上学层面以负性逻辑引导老年人重生安死、清虚静泰的生命观。

我不是杂家，唯杂学知识与技能，对重塑医生的伦理道德和诊疗技术的提高多有裨益。

第五节　白黑、显隐、生死的觉解——致中医高校毕业生老学长的一封信

尊敬的学长们道鉴：

我们老了常常回忆往事，总结人生历程，先要仔细思想。想什么？怎么想？而后做系统的反思，会带给我们愉悦和力量。用哲学的思考，不再是求知识，而主要在人生境界格局的安宁至善、求真立美。倾心尽力为年青后学做点事情，希望后薪旺盛，传承精华，守正创新，发掘国学原理，结合数字化新纪元的现实，将中西医并重的国策落到实处。

回首我辈学长们走过来的路，有老革命家亲切关怀鼓励，几度欢欣赋予能源去奋斗，老师辈为谋生存，废止旧医案竭力奋争的胜利居功至伟！非主流医学的待遇，许多难为之事带给我们坎坷、惆怅，唤起我们为学科建设、事业发展尽到自己的责任，构建了规范。这样来看，我们还是幸运的一代。

人生活在物质、精神、人群社会三维结构的复杂系统中，时空总是在流转变化的过程。如何认知理解宇宙、世界、社会一切事物，顺应自然而幸福安康地度过垂暮之年，是老年不可回避的事情。举凡阴阳、动静、顺逆、白黑、显隐等既对立又关联的事物，正反相抵、同步消长、互相转化的辩证统一是中国人的大成智慧，也是人类的宇宙观、价值观的重要内涵。中华科技文明的阴阳符号系统被西方历史学家称为历史周期流转变化最贴切的系统。人身三宝——精、气、神，气聚成形而形立神生，形神共俱而形神兼养维护生理心理之平秘；一气化生为精，精血津液为生之资、化源本根；气不可不散而散为太虚原象，大象无形为精神之象，仁德和合、无朴纯素之象，自强不息原发创生整体之象。寥廓幽玄博大的宇宙苍穹是创生的时间空间，必先立乎其大以诚敬存之，大则识仁，仁心仁术礼归于仁，知常变者知足常乐，知其白而守其黑，做到显隐自如。

白与黑、显与隐的觉解，对于老年已退休或居二线的人是值得关注并身体

力行的事。白象征光明、进步、纯洁,白而不污;黑则幽玄、回避、忍耐,素而不杂。道学讲"知其白,守其黑,为天下式""知其荣,守其辱,为天下谷"。白与黑在同一时空的成年、壮年与老年人群是亦此亦彼的,绝不是只此非彼或非此即彼的。正负逻辑是顺逆互动的关系。应该认识"守其黑"并不容易,尤其在困境中以敬代静,守静笃护正气,谦卑处世,守住"玄生神"而"道生智"。与此同时,正纲明道,检讨一生的经验教训,发挥启迪后学的积极现实意义,也不愧往来一生一世。显与隐也是同步存在的,儒家"游方之内"担当社会责任,道学"游方之外"顺自然无朴纯素。儒道互补,既有入世出世的对立,又演绎着一种力量的平衡,以出世的精神无私无已无功做入世的事业。显者崇仁德、尚和合、敢担当、负责任,是社会组织主流意识,是主动的正方法正逻辑;隐者为维护自身品德、意志处于屡弱逆势状态的退避、隐居、蓄力而为启动的负方法负逻辑。正方法与负方法是相辅相成的,事物始于正方法而蕴有清晰的实质的思想,终于负方法不停顿的反思总结教训以臻系统完善。当今以历史范畴看负方法,是中国哲学对世界的贡献,人类觉解显隐自如,止于至善,动静有序,先识其大后识其仁,礼归于仁,正中和合,则事功可成。

　　觉解人之生死,当以生的意义为开端。人生明道正纲,德行为常。明道正纲必以天地阴阳纲纪的宇宙观、世界观、人生观为主导。对于中医学人,以天心、仁心、仁术,无朴纯素维护生命健康为"任我",服务民生为德行。人至垂暮之年如何对待疾病的苦痛,又如何认识死亡的降临,是必须面对而不可回避的事。人生全程融汇在大自然中,让自然真正成为自然,草木鱼鸟生长化收藏,而人类生老病死是自然法则,是不可逾越的规律,也是超越疾病痛苦的动力。人老了,脏气虚衰、残蚀退化难以避免,期待于长寿的时间中多做有益社会民生、具有时间性价值的事。对于多数老年患者而言,接受忍耐病痛和企盼磨难离身均急需医生的慰藉帮助,作为医生,感同身受病痛是社会责任的义务,应该尽心竭力宏其道、扬其术,挽救危难的生命,为构筑医患道德共同体做到医德医风的行为示范。

　　今逢盛世,中华民族传统文化的复兴,被淡化的国学回归。中医药学是国之瑰宝,蕴有深邃的哲理,是打开中华科技文明的钥匙,吾辈学人必须认真地思考给予清晰明确的回答。回首武汉大疫荼毒,战斗在一线的医生护士们勇敢拼搏的精神,尤其是殉职的先烈、舍生忘死的悲壮英魂,这是和平时代伟大的抗疫精神、爱国主义集体主义的精神。缅怀英烈,鼓舞斗志,唤起我们对古今贤哲于实践中建立伟绩的敬仰,激发我们追寻前人足迹的信念,冀望老骥伏枥多做些传薪功夫,留给后辈具有时间性价值的纪念吧!

第六节 给在读同学们的信

写给在读同学们的信 一

人老了,常回忆起往事。《中医天地》是医 1983 级王海同学倡议建刊的,他是首任主编,当时我是在任校长。听说刊物延续至今,我很高兴,很愿意和学友们在治学和学术方面讨论和交流。

前些时候张其成教授到访,我得知学校成立了国学院,又逢《中华医藏》专家委员会上喜迎训诂学大家钱超尘先生参会,言及振兴国学、读懂典籍靠训诂的事情。我们就先谈些中医药学人如何看待文化这个题目。

进入 21 世纪提出回归原创之思,中华民族的伟大复兴必需的条件是弘扬具有中华民族优秀特质的早熟早慧的未曾断裂过的传统文化。以中国人智慧的"尚一""尚同"的哲学,倡导"和而不同""小康大同",一带一路共商、共建、共享体现中国特色社会主义新时代、新征程。2017 年《中华人民共和国中医药法》颁布实施,《中医药发展战略规划纲要 2016—2030 年》正在推进,可以说为中医药学科带来了前所未有的发展机遇,这是中医药学科发展的文化软实力的提高,为中医中药事业、产业的进步,为中医药学学科原创思维一元和合、取象运数、形神一体的深化研究,为落实中医药学原创优势整体观、治未病、辨证论治,治疗现代难治病的共识疗效的擢升创造了条件。

医学是人学,以人为本,为病患减轻苦痛、恢复健康是医生的神圣职责,中医药学具有科学和人文的双重属性。在自然哲学引领下,一切以人为研究对象的学问均与医学相关,坚守优秀的特质的国学,儒家的仁德伦理,释尊的识心见性的本真,道家的无、朴、清虚的顺自然,兼取异族他国的文化养分。当今对于传统文化的回归,为中医药学科的发展拓宽了时空,中医药学人应有文化自觉,惟仁惟学,奋发图强,于年轻时认真刻苦,热爱专业,培养锤炼治学的基本功底。什么是学人打底子的功夫? 其实就是"通才"教育的本底,是《三字经》《百家姓》《千字文》三本小书,当然在中小学读过的语文、历史也包括在内,还需要读些哲学知识。因为中医药学学科的理论体系源于先秦哲学的"全息太极图"与"河图洛书",是动态流转。

整体直观的阴阳五行学说,是哲理科学与人文医学整合。象、意、形相互联系,重视人体本体论与关系本体论的连接,重视功能与形态、信息的合和,将人的健康与疾病置于天地之间消融于大自然之中去对待。其学科框架是"天道自然"一体化,"道"是自然与社会的总规律,人类要顺自然合规律性,相处世间中和庸常,生活合目的性有利身心调养。概括起来中医学的学理,科学人文的整一,主体内涵的普遍关联切合当今高概念大数据时代的特征。

治学"不能不重视源头",整个文化都有追溯源头的现象,回到"始源"和"开端",就是护持和开发源头活水,去寻找获取新发现。与现代学术研究的路径连成一体,就是说传统不仅是历史,而且具有重要的现实意义。中医学始源于《素问》《灵枢》,是晚周医药学家群体合著而不署名的作品,包括理论体系、针灸和运气学说。古代的典籍还有《难经》《神农本草经》《伤寒杂病论》《金匮要略》等,古书是有生命的,是医生们学医业医活生生的记录、梳理和总结。今人读古书,付诸诊疗实践,进而发挥创新,传承有生命的历史。同学们要认真学习,读懂古书,了解历史,了解贤哲前辈的精神、灵魂,更重要的是思维和学风的训练。介绍大家读一本中国社会科学院王树人先生的著作《回归原创之思:"象思维"视野下的中国智慧》,启迪我们的原发创新性。目前的一种倾向认为,凡与考试和就业无关的书,一概斥之"无用"。其实正是这些无专才所需的书,对于生活的领悟,对于大自然的敬畏,对于幸福与苦难的体会,恰是我们处于人世间的助力,是独立思考、自由聚力与精确表达的训练。有可能读过这些所谓"无用"之书却决定了一辈子人生的命运。

写给在读同学们的信　二

直面中华民族传统文化的复兴,我和学长们虽已垂垂老矣,但在中国日渐崛起的时刻,尚应鞭策自我,以老骥伏枥的精神对学科建设方向和同学们做些沟通交流,这是一种责任。

随着"以人为本"健康理念的普及,中医药学的学科方向必须变革,以适应大环境的变迁,服务大卫生的需求,这是当代中医学人的历史责任。学科方向在中国哲学引领下实施医学健康行动,将人放在天地之间来对待健康与疾病。科学与人文互补互动,象、意、形融通,精、气、神一体,弘扬原创思维与原创优势,重在治疗临床优势病种,以整体观、辨证论治为主体的诊疗体系框架的完善,获得共识性循证与叙事医学的疗效,基础理论概念的诠释与宏观深化研究,治未病理念与方法的普及推广,研究思路从"还原分析"朝向"系统化研究"的转变,探索分子生物学多组学网络与合成生物学对病证方药整合的科研设计与机理研究。强化建设规范的中医中药行业,国内、国外通行的标准,不断提升中医药学的国际学术的影响力。

恰逢2017年冬到2018年春,乙型流感疫情发生,重症在婴幼儿童,高热不退、咳嗽、咽喉痛,依据明清温病学派卫气营血辨证,肺胃蕴热而感受疫毒呈寒包火证。西医强调打疫苗,而预防甲型流感的疫苗对乙型流感可否预防是一个问题;西医多主张早用达菲治疗,疗效尚待观察。最值得关注的是合并症,若继发病毒性肺炎预后尚好,若并发病毒性心肌炎则患儿有可能留下心肌病。中医药治疗外寒内热当表里双解,严防入营毒损心络,论治防范气营两燔之重症的发生。回首2009年甲型H1N1流感肆虐,中医专家依照麻杏石甘汤与银翘散加减设计的金花清感方,运用标准汤剂的循证医学的疗效观察报告在美国《内科学年鉴》上发表,世界卫生组织推荐中医药防治甲型H1N1流感的经验。其预防与治疗普通型的共识疗效是国民所需,并提高了国际学术影响力。

对于中医药学学科属性必须有清楚的认识:一是以大科学为指导,充分开放多学科参与中医学术研究;二是重视基础理论研究,回归原创之思,整理哲学原理对中医的引领与指导。中医学理论不是唯物的,而是以唯象为主体的,非线性不确定性的,应强调人类本体学的实体本体论与关系本体论的整合,注重能量与信息的时空转换,以谋求在复杂科学领域里开展中医中药科学问题与方法学的研究。既有唯物史观又有唯心史观的观察,显然中医学的现象理论与后现代大科学的宇宙观相吻合。

社会已进入到高概念大数据的后现代。高概念一是体现在科学技术与人文哲学的互补互动,取向是人类追求真善美;二是要研究提高系统的相关性,要敢于突破原有学科的边界,提倡交叉整合;三是对他国异族文化中的科学概念进行诠释、吸纳与推广。大数据是针对复杂系统多学科多元化研究的海量数据,包括非线性、不确定性数据的综合集成技术。可见高概念大数据技术为中医药学学科理论框架与临床实践指南的更新完善创造了良好的机遇。回忆20世纪医学发展的轨迹,是与主客二元论与还原论为中心展开的纯生物学理论与技术的研究,代价是人文医学的失落,忽略了人作为主体的苦痛的感觉与心理。强调理化生物学指标作为诊疗判断疾病的标准,看似医学进步了,而医患之间隔离疏远导致医患矛盾频发,再加上价值观的变异,医患成了卖方买方的利益冲突,失去了仁爱道德伦理。进入后现代,"以人为本"的医学价值观将引导科学与人文的整合,整体论与还原论的整合,象思维与概念思维的整合,系统性研究与描述性研究的整合,循证医学与叙事医学的整合。朝向西学东渐和东学西渐汇通,东学西学互参,中医西医克服偏见,秉持"和而不同""尚一"的中华传统,容纳坚守并蓄,为实现我国的统一的新医药学派创造条件。

第七节　秉承独立之精神,自由之思想——致中医药年轻学人

各位唤我一声"老师"的中医药青年们:

你们好!

50 多年来,我从事中医药临床实践、科学研究、学生带教以及管理工作,认识了数以千计的中医药青年学人,也培养了诸多中医药专业的本科生、硕博研究生及师承制的学生。现如今,你们都尊称我一句老师,我甚是欣慰,也深感任重而道远。在中医学教育这一领域,我始终以一句话作为我的座右铭——我愿意像蜡炬一样,永远为中医药的教育事业奉献光和热。我也始终鼓励中医药青年学子,应该秉承"独立之精神,自由之思想"来传承和创新中医药事业。我始终认为,人才是中医药学的根基,学科是中医药事业发展的基石。值此教师节之际,我愿意和大家分享一份做人和做事的感想。

首先,中医药青年人应该修身、齐家、爱国、怀天下。

正如习近平总书记所说,青年一代有理想、有本领、有担当,国家就有前途,民族就有希望。实现中国梦是历史的、现实的,也是未来的;是我们这一代的,更是青年一代的。中华民族伟大复兴的中国梦终将在一代代青年的接力奋斗中变为现实。从曾参的"修身齐家治国平天下"到顾炎武的"天下兴亡,匹夫有责",再到周恩来的"为中华之崛起而读书",这些都是志存高远和担当精神的具体表现。

中医药青年人要努力使自己成为"实干型"人才,办实事、出实绩,也务必秉承一颗谦卑之心。对于青年来说,"修身"分为两方面:一是练就强健的身体素质;二是要修心,即陶冶高境界的人文素养。从事医药事业的青年人,要熟读两篇短文,一是《伤寒论序》,二是《大医精诚》。前者字字珠玑,言辞恳切地向后人展现了一代医圣张仲景作为中医药人的"至真、至诚、至善"。后者则是药王孙思邈对后世中医药人有关"医德"的告诫,第一点即为要"精",他认为医道是"至精至微之事",要求医者要有精湛的医术,习医之人必须"博极医

源,精勤不倦";第二点则是要"诚",要求医者要有高尚的品德修养,以"见彼苦恼,若己有之"的感受,发"大慈恻隐之心",进而发愿立誓"普救含灵之苦"。

"齐家"就是应当把自己的家庭经营好,幸福美满的家庭生活必将形成良好的家庭氛围,惠及亲朋好友。良好的家风建设是构建和谐社会的基础,家庭层面的价值观对青年的成长具有极其重要的作用。

"爱国怀天下"则是要求中医药青年人不仅要顾及个人层面,维护好家庭建设,还要"先天下之忧而忧,后天下之乐而乐"。特别是在当前激烈竞争的环境之中,中医药青年人应该自强自立、不忘初心、牢记使命,始终铭记"少年强,则国强"。

其次,中医药青年人应该"读经典、做临床、参明师"。

中医药的发展重视传承。对于青年一代中医药人而言,首先要做的就是基于现有的资源,如中医药古籍经典著作、历代名医经验记载等,进行广泛的阅览。这些先贤们留给我们的宝藏启迪了屠呦呦研究员成功发现青蒿素,今后一定还会有更多的成就,这便有待一代又一代青年中医药人的不懈努力来实现。"敏而好学,格物致知"是中医药人应当终身保持的习惯。

再有,成为良医必定要勤于实践。所谓"纸上得来终觉浅,绝知此事要躬行",医学更是如此。从事中医药工作的青年人,其工作生涯永远是经典领悟与实践真知之间的有机结合。

最后,中医药的发展需要三驾马车——科技创新、哲学思辨和人文精神。

21 世纪以来,以人工智能、互联网、区块链为代表的新一代信息技术得以广泛应用,以合成生物学、基因编辑等为代表的生命科学领域闪耀着人类智慧的光芒……新一轮的科技革命正在重构全球创新版图。中医药的发展要持开放和包容并蓄的原则,任何新方法和新技术,凡是能为我用的,都应以"他山之石可以攻玉"为导向。青年中医药学人应该具备"人无我有,人有我优,人优我特"的创新意识。

中医药发展的根源性指导思想则应该提倡回归原创思维,即象思维。也许很多青年人会觉得象思维很陌生,甚至晦涩难懂,望而却步。但象思维对于中医药的理论发展和实践来讲具有非常重要的价值,如"司外揣内"的诊断逻辑和中医诊疗过程中的"辨证论治",其精髓就是象思维。象思维的获得往往在于人生的历练、中医实践的思辨以及对经典的领悟。如果将象分为四个象限,那么第一象限是可以用文字语言表达、可以感受的明知识;第二象限是用算法、数理模型、生物学的模型表达的,可感受的却难以用语言表达的明知识;

第三象限是心领神会的默知识；第四象限是不可表达、也不可感受到的暗知识。从明到暗，认知深度递进，这需要青年一代不断加强自身象思维的训练和探究能力。在此，我推荐大家可以去读一读《回归原创之思：“象思维”视野下的中国智慧》。总之，中医学的理论根基是象思维。观象论病，以证统病，整体论与还原论辩证统一，具象与逻辑概念互辅互动。重视原象太虚，面对浩瀚的宇宙，放开去思考，实在去工作，一定会有收获。中医药学是一门“人学”，就像当前西医强调“人文和科学知识是医生一双翅膀”一样，素来“以人为本”的中医药学一直践行着“生物 - 心理 - 社会”的新型医学模式。因此，追求“真、善、美”以及“天人合一”的崇高境界，是青年中医人务必存于心底的梦想。为此，我推荐大家去读一读《千字文》。

我已经 80 多岁了，我唯一的愿望就是把年轻人带出来，只要生命的烛光还在燃烧，能够照亮我脚下的路，我无论如何也要在培养新人的路上继续向前。

第八节　《惟仁惟学》为硕、博士生的讲座

惟仁——怎么做人、做医学研究者的基础！

医学是人学——举凡与人的健康、疾病、生命相关的学问均与医学相关。医学离不开哲学，也离不开经验；医学无分中西，无分传统与现代。

医生神圣的职责是疗伤治病、减轻病患的痛苦，医学是生死攸关、由死向生的领域，医疗的功能是能使病患和缓而尽享其天年。探索并追求“共识疗效”是医疗的目标，更是医学的生命力。

中医药学是中国传统文化的瑰宝，是世界唯一全面、系统传承下来的传统医药学，“坚持中西医并重，传承发展中医药事业”是当今国家实施的中医政策，以 2017 年 7 月 1 日施行的《中华人民共和国中医药法》为依据。

医学是人学，人学主旨是“仁”，仁义、仁德、仁心、仁术。儒家五常“仁、义、礼、智、信”是儒学的核心，是社会人群的主流意识，重名教、敢担当，崇尚大德、践行公德、不舍私德、义利事功、天道酬勤，于生活主张游方于内的“入世哲学”。“仁德”是生命的力量，“礼”归于“仁”，“礼之用、和为贵”，“礼”即调节、和而不同，“尚同”“大同”“小康”，建设团结、和谐、创新的学术研究团队。儒家仁学是克服矫正纵钱、纵权、纵势、纵众社会价值观异化的锐器。道学倡导“无朴”，“无”即自然，混沌为“一”、大象无形。“大一”寓有“小一”：

"大"而无外,宇宙浩瀚苍穹,太虚原象,寥廓大公,一元正气;"小"到基因、单光量子,赋予人类四维动荡的时空。道学是自然朝向的哲学,重易学、知常变,于生活主张游方之外的"出世哲学"。乱世隐居,显隐视世,实而无为又无不为。"入世"与"出世"既彼此对立,又互补互动。道学之朴,朴即纯素,不杂不污,与"仁"连接,无己无功不为私欲而动,无为而治又无不为,丰富了仁学内涵。儒道互补演绎着一种"力"的平衡。中国哲学既入世又出世,以出世精神做入世事业。中华传统文明既惟学又惟道,惟学者积极获取积淀知识技能;惟道者提高心灵智慧,重视太虚原象本真之我与生命本真的原发创生性,培育对研究命题的想象力与好奇心是创新的动力。

儒道互补做系统反思的思想,"格物"为完成事业,"致知"为提高道德境界。我们的目的是要知道外界和自我本性的"理",用"敬"而"致知"。"敬"即敬畏、谦卑,何以用"敬",若不用"敬"可能是一智之习,而不能达到体悟的目标。务必记住中医学的治学有感性、理性和悟性。年青一代中医只有"博施于民而济众""从心所欲而不逾矩",将合规律性顺自然与合目的性利民生和谐统一,才能体悟道内求真、储善以立命。《论语·子罕》:"逝者如斯夫,不舍昼夜。"多么深刻的感慨!非理由天启而通,有人的情感的渗透,表达了对存在的领悟和对事功生成的珍惜。总之,先做"仁",而后做某种职业的人。

创新是学科进步的动力,要树立正确的宇宙观。天人合一,天道自然一体,和而不同的终极理想,生生不息的民族特质,厚德载物善于包容外来文化成就的科技成果。在"惟仁"的基础上"惟学",适应高概念大数据技术的时代背景,传承优秀的中华民族文明,与时俱进,更新学科理念。习近平总书记肯定中医药学是古代科学的瑰宝,是打开中华文明宝库的钥匙。源于史前期尚无文字表述的中原文化,体现于贤哲与民众观察测绘黄河流域、天文地理、物候气候等形成的河图洛书与负阴抱阳的太极图,农耕文明重血缘、重人伦、重家族。以象思维为主体,底蕴深邃的哲学是古代科学与医药学的根基,它不仅是过去的,而且应该成为承接过去、今天、未来的历史流程。是当今中医药学人以精勤不倦的慎思学用而博极医源,发皇古义指导诊疗而造福民生。

一、重始源、体认知河图洛书的符号系统

河图、洛书、太极图启示出宇宙观五运六气整体动态流转变化,以气 -

阴阳五行学说为关联,以象思维为主体的中医药学理论基础符合高概念特征。

以木运为例:天三生木、地八成之。东方甲乙木,主肝胆,五官为目,五体为筋,五液为泪,五声为呼,五音为角,五季为春,五气为风而气所胜以干燥胜风,五志为怒而志所胜悲胜怒,五色为青,五化主生,五味为酸而味所胜辛胜酸,木曰曲直、主疏泄而藏血,主中清,五时为平旦,其德为和……其令宣发,其变摧拉,其眚曰陨……

若岁木太过,风气流行,脾土受邪。此木克土,又木运凌犯太甚反制于金,累及肺和大肠。主病飧泄,食减,体重,烦冤,肠鸣腹支满,上应岁星。甚则忽忽善怒,眩冒巅疾。化气不政,生气独治,云物飞动,草木不宁,甚则摇落,反胁痛而吐甚,冲阳绝者死不治,上应太白星。

若岁木不及,燥乃大行,生气失应,草木晚荣,呈金克木之象。肃杀而甚,则刚木辟著,柔萎苍干,上应太白星。民病中清(胆病),肤胁痛,少腹痛,肠鸣溏泄。凉雨时至,上应太白星,其谷苍。上临阳明,生气失政,草木再荣,化气乃急,上应太白镇星,其主苍早。

概括引用《素问》经文,可知人体健康、疾病、生命与天地自然、人际社会密切关联,气运太过或不及,以象为主体,其病证以整体观察流转变化之象,证候是辨证的核心内容。

道通为一,"无""朴""有"的符号系统是古代科学哲学的渊薮。道生一,一生二,二生三,三生万物。器象具象,形而下,与概念思维可以互融;道生一、一生二、二数神,形立神生,形神共俱。原象太虚,形而上,神不可测幽玄深远。自然社会构成复杂巨系统——大成智慧学,浑分交替,顺逆转化,消长对称,显隐易变,既互相关联又演化互动,整体论与还原论辩证统一,浩瀚的宇宙苍穹,赋予人类广阔的思索发掘的时空。

二、继贤哲开来学、与时俱进

无论汉代"文景之治"、盛唐"贞观之治"的民富国强,抑或南北朝五代十国的三百多年战乱瘟疫肆虐、民生凋敝、经济滞后,城乡医师毅然挺立于世间防控疫病,救民于水火,维护民族的繁衍生息,医药学一直在与时俱进、向前发展。至宋代我国医药事制度已臻完善。新中国成立以来,中医中药在防治传染病与感染性疾病及现代难治病,朝向民之需、国之用,兼具有国际影响力的共识疗效展示出原创思维和原创优势(例如 2009 年抗击甲型 H1N1 流感的金花清感标准汤剂)。

三、面对数字化新纪元、推动学科进步

学习践行叙事医学,重塑医德教育,体现人文精神。把握叙事技巧,一是在场感同身受,认真聆听疾病的故事;二是系统反思疾苦,写好平行病历,提高患者抗病能力,正确对待生死,在生命最后阶段,乐观主动去做未竟的事业。

正确体认循证医学。面对伦理与逻辑学的挑战,改进循证"循"的方法学,驱动向多元化、多学科循证科学方向,以充分证据结合人文关怀朝着真实世界努力。将中医临床医学优势融入循证医学,观象论病、以证统病。观天地阴阳之象、观万物生灵之象、观健康疾病之象,以象为主体本体,以五行学说为关系本体,以证候为核心,方证相应、同治异治而据证治病。

进入大数据时代,学习激活数据学,梳理、总结、碰撞、发掘古今名医名案,将大数据变成"活"数据才有生命力。混沌的大数据并非混乱无序、无用。医生们系统完整的病例均可成为诠证、理法、方药的信息资料。

信息和智能两化融合的时代,机器学习阿尔法折叠蛋白质三维结构的观察,单光量子不可分割,量子态无需重复与复制。要关注暗知识、暗能源发掘的信息。象即知识,第一象限是可用语言文字表述的明知识;第二象限是计算推理的方程;第三象限是心领神会的诗画之魂的默知识;第四象限便是不可表述不可感受的暗知识。人脑与机器学习,昨天的暗知识发掘成今日的明知识将有巨大的潜力。英国物理学家史蒂芬·霍金提出的黑洞假说和老子《道德经》"玄之又玄,众妙之门""无中生有"逻辑符号殊途同归,对人类将产生无穷的智慧。

第九节　复读仁学净心明道　树立优良医风

"礼""乐"溯源远古图腾歌舞,于殷商鼎革时期"周公制礼作乐",总结传承完善系统化形成了"礼""乐"制度。儒家推崇周文王主,后世则以周、孔并称,周公是"礼乐"的主要制定者,孔子是"礼乐"的坚决拥护者。无疑"礼乐"与中华美学相关联。礼归于仁,最高价值是尚仁据道的生活。"礼"培育出人性,是人性的根基,人们在礼中自觉地脱离动物界。《论语》讲"立于礼",人的行为、动作、言语、表情、服饰等一系列感性秩序的要求,只有在"习礼"培

育训练中才能知礼成"仁",这就是从历史范畴认知国学儒家之美的社会性。《礼记·中庸》说:"喜怒哀乐之未发,谓之中;发而皆中节,谓之和。"将人的情感心理的"发而皆中节"提到超乎"礼"的一般解释的哲学高度,突出人的内在本性和个人修养,是人性心理大道的发掘,依赖于人内在的"智、仁、勇"三大主观意识的存在。近代梁漱溟说:"人类远高于动物者,不徒在其长于理智,更在其富于情感,情感动于衷而形著于外,斯则礼乐仪文之所从出,而为其内容本质者。儒家极重礼乐仪文,盖谓其能从外而内,以诱发涵养乎情感也,必情感敦厚深醇,有发抒,有节蓄,喜怒哀乐不失中和,而后人生意味绵永乃自然稳定。"《乐记》中说:"乐者,天地之和也;礼者,天地之序也。和,故万物皆化;序,故群物皆别。""致乐以治心,致礼以治躬。""乐极和,礼极顺,内和而外顺。""乐也者,情之不可变者也;礼也者,理之不可易者也。"非常明确地告诉我们"乐"只有直接诉诸人内在的"心""情",才能与"礼"相辅相成。而"乐"的特征在于"和",即"乐从和",因为"乐"与"礼"在基本目的上是一致的,都在维护、巩固人群社会既定秩序的和谐稳定。儒学构建了人类尚和合内在自然化的美学基础。

论中华医药学以天人合一、和而不同、以平为期体现"乐从和"之美感,人体身心、宇宙生灵万物相互感应和谐生存,"物我合一""知行合一""形神合一"都是通过个体心理情感官能认知感受的"和"来实现的。"乐从和","和"是多元多样的统一,相杂与相济,相同与相异,既对立又关联。整个世界自然与社会,人的情感心理就是多样的矛盾统一体。人要以平其心,心平德和为至善之美。先知其"大"后识其仁,以大象无形、太虚寥廓、肇基化源之原象思维,平秘天地阴阳,自我调节、沟通、协同、均衡,这就是"平",就是"和",中正和合,"和"则求真立意明理为美。

孔门仁学唤起人性的自觉。《论语》一书记载孔子讲"仁"达百余次,每次讲法都不尽相同,学者体识孔门论"仁"本身就是审美的,它具有非概念所能确定的多义性和不可穷尽性,极富深意地体现孔子的人生最高境界将是"审美"。中华农耕文明重血缘,讲孝悌,"君子笃于亲,则民兴于仁"。不诉诸神而诉诸人,不诉诸外在契约而诉诸内在情感,即把"仁"的最后根基归结为以亲子之爱为核心的人类学心理情感,把这种人性情感本身当作纯朴的实在的人道的本性。这正是儒家的人性论的始源,数千年灿烂着华夏文明人道主义之光。

论"礼""乐"二者,"乐"比"礼"与人的情感心理"仁"的关系更为直接和亲切。《乐记》所言"仁近乎乐""义近乎礼","乐"可从陶冶、塑造、培育人的内在情感来维护人伦政教，追求仁者爱人，泛爱众"老者安之，朋友信之，少者怀之"的理想。《乐记》云："君子乐得其道，小人乐得其欲。以道制欲，则乐而不乱，以欲忘道，则惑而不乐。是故君子反情以和其志，广乐以成其教。"业医者，服务于人学，疗伤治病，战疫救灾，以"仁""礼""乐"为本，以道制欲，以和泛众爱，恪守惟仁惟学，强化医德医风，培养医患道德共同体。美与丑是对立又关联的，全世界以经济为主题的社会背景难以避免物役的陷阱，人们价值观的异化呈现出放纵的情欲、行为、动作，各种贪婪、残忍、凶暴、险毒的心思和情绪、观念，各种野蛮、狡狠、欺诈、淫荡、邪恶丑陋的罪孽与情操，华夏文明作为批判的对象将其排斥在外，告诫人们保持严格的节制，重在教化，促进人性从恶向善转变，维持数千年之久的理念必将常存。对照中医药学人的大医精诚之美、术业之精，以仁德诚敬服务万民，嘉惠医林，必当代代传承。倡导格物正事、明医明道，以义利事功而致良知，"道"是意向，"德"是力量，"仁"是归依游于艺者，将技艺与道德二者从合规律性与合目的性相统一。医者以诚敬铸就灵魂，提高大德常德境界，净心明道的智慧传承创新。

美学是哲学的分支学科，美学研究的对象是审美活动，人类获得美感是审美主体对客观现实美的主观感受，总体看美学是感性学，学科内涵是维护人类心理精神健康，纯化人性心灵智慧。马克思主义美学提出"自然的人化"是美的本质。华夏文明古贤哲多以真、善、美立论，其真以格物正事描述现实的存在；其善表达意志、道德、制度、人文科学；其美感受语言文字行为一切技术、艺术、医术等表达的情感、心理、精神世界的特质范式。她从认知永恒存在将使人的思想与系统反思的思想哲学永恒存在，也会使美的哲学永恒存在。哲学美学是研究人的命运的，从而具有永恒的魅力。

《论语·子罕》言"逝者如斯夫，不舍昼夜"。多么深沉的赞叹！这不是通由理知，不是通由天启，而是通由人的情感的渗透，表达了对生的执着、死的自觉，对存在的领悟和对生成的大美的感受。启迪人们"死而不亡者寿"，在尚且不亡的时间中去做未竟的事业。时间不再是主观理智的概念，也不是客观事物的性质，时间在这里是情感性的，只有记忆历史，明白现状，期待未来，不舍昼夜集于一身的情感的时间，才是活生生的人的生命。

孟子最早树立起中华文明审美范畴中的崇高、阳刚之美。"我善养吾浩然之气"，它成为生命力量之大德、天德，是能直接与宇宙苍穹相交通，与天地合

一、与物我合一的太虚原象的创生性,将个体人格的道德自身作为内在理性的凝聚,形立神生,人之一气化生精,精、气、神一体融合互动,显现出强大的生命的力与能,这就是浩然之"气"最重要的特征。人格之美有"善""信",可为可欲有诸己,人们在行动中以自己本性所固有的仁义原则为指导,决不背离它。"美"是充实,"大"同美相连,"大"是充实而有光辉的壮观之美。大美与神圣链接,"圣"是大而化之,集历代科技文明之大成,做出划时代的创新,具有极重大感染化育的力量"神"是"圣而不可知"。国学讲"道生智""玄生神",神不可测,玄者幽远博大,又恍惚如麻丝,玄之又玄不可感知之"神"。以历史范畴看待人类科技文明的成就,破解暗知识、暗物质,揭示"神"通于大脑,迎接人类脑科学研究计划,信息智能融合的数字化新世纪,正需要美学哲学从源头重塑、完善、充实与更新。

第十节　重塑中医禁忌学学科的重要性

中医药理论博大精深,中医药原创理论是以其独特的天人合一、系统整体、司外揣内、知常达变等上层辨证思维指导临床诊疗实践的理论,体现为临床认识疾病发生、疾病走势、治疗决策等。其中中医禁忌学是其重要组成部分。禁忌是民族文化的产物,而中医禁忌学则是在古今社会民俗禁忌的基础上,经过历代医家长期实践应用,汲取经验教训积累而成。《孙子兵法·九变》曰:"是故智者之虑,必杂于利害。杂于利,而务可信也;杂于害,而患可解也。"强调医家"凡治病服药,必知时禁、经禁、病禁、药禁",此是金代李杲所撰《脾胃论·用药宜禁论》之名言至理。清代喻昌著《医门法律·申明仲景律书》,告知"先奉大戒为入门,后乃尽破微细诸惑,始具活人手眼,而成其为大医,何可妄作聪明,草菅人命哉?"多么深刻的律法,感人至切至要,欲成大医必先奉大戒,破解诸惑,勿犯禁忌。纵观中医药发展历史,上溯医圣张仲景、药王孙思邈、享誉世界的医药学家李时珍,都阐释了医药学禁忌丰富多彩的内容,展示出中医禁忌学问、智慧在临床诊疗摄生防病实践中的重要性,体现了医患道德共同体以人为本,共同维护生命健康的意义,是具有原创思维优势的医学文化资源。

2018 年,科学出版社出版了著名中医学家、临床家、教育家王辉武先生主编的《中医禁忌学》,该书是第一部全面探讨中医禁忌学的专著。王先生自 20世纪 70 年代坚守中国医学禁忌的研究方向,矢志不渝地培育了和谐创新团队,先后出版了多种有关中医禁忌领域的学术著作。正是在这样一个医者与患者均无法回避的重要议题上,又在前无先例可参阅的状况下,王辉武教授团队经 50 多年历程,在中医医学禁忌的系统工程方面取得了创新成果,令我们感佩至深。中医禁忌学渗透于中医药各个方面,尤其和中成药安全性评价有着紧密的联系,前者是后者的理论指导依据。目前,全国约有 2 000 多家通过药品生产质量管理规范(GMP)认证的制药企业生产中成药,中成药批文近 6 万个品种。2022 年版国家医保药品目录共收录中成药 1 381 个(含民族药 93 个),中西医药各占一半。上市后安全性再评价已成为中药监控研究的重要任务。面对如此庞大的中成药临床应用市场和评价范畴,如何积极运用中医禁忌学来指导做好中成药安全性评价,将有重要实践意义和价值。高等中医院校应开设与此相关的临床基础课程,应秉持仁德开放的姿态,吸纳东西方关于医学禁忌的研究成就。同时,要加强中医禁忌学人才团队建设,在中医高校学报设专门栏目,为中医禁忌学学科发展多做有益的工作,使之造福人类生命健康。

一、宜忌并重构建临床诊疗思维模式

老子云:"知其白,守其黑,为天下式。"警示世间正负逻辑的辩证统一。医学是人学,要以人为本,传承中医药学原创思维具有的原创优势,尤其在防治传染病与现代难治病方面所获得的疗效。有益是其"白",另则维护生命健康,顺自然守禁忌,注重摄生防病,而避免一切伤害;避害是其"黑",重视负逻辑。"守黑"而"知白",顺应自然,符合规律,可作为社会人群生活和健康行为遵循的准则。禁忌是一种否定性的规范,始源于《易经》。《黄帝内经》奠定了中医禁忌学的基础,设有"疏五过论""徵四失论""禁服""五禁"专篇以示医者过失,为经禁之要,也是最早对人类的饮食、起居、养生、情志、药物、针灸等禁忌进行针对性论述的中医经典著作之一。《黄帝内经》强调天人相应、承制调平、阴平阳秘的整体观,其"亢害承制"的思想更是奠定了后世医家对"宜忌"实践的理论基础。人类生存在物质世界、精神世界与群体社会三维结构的环境中,人类消融在大自然中,过分地消耗自然会导致环境生态的恶化,要克制浮躁、急功近利,营造和睦相处、宁静祥和的社会氛围。确切地说,应对人们社会生活与人体健康的不利影响因素做早期预警和防范,如驱逐见利忘义的异化社会价值观,以及对德、智、体、美行为过度消耗的防微杜渐。医者必须遵守"德行规范",

德归于仁,仁者爱人。德是生命的力量;"德行规范"把对于病患有损的行为一律主张"禁、忌、慎、不可、不宜、切莫";以同理心归属感对病患疾苦进行聆听并感同身受;对某些禁忌在某些特定场合中通过复方配伍、针灸、推拿、导引加以克制,甚而化忌为宜。

中医禁忌学中的禁忌是指在人体生命过程中,在某特定环境下,或疾病的某一阶段对某些语言、行为、用药、用方或某种方法实施禁止,违反则可能带来不良后果,即人体身心的异常。中医基础理论认为形神共俱,形立神生,对精神禁忌十分重视。顺自然怡情志,调气养神,让自然成为自然。顺自然是指顺应草木生、长、化、收、藏的生生化化的自然;让自然成为自然是人的意志、感知、理解、想象,是情思顺畅、无忌,生、长、壮、老、已的自然。相宜与相忌是相互关联的,可以互动融合,对禁忌要明辨慎用。中医禁忌学的思维模式,宜忌并重是一种智慧,它渗透到生命过程的各个角落,表现在生理、病理、诊断、治则治法、遣方用药等诸方面。

回首"中风病康复与预防复中"的研究,我们团队先后承担世界卫生组织国际合作项目与科技部"863"科研项目,以医学禁忌为指导,对调气养神、服食禁忌、摄生预防复中开展临床康复研究。历时 12 年,依从国学理念、康复学技术、禁忌学要求,提出"松与静"为防止复中的康复总则,归纳出"忌忿怒,日心斋,勤运动,小活动,食茹淡,勿偏好"十八个字作为日常调摄、预防复中的要领。其中有宜有忌,首当心身调养以求松静,人生以"郁"为大忌,五志怒、喜、思、悲、恐,以畅达思绪,而信者善,其情思最为重要。中央土运,为水与火、喜与恐之过渡中介,又为木与金、怒与悲之过渡中介,主中央、辅四旁、怡情志、顾润燥、纳化常。思想为先,要有中和的思想观点与方法,而后善于系统化不偏不倚反思的思想,令情绪稳定,心理健康,每日静坐心斋淡忘一切,调畅呼吸,气禀清静,调气养神。又动静结合,勤活动,活动量适中,每日数次小活动。食宜茹淡,禁忌过咸、过甜、过腻、肥甘的食品,勿饮酒及无偏嗜。宜静养、勤活动,多吃素、少甜腻,认真遵守禁忌,兼辅以药物、针灸、推拿治疗。经过相关临床研究验证,取得了较好的效果。

20 世纪 80 年代成立中成新药评审专家委员会,为促进中药产业发展,要求企业在《神农本草经》上品药的组方研发上市后,补齐新中成药安全性项目内容。其安全性诸项包括禁忌证、副作用、不良反应、注意事项等,然而至今尚有若干品种历二三十年后还"尚待研究""尚不明确",从未修订药品说明书。对于"后补齐"没有认真对待,导致目前中成药存在一定的安全隐患。1977 年,WHO 第 615 号技术报告正式提出基本药物政策,明确规定,上市药品安全性是第一位要求,不能急功近利只追求市场效益,要知道人类的健康与文明是靠禁忌来维持的,没有禁忌的医疗行为都是危险的!

二、禁忌内涵促进养生学与临床医学的发展

养生治未病是中医学的优势特色。《素问·上古天真论》曰:"上古之人,其知道者,法于阴阳,和于术数,食饮有节,起居有常,不妄作劳,故能形与神俱,而尽终其天年,度百岁乃去。"道法自然应天地之象、万物生灵之象、健康疾病之象,"道"为形而上之本,养生之益,切勿害。"和于术数"即数之易变为气,器为形而下之技术,又道生智、玄生神,明道者必形神兼养不可伤神。晋代葛洪《抱朴子·极言》曰:"养生以不伤为本。"并主张做到不伤必须懂得"忌",还具体指明十三种"忌",如"才所不逮而困思之""力不胜而强举之""悲哀憔悴""喜乐过差""汲汲所欲""久谈言笑""寝息失时""挽弓引弩""沉醉呕吐""饱食即卧""跳走喘乏""欢呼哭泣""阴阳不交",并强调"积伤不尽而早亡"。为避免伤害,研究"忌"对养生是一件重要的事,中医养生应包括起居、饮食、精神、运动、房事等养生禁忌内容。

中医药学的优势在临床,辨证论治是临床医学的精髓,张仲景在《伤寒杂病论》言:"观其脉证,知犯何逆,随证治之。"仅仅 12 个字概括了观象论病,以病统证,异病同治,同病异治,以证候为核心,理、法、方、药一致。论治之忌,总以治则禁忌为标尺,指导中医诊疗活动的正常运行。治病忌迟,忌失病机,忌伤正气,承制调平勿致失衡,维护阴平阳秘以平为期。具体在临床实践过程中服食禁忌,方药禁忌更具普遍意义。《本草经集注》有关服药食忌内容非常丰富,《中医禁忌学》亦列出了常见药物饮食禁忌。

《中医禁忌学》中梳理总结了病证方药的禁忌,针灸、推拿、拔罐、刮痧疗法的禁忌,还设有"中医禁忌文论选要"作为附篇。于附篇中载有滥施禁忌之戒,分别选自《儒门事亲·不忌反忌·不忌口得愈》《先醒斋医学广笔记·用药凡例·不必忌而忌之过》《归砚录·卷二》,其中所举病例据实分析病家生活病况以说明权变之道,而不忌者非滥忌而病亦痊愈。

三、中医禁忌学是中医临床基础医学的新兴学科

学科是科学的分支,中医禁忌学的理论与临床实践古已有之,而当今被淡

化,责其原因是社会价值观的异化,只求"益"不讲"忌"。"忌"在医学是强调以人为本,堪称"医门法律",是以儒道互补的哲学为根基的人道主义,又归于仁和纯素之道。医学的问题多是社会学的反映,医无私欲当义利事功而天道酬勤。医者须自明宜忌之措施,并一定要向患者嘱咐,门诊病历与出院小结禁忌是不可或缺的内容。重塑中医禁忌学要回归本位,一要在中医临床基础二级学科内为本科生、硕士研究生、博士研究生开课;二要培训教学科研团队;三要在中医刊物上设专栏研讨,多做学术研究和交流,并鼓励研究者申报国家自然科学基金与国家社会科学基金项目,争取获得国家与学界的支持及社会群体的助力。

四、中医禁忌学亟待系统全面开展研究

首先,需要厘清理论假说,寻找突破口。如何用现代科学语言来规范地阐释中医禁忌学内涵是首先要考虑的问题。如其他中医药理论研究一样,中医药禁忌理论大多停留在假说阶段,难以进行重复与推广。一方面,对同一中医药禁忌理论应用不同方法、从不同角度阐述,结果表达可能会有不同,无法给予统一评判标准。另一方面,中医药禁忌理论覆盖面广,各家学说缺少共识,给现代科学阐释也带来了困难。

其次,聚焦临床应用特点,提升到规范和指南的高度。一方面,需要聚焦于中医药禁忌适用于现代临床应用特点的理论、学说;另一方面,有必要建立科学内涵阐释的标准或指南,力争提升相关假说的实证性、可重复性和可推广性。

再次,积极运用现代科学研究方法,充实其临床应用价值。可以中医药禁忌理论为指导,以医者、患者为对象,探讨中医药禁忌理论的临床实践指导价值;通过有关中药安全性评价、药物警戒研究,发现中医药禁忌理论的临床用药指导价值;可以分别针对治则治法禁忌、药物禁忌、方剂禁忌、病证禁忌、养生禁忌、操作禁忌等方面,以具体的临床问题为导向,开展临床研究,为实践中医药禁忌理论提供科学依据。

优秀的中华民族传统文明是一种存在、一种动态过程,它不仅仅是过去的,也是承接过去、今天、未来的历史流程。中医药原创理论不仅是中医临床诊疗过程中理、法、方、药的基础,更是中医药传承发展的核心。然而随着医学研究发展的国际化、现代化,传统中医药理论由于其复杂性、抽象性和模糊性的特点,不断受到外界的攻击与质疑。如何用现代科学语言来规范地阐述其

包括中医禁忌学在内的中医药原创理论的科学内涵,已成为当前亟待解决的重大问题。因此,以原创理论为驱动,将中医禁忌学几千年来的理论、经验与现代科技相结合,不仅能够更好地解决健康问题,发展中医药事业,也能彰显中医药价值,更好地服务全人类。

第四章

面向数字化新纪元中医药学的学科创新

第一节 试论中医药学科的科学性及现代性

中医学体现了中国哲学"天道自然"的观念,"治未病"与辨证论治是其重要的内容。它既重视临床医学实践的理论总结,也强调理论对临床诊疗的指导。其理念的本质是整体的、具体的、辨证的,也是变化的、更新的、发展的。中医药自身历史发展的过程,充满了融合、互动和协调,经历了多重对立面的相互转化和吸收整合。

近三百年西学东渐,很多人以西方科学主义为标准,认为中国有"学"而未有科学,否定中医药的科学性。而今,中医药法业已正式实施,科技部与国务院学位委员会的学科目录中,将中医学和中药学列为医学门类的一级学科。依通常的学科标准:高等教育有教席,医、教、研、产有团队和机构,拥有各分支学科的学术刊物。国家政策支持、科学家首肯、广大民众拥戴的中医药学学科体系也已完成。尽管如此,仍有人提出中医有用但不科学,不具备科学主义的诸因素等话题。由此可见,在变化的环境中,如何认知中医药学的科学性及其现代创新确有必要作一探讨。

一、科学与人文的融合

医学是人学,无分中西。

中医药学的理论体系缘于阴阳五行,天人合德尚一之道,又离不开临床经验的积淀和体现整体性与辨证论治的理论指导。因此,中医药学具有科学与人文的双重属性。

当今,医学科技进步了,数理化学的成果推动了医学技术的进步。20世纪,人类防治传染病和感染性疾病取得重大成就,器官移植带来生命延续等,但医学人文伦理的淡化异化,成了新的问题。中医亦然。

医患矛盾的根源,是利益冲突演变成买方与卖方的关系。医者与患者本应是"尚一"的共同体,而现实情况却是,医患关系一度紧张,甚至伤医事件频频发生。其中日益凸显的伦理、法律与社会问题,激发了医学界与社会各界对医学人文的广泛关注。医学人文,就是一种人文的医学,其基础包括哲学、文学、历史、艺术、政治、经济、人类学等。这些人文学科在医学中具有重要价值,是医务工作者服务患者、谨慎和正确决策中必备的基本素质,也体现医护人员的人格教养。21世纪叙事医学的诞生,是为了保证在任何语言环境、任何地点,医务工作者与患者相遇时,都能全面地认识、理解和尊重患者的苦痛,懂得关注、聆听、建立患者的归属感。

中医药学具有敦实深厚的国学积淀,尤其是融入了儒家"仁"的思想内涵,"仁者爱人""礼归于人""人之受命于天也,取仁于天而仁也"。这里的"仁",蕴意公正、自由与力量;"礼",除礼节祭礼之外,还有调节、和合与协调之意;"天"的定位当是整体的大自然。

《黄帝内经·素问》撰有《疏五过论》与《徵四失论》两篇,明示医者的过失作为戒律,为生民疗疾愈病者自当警觉慎行。其理念敬顺自然之德气。德气为道之用,生之主,必当敬顺之。在西学传入后,西医逐渐占据主流位置,中医学人中有失去对自身规律坚守者,不论病情需要与否,一概中药加西药,凡遇感染,一律清热解毒加抗生素,而识证立法遣方用药日趋淡化,多用中成药而少了辨证论治用汤剂。至于坚持科学人文双重属性,尤其读过《十三经注疏》者,更是凤毛麟角。人文哲学对中医学人而言,也已面临断代的危险。

二、象思维与概念思维的互动

象思维是从中国传统文化的内涵和特征中提出的,是几千年来中国人思维模式的主流。它具有非实体性特性,是中华民族文化最高理念"道""太极""无""一""自性"等观念的表达。

象分属原象、具象、表象、意象等不同层次,体认原象是"体""观""悟"深化诠释的过程。近三百年来,西学东渐,随着现代科技的发展,概念思维、逻辑思维推动了人类科技进步和社会发展,而还原论的简化、僵化,压抑了象思维,使象思维为人所生疏乃至被忘却了。

从学理上讲,象思维是非概念思维,但与概念思维并非相互排斥,绝对不是水火不相容的关系。事实上，人类解决问题时，象思维，尤其是具象与概念思维是互动的。而论及中医药学的藏象学说、证候体系、方剂潜能等，也都有象思维与概念相链接的研究。关于气、精、神，经络学说，许多心理、禀赋的研究等，都离不开太虚原象的思维。但受西方中心论的影响，象思维的研究一度几乎被完全忽视或回避了。而今，在格外重视创新的背景下，对象思维的重新反思和试图复兴也是时代的必然。

原象是象思维的高理念、高境界，是老子所说大象无形之象，是精神之象，是回归心性开悟之象。象思维之原象，不是西方形而上学之"实体"，而是太虚之象，其原象并非真空而蕴有中和之气，乃是"有生于无"的"有"，从而是原发创生之象，生生不已动态整体之象。

象思维的兴起，与外部世界的变异相关联。自19世纪中叶始，科学标准逐渐成为衡量一切的唯一标准，把凡是不能概念化、公式化的事物，均排除在"真"之外。应当承认，概念化、公式化是一种还原分析不可少的抽象力量，是人类破解、把握科学问题所必需的，但其抽象化本身，也有着简化和僵化的潜在危险。因此，单纯靠这种思维方式，不可能把握事物活生生有机变化的整体。

与此相对照，中医药所基于的象思维，则强调对人与自然流转变化的整体把握。比如，中医学的临床诊疗程序，首先是"观象"，通过医者的视听嗅触味，视舌象、候脉象及征象、病象、药材法相等，从"象"开端，以"象"为主，识证治病。

三、学科方向的变革与创新

随着"以人为本"健康理念的形成，中医药的学科方向必须变革，以适应大环境的变迁、服务大卫生的需求，这也是当代中医药学人的历史责任。

因此，要将人放在天地之间来看人的健康和疾病。完善以整体观、辨证论治为主体的诊疗体系框架，获得共识性循证与叙事医学的疗效，基础理论概念的诠释与深化研究，"治未病"理念与方法的普及推广，研究思维由"还原分析"朝向"系统化研究"转变的探索，强化建立规范的中医药国内外通行的标准，不断提升中医药学国际学术影响力。

对于学科的属性，必须有清晰明了的认识：一是以大科学为指导，充分开放多学科参与中医学术研究，同时要重视基础理论研究，回归原创之思，整理哲学原理对中医的指导作用；二是要研究复杂系统的相关性，要敢于突破原有学科的边界,提倡整合;三是对不同民族、地域的优秀文化中的科学概念进行诠释、吸纳和推广。

近十数年间,笔者一直在体认医学方向的变化。新的趋势指明,中西医学有可能朝着整合方向迈进。

中医药学历来以临床医学为核心,其辨证论治具有原创优势,并与个体化医学相吻合。中医对方剂的研究,组建了多学科的研究团队,不仅有中西医药专家,还广泛吸收了化学、物理学等专家参加与指导。中医方剂有中药配伍组合的物质基础,又体现治疗效应,是中医理论的载体。笔者提出:"方剂的潜能蕴藏在整合之中,不同饮片、不同组分、不同化合物的不同配伍具有不同的效应,诠释多组分与多靶点的相关性,针对全息的病证,融合对抗、补充、调节于一体,发挥增效减毒与减毒增效的和谐效应。"整合效应包括药效物质与生物效应的整合、药物实体与表征信息的整合、药物功效与人体功能的整合。

通过实验认识到,"网络"可以作为整体,是系统的构建基础和关键技术。比如,"网络药理学"在宏观与微观的基因组、转录组、蛋白组、代谢组、表型等不同层次,有基因调控网络、蛋白质互相作用网络、信息传导网络、代谢网络、表型网络等各种生物网络作为复杂系统分析的关键,代表了一种符合中医药整体特色的研究新理念与新方法。

我国学者无分中西开展的复方网络药理学研究,与国际基本同步,有望使中药方药研究跻身当代科技前沿,为源头创新提供强有力支撑。比如,我国首次成功防控人禽甲型流感,在综合集成创新过程中,中医药依据明清温病卫气营血辨证诊治,研发出金花清感方。运用标准汤剂,在预防和治疗中均获得显著效果,论文发表在美国《内科学年鉴》上,世界卫生组织也建议推广中医药防治人禽甲型流感的经验,提高了中医药学的国际影响力。

目前,医学发展的总趋势,是实施个体化医学、预防医学、预测医学、转化医学和参与医学。这恰恰为中医药学发挥原创优势提供了良好机遇。比如,中医诊疗从整体出发,对同一种病,因遗传背景禀赋体质等差异,证候不同而治疗方药剂量也不同。在医学模式中,强调生理、心理与自然、社会环境的变化相适应。这些都体现了个体化医学的特点。未病先防、既病防变的思想,各种中医保健方法的推介,则践行了预防医学的真谛。中医以五运六气学说为代表,积极辨识体质健康状态及演变趋势,适应各种气候、物候环境的变化,则是现代医学所强调的,将重点放在病前的早期监测。

转化医学作为重点变革之一,更能凸显中医药的优势。中医讲转化医学,是从临床实践中凝聚科学问题,再做基础研究与新复方的开发研究,将基础科研成果转向临床应用,进而提高维护健康与防治疾病的水平。因而,转化医学的研究模式,必须是多学科联合体的密切合作,医院向院前、社区、乡镇转化、成熟技术向产业研发转化、科技成果向效益、民生转化、面向基层医教研产向人才培养转化。

当今的中医学与西医学,能以互补互动向趋同方向发展,能为构建统一的新医药学奠基吗?

产生于西方工业文明基础上的西医学,曾在一段时期内,将诊疗目标侧重于患者之"病",追求的是生物学指标,重技术重实证,强调必须可重复、可复制。在还原论盛行的20世纪,这对医学进步有一定积极意义,但从长远来看,有本末倒置之嫌。而中医学的诊疗目标则侧重在患病之"人",中医学作为整体系统医学有明确的内在标准,如"气脉常道""积精全神""阴平阳秘"等。在具体干预方法上,中医强调饮食有节、法于阴阳,倡导每个人主动参加到对自身健康的认知和维护健康的全过程中去,做到正气存内、邪不可干。这与现代健康管理的观念同样不谋而合。

因此,我们在推动转化医学与运用网络医学作为调整改革的重点时,面对多因素、多变量、多组织器官复杂性现代难治病诊疗过程中,充分体悟还原论与系统论的思想精髓,中医学与西医学基础整合继而生发出新的创新创造的可能性是存在的。

第二节　整合医学理念的形成与提出

我出生在城市,为避战乱随母返乡,有3年的农村生活。5岁学做农活,亲历种子萌芽、间苗、中耕锄草、拔麦子、割谷子、掰玉米等,有过日出而作日落而息的务农体验,有与自然融合的感受。古代先贤有称"务农以成明医"之论确有道理。

我是首届学中医的大学生。在读期间的教务长祝谌予先生,系京城名医施今墨的门婿,他幼承家学,青年时期东渡日本,就读帝国大学医科。建院初始主张适应今朝医学发展,力推中医与西医课程6∶4排课,生产实习安排有西医相关学科。依我记忆,解剖学120学时,组织胚胎学36学时,其他如生化、生理、病理、药理、微生物学等学科,均从中国医科大学诚聘讲师级以上的教师授课。还有普通基础课,如物理、化学、生物学、医学统计学。据调干学生、中专卫校老师与学生反映,西医基础课所学深度与广度高于中专卫校水平。一年级首先开课的是"伤寒论"与"内经知要",而不是普通基础课,与高中所学全无联系,真是听不懂,一头雾水。然而讲哲学的先生基于"天人合一"的理念分析东西方文化的差异、农耕文明、儒道学说与国医国药却能理解。总之,本科 6 年的学业,中医要靠临床实践提高,西医学具备了一定基础。

　　1963 年,我进中医内科病房做助理住院医师,跟随康廷培老师搞肾病,中医治疗则辨证给服中药汤剂,西药给服激素。时逢一例首都机场工程师陈某,男性,34 岁,肾病史 2 年,处恢复阶段,深秋感受风寒病发,遍身水肿,阴囊阴茎水肿透亮,血肌酐、尿素氮迅即增高。邀胡希恕老先生会诊,当诊为水气病之水晶疝,拟方越婢汤加茯苓、苍术、附子。服 1 剂,即尿量大增至每天 2 000ml;3 剂服尽,全身遍肿尽消,改用参苓白术散,易散为汤调理。此患者是亲历所见,对于做好中医巩固我的专业思想影响之深,至今记忆犹新。1964 年冬季,廖家桢先生随卫生部郭子化副部长视察长江南北六省中医工作之后,执笔视察报告,批评不论病情需要与否一律中药加西药治疗的弊病,提出"先中后西,能中不西,中西结合"的观念,后以卫生部中医司行文全国。在此背景下,在中医内科病房开展了中医治疗呼吸病急症的临床研究,我作为廖先生的助手从治疗肺炎球菌性肺炎开始。先每天服 2 剂汤药,观察 72 小时,如体温不降、症状及 X 线片未见变化,则改用抗生素。1965 年冬春两季共入组 59 例,结果 38 例获愈,占 65%。其后殷凤礼先生在急诊科,我在新中街接待站医务室用袋装中药复方汤剂治急性扁桃腺炎,24 小时分服 4 袋,观察 300 多例,48 小时内取汗降温复常者占 80% 左右。"文革"结束时,我已参加工作 15 年,大约半数时间在工矿、农村、牧区巡诊,参与防疫、抗震与抗洪救灾的医疗活动,治愈了许多基层的感冒、肠炎、痢疾、暴发火眼等患者,运用汤剂、散剂,包括自采的鲜药柴胡、防风、黄芩等把病治愈。自 1962 年毕业后十数年的临床学习与工作,疗效让我相信和敬畏自己的职业,愿意一生忠诚于中医事业。同时我在协和医院进修与协作的 3 年时间里接受了正规的训练,熟悉了科研设计、观察、总结的门径与方法,以未署名的临床疗效观察报告显示了中医用下法治疗中风急性期的疗效。届时我理解了毛泽东倡导建立统一的新医药学派的论断。我学医业医的过程,体现了中医西医的融通互补,因此治病救命效果更好。尤其是基层群众更欢迎这样的医生,组织教学连队中我成了受各连队欢迎的老师,使我理解到这就是中医名师董建华、王玉川、刘渡舟等前辈训导的做中医功底深厚的教师和西医全科在农村的实践与正规训练所造就的人才模式在我身上的体现。宣传队与师生对我的赞扬使我受到鼓励和教育，让我更加自觉谦逊地尽到责任和义务，做好自己的工作。

1997年，我复职担任北京中医药大学校长，同年当选为中国工程院院士与中国科协常委。进入社会学术界以后，我深切地感受到在那些多学科综合性学术机构里，中医药学得不到信任，中医学者受到歧视的现状。一个鲜明的例证：中央的中医政策概括为"中医不能丢，中医现代化，中西医并重，中西医结合"。然而落脚到主管科技部门却提出中医无法现代化。一次由17个部委局召开的中药现代化的专家讨论会上，我发言讲中医治病用复方、重配伍，以辨证论治为法则，并非提炼出天然植物单体成分的一类药都是独一的佳药，疗效好才是好药。会上还讲了中药注射液是科技创新的产物，需要扶持完善，它是中医治急症、治肿瘤所必需，但这些意见未被采纳。我十分感佩我们师长辈自1930年"三一七"国医节以来为中医生存发展所做的贡献，历经坎坷艰难负重前行的大无畏精神，壮哉伟哉！永志不忘！鼓舞我与学长们以中华中医药学会等学术组织为纽带，为弱势学科的变革而努力奋斗。因此，但凡中医做主的领域，如国家自然科学基金委员会、国务院学位委员会中医药学科评议组、《中国药典》一部及国家中医药管理局医教研的专业委员会各种评标评奖等，我辈均尽心负责把工作完成，受到业内同仁与社会贤达的认可。

21世纪初涌现出东学西渐的趋势，国医国药以国学为指针，国学以儒家学说为主体，儒道互补又吸纳佛学，一源三流是中华民族优秀的传统文化。欣闻中央文史研究馆馆员汤一介先生领衔编撰的《儒藏》业已完成，必将远渡重洋传播四方。随之中医药学也呈现出比既往任何时候都好的发展机遇，我辈学人依靠党的中医政策历久弥新朝向前行。我于2001年在承担"973方剂关键科学问题的基础研究"项目时，科技部有对行政领导职务与首席科学家两择其一的要求，旋即获准辞去中国中医研究院院长职务专心做科研。直面东学西学兼容，互相交织、渗透、融通的形势，正式提出整合医学的理念，并且主张组织多学科团队重视研究过程及方法学的探讨。其理由主要有三：其一，是整体论与还原论的整合。我从未否定过还原分析的成果，但强调整体论设计前提下的还原分析，若能回归到整体上来则可体现整合的效应。当今多组学网络具备整体设计视角，对不同饮片、组分、化合物配伍，寻求对抗、补充、调节的整合药效机制。其二，是系统研究与描述性研究的整合。中医药学主张弘扬原创思维，针对复杂系统性科学必当重视象思维与象数融通，取象运数，将关系本体论纳入系统研究设计中去，做药物组分配伍不仅要提取有效的组分加以标准化,对其他未提取出的组分的存在意义也不能忽视,求其增效减毒与减毒增效的和谐。对描述性研究主要来自生态与临床的观察,不能忘却竺可桢先生在《物候学》中的告诫:任何先进的仪器都不可能替代人的观察。其三,是生物科学与人文哲学的整合。这是高概念时代对医学的要求。近百年来,西医学随着理化生物技术的发展获得前所未有的进步,但重实证、可重复性,诊断治疗看指标,技术向前了而离患者越来越远了,人文关怀普遍地淡化。中医学具有科学与人文的双重属性,医学是"人"学,医学离不开哲学,也离不开经验。但由于价值观的变异也存在着人文关怀的疏离,很有必要重读《素问》的《疏五过论》与《徵四失论》,重塑"大医精诚"的风范。再有循证医学与叙事医学的整合。循证证据在大数据技术推广的背景下要进一步完善,叙事医学平行病历要积极推向临床,获得情绪心理的平衡。

整合医学理念提出后听到3种不同的见解:一是中、西医学起源不同;二是理论基础的不通约问题;三是中医临床优势近百年越来越萎缩,当如何应对。

走向现代化的中华民族社会与家族制度在变化中,然而遵循的伦理道德自然规律应是不变的。农耕文明依靠直觉得到的概念一定会变。当今的中医三级甲等医院,按国家卫生主管部门要求已配备了理化生物先进技术的诊疗设备应用于临床,吸纳工业文明的成果,提高临床水平。我们一辈在四诊信息客观规范、诊疗指南和共识、疗效评价标准化等方面所做的工作正在向全国辐射推广。中医西医面对"病的人",对象相同。在科学由信息转化为概念的时代,无疑基础理论研究者、医学研究者本着天、道、自然一体观,运用多组学网络、组合化学、生物力学对健康医学的研究工作与国外相关研究在方法学上均处于起步阶段,出身中医的年轻一辈应同样重视宏观指导下的基础研究。至于还原分析的本体性与技术路线,我与同辈希望当有整体论系统论的整体设计,和以数学表达研究的结论。

人们清楚地看到,医学对传染性与感染性疾病的防控治疗是20世纪重大的成就。然而病毒性传染病预防靠疫苗,而疫苗往往跟不上病毒的变异,中医药防治"非典"与甲型流感的成果对国人获效并且产生了重要的国际学术影响力。中医学以临床医学为核心,原创优势体现在现代难治性疾病防治的疗效,例如,不少人曾认为癌症的靶向治疗药的开发应用,让中医药退出了"阵地",其实不然。靶向药物针对个体所患肿瘤的基因,然则基因的分类十分复杂难以精准地到达筛选的目标基因上。就目前看,中医中药扶正培本治则治法对肿瘤患者生存期与生存质量仍有优势。综合上述,从东西方科学的差异与交融的大背景看,中医与西医的整合是历史的必然。目前呈现的是一种趋势,尚处于起步的状态。我殷切地期望学术团队每个成员谦逊地向社会贤达学者志士学习,尤其要细致倾听与研究不同见解,以异者为师培养敬畏的品德,以求异而求真,不断修正完善自己的观点。

人的健康应放在天地之间、社会与自然环境中去对待,目前亟需改善与强化的是医学人文关怀。医疗卫生体制改革是全球的复杂性工程。我认为解决此难题当首先弘扬中华民族传统文化美德,使医患成为道德的共同体。

时值母校度过花甲岁月之年,仅奉此文向师长学长及后学汇报。敬祝母校首善长青!

第三节　高概念时代的象思维

21世纪信息网络的发达与基因组学应用于医学基础和临床研究,为中医药学学术方向的发展变革拓宽了时空。由信息时代向高概念时代的转变已经开始且逐渐深化。第一,高概念的特征是科学与人文的融合。一方面,现今西学概念思维是主客二元、对象化的思维,尽管能抽象出事物的本质性规定,然而绝不可能揭示“天、道、自然”动态整体宇宙及具体事物的本真。另一方面,由于科学与人文的疏离,技术向前进了,而医生离患者越远了,人文关怀少了,医患本应是道德共同体,和谐共相应对疾苦,而今天医患矛盾还时有发生。第二,由于20世纪还原论盛行所带来的弊端,研究者缺少深入的思考与检讨,学者包括中医界学者们对整体观辨证辨病的优势也存有淡化的倾向,对于弘扬元气一元、形神一体、取象运数、道通为一的一元论的原创思维亟待深入研讨。笔者从未否定过还原分析成果对人类精神与物质文明的进步所做的贡献。然而从人类学历史本体论视角看,忽略关系本体的关联性显然是缺陷。目前多基因组学网络有可能提供整体设计下的还原分析,依整、分、合原理而提高效应。第三,是正确认识系统性与描述性研究。毋庸置疑对人和生命有机体应做系统性研究,将人的健康与疾病置于天地之间去认识,对生理与心理关联统一,调心身治未病,对机体器官组织、细胞、基因做宏观与微观的整合研究都十分重要。本文拟在高概念背景下与描述性研究相关的“象思维”做初步的探讨。

中国先贤的经典一直以悟性的“象思维”为主体,对应概念思维各有长短,可以互补,却不能替代。联系中医临床面对患者的容颜、步态、神识、言语等的观察以"筑象",进而通过症象、舌象、脉象的诊察以辨证,以象为素,以素为候,以候为证,据证言病。此过程的开端是"象",是流转动态整体的"象"。从哲学视角看是"象以筑境"而"境以蓄意",医生识证、立法、处方,使理法方药完整统一,则是意象思维。如诊疗措施得当获效治病,即是"境以扬神"的表现,也是据证言病作出病证诊断后,以病证结合方证相应阐发复方药物蕴有的调节祛邪扶正的效应。真正领会"象""境""意""神",象思维的途径、通道,然后把诊疗全过程的描述以病历脉案表述。显然这是悟性象思维的通道,是从象与境出发体现动态的整体观。

一源三流的儒释道,国学把握的"道",包含孔孟仁学中和之道,致良知、明明德;佛学禅宗讲识心见性,本心即宇宙的心;道学讲道通为一,道即无为,无名无为,无功无己。"象思维"把握"道"的宇宙观,是诉诸悟性,是在象的流动与转化中去体悟。人一旦与道通,不仅能进入精神自由安顺的境界,还可能原发创生出智慧,以提出新命题的创新见解。先秦哲人惠施以至大无外谓之大一,至小无内谓之小一,至大至小非指实物只涉及抽象概念,而"大曰逝,逝曰远,远曰返"的流转亦可理解为宇宙的异变。公孙龙以指表示抽象的共相,指与旨相通,旨字相当于概念,所以"指非指"的辨析和论理并非游离于整体象思维之外,而是服从于庄子象思维的寓旨,不同于西方概念思维的"所指"即二元论,对有限物所作的规定性的把握。可见《庄子》的立场对于事物有限性加以规定性把握是给予批判和超越的,最终归结为"道通为一"。

东学的整体思维,中华文明传统之道,是值得珍视的思想。西方的科学家和思想家法国的梅洛·庞蒂(1908—1961年)、丹麦物理学家玻尔(1885—1962年)、德国哲学家海德格尔(1889—1976年)等都自觉或不自觉地从各自不同的研究领域,走入"道通为一"的境界。承认非实体性也即"道"的存在,而且这个"道"才是更加纯素本真的存在。如果能站在"道通为一"的高度,世间一切差别和对立,可融于大道而被化解和超越。海德格尔提出的天地人神四位一体论,是动态的整体直观之思,源于悟性的"象思维"。他在《物》这篇文章里,以壶为例。壶的虚空具有容纳作用或"承受和保持"作用。但是,这种容纳还不构成壶存在的本质。壶的存在之本质,乃在于把壶倾倒时使容纳的东西倒出来的这种动态。海德格尔将壶倾倒出来的东西,称之为馈赠。正是在"倾倒""馈赠"的联想或"象的流动与转化"中,海氏把壶的"存在"之本质展现为天、地、人、神四位一体的统一。他写道:在赠品之水中有泉,在泉中有岩石,在岩石中有大地的浑然蛰伏。这大地又承受着天空的雨露。在泉水中,天空与大地联姻。在酒中也有这种联姻。酒由葡萄的果实酿成。果实由大地的滋养与天空的阳光所育成。在水之赠品中,在酒之赠品中,总是栖留着天空与大地。但是,倾注之赠品乃是壶之壶性。故在壶之本质中,总是栖留着天空与大地。倾注的赠品乃是人的饮料。它解人之渴,但是壶之赠品时而用于敬神献祭,如若倾注是为了敬神,那它就不是止渴的东西了。它满足盛大庆典的欢庆。作为祭酒的倾注之赠品乃是真正的赠品。在奉献祭酒的馈赠中,倾注的壶才作为馈赠的赠品而成其本质。奉献的祭酒乃是"倾注"一词的本意。至于酒,不仅是人的饮品,而且是祭祀神灵的祭品。在泉水、岩石、葡萄、饮品、祭品诸象的流动与转化中作为壶性或其本质的"存在",绝不是概念思维意义下的实体性范畴,而是非实体性、非对象性、非现成性的趋向。中国哲学"道""无"非实体性范畴,其以动态的"惚兮恍兮"为特征。

"道"与"道通为一"的思想,不仅是一种动态整体的思想,而且是整体直观之思想。直观的"观"包括眼见之观与超越于眼见的体悟之观,或称内视之观。必须强调整体直观也是动态的。即作为象的流动与转化的象思维。象有众多层次,其最终的原象乃是老子所说的"大象无形"或"无物之象"。中医学太虚原象,太虚绝非真空,是一元正气,是气化的动力即为原象。象思维在流动、转化、超越中回归到原象境界,从而具有原发的创生性。

象思维多是描述性研究,描述性也常见于哲学、美学、心理学、社会学的研究领域。晚近叙事医学的提出,平行病历的记述是描述性研究的展现,而象思维必将具有重要的影响。医学是人学,自然哲学引领下的健康新理念,主要突出"以人为本",注重人文关怀,人的道德和人的社会适应性。当今提出零级预防与治未病维护身心健康,重要的是情绪感情的调适。对于病的人情绪、情感、认识、理解的观察,不是目测即可知的"象",需要医学、心理学、社会医学等学科访查调研,亦即内视所得整体动态的"象",运用量表、常模等对心理障碍的尺度做出分析。笔者想强调叙事医学是21世纪医学发展的大事件,然而平行病历的实施推广是艰难的,希望医界学长同道的支持。目前循证医学的叙事化,把患者精神状态的改善列入共识疗效之中。对医学教育把叙事医学纳入教学计划,以积极的态度推广辐射,有力地将医学人文关怀落到实处。

还有一个问题就是东方的整体动态的象思维与西方概念逻辑思维融通结合和怎么寻找结合点?中国明朝末期儒家徐光启针对当时传教士传西学到中土而提出"会通以超胜",就是"象思维与逻辑概念思维的会通"。当"象思维"在象之联想与体悟中进入"无"之精神境界,或进入与动态整体宇宙一体相通之精神境界,从而获得最大想象空间和最大想象自由度时,精神状态随之进入最具原创时段,亦可说进入"从零开始"时,确实可以发现和提出新问题。而致力于创新需要顽强的意志力,王选院士为发明最新排版印刷,能几十年放弃一切休息日就是楷模。在逻辑概念思维居于主流的时候,象思维不仅没有消失,而且在开放新概念和创造性运用逻辑概念思维解决具体问题上,仍然隐于其中起重要作用。显而易见从形而上到形而下,需要接受和运用逻辑概念思维具体分析处理问题,在求解具体科学问题中继续发挥创新作用。经验告诉我们,从既定原则或概念出发,很难进入创新境界。相反,只有超越熟知,超越或闲置既定的原则和概念,能够进入从零开始的精神境域,才能有最大想象空间和自由独立的氛围。关于"象思维"与逻辑概念思维整合链接的见解,于21世纪我曾提出证候要素、降维升阶、病证结合、方证相应,在中医临床基础医学研究中,"象思维"与逻辑概念思维的整合。北京中医药大学贾春华教授与上海中医药大学刘平教授也有研究。欣闻刘平教授领衔的"上海高校中医内科学E——研究院",付梓出版的《病证效结合——中医药研究思路与实践》的书中提出"病"和"证"是中西两种医学辨识生命体的核心内容,是不同思维方式认识生命、健康与疾病的知识形态,"病""证"结合实际上是两种医学思维方法的交汇。综合上述,诠释"象思维"重视与逻辑概念思维的整合是创新的重要环节。

第四节　新时代中医药学科技文明的研究方向

中医药学是国学的重要组成部分,其中四诊法、本草学、方剂学、针灸是古代科技文明的伟大创造。当今的中医政策是中西医并重、传承精华、守正创新。中医学是中华文明的瑰宝,孕育有国学的精髓和深邃的哲理,是世界唯一全面系统继承从未断裂的传统医药学。何以为瑰宝? 深邃的哲理对人类大科学、大健康有什么意义? 我们中医学人必须认真思考,及时做系统地反思,予以回答。

21世纪叙事医学开始提出和推广,循证医学方法向多元化、多学科寻找充分证据,大科学、高概念、大数据时代及信息守恒定律提出,并融入科技文明的历史范畴。数字化文明新纪元直面挑战发轫于16世纪的牛顿的科学定义与数理实验,动摇了只有演绎、分析、还原、数据可重复、对象可复制才是科学的概念。现实的巨大工程存在许多无法证实的不确定性数据,它们是非线性混沌的,但不是混乱的、无序的、无用的。国学宗师章太炎先生说过"中医之贡献,医案最著"。古今名医医案可以视为大数据,现今通过网络、块数据、生物链圈以激活数据学,梳理、发掘、演化为"活"的大数据,诠释辨证论治,理、法、方、药将会有新发现,充实了学科内涵。信息守恒、单光量子不可分割、量子态无需重复与复制,为中医学理论所谓"黑箱"研究拓宽了时空,启示我们必须以历史观重视医学始源的研究。

一、天人合德、儒道互补是医学的根基

医学是人学。儒家"仁"学讲仁义、仁心、仁术、以人为本。天人合一的宇宙观,仁德乃大德,以天为至高至尚,呼唤人类维护和平而大同小康。"践行公德",人生活在物质世界、精神世界与人群社会三维结构中,医生为社会人群服务,仁德是生命的力量,以家国情怀于疫病战乱时刻,敢担当、敬业尽责。"不舍私德",新儒学派提出"义利事功",作为社会成员的医生,不仅仅是疗伤治病的决策者,还应成为患者的朋友,建立医患道德共同体,努力完成事功而天道酬勤。道学倡导无朴纯素,无私欲而不污不杂,丰富了儒家仁学内涵,儒道互补奠定了医学人文的根基。老庄之学讲"天地与我并生,万物与我为一",让自然成为自然,生灵万物禀受真元之气而生长化收藏,人人求真储善,崇尚心灵美而生长壮老矣,仁者寿死而不亡者寿,天命即体悟人生之道。

二、对立事物辩证、交替、统一的大成智慧

举凡具有对立属性的,阴与阳、邪与正、黑与白、顺与逆、显与隐等均是相互关联、亦此亦彼、消长对称、变化流转而辩证、交替、统一的韵律。它展示出中华文明古代贤哲"负阴抱阳、冲气为和"的太极阴阳的符号系统。阳化气,阳动极必静;阴成形,阴静极复动。当事物走到极端而非自然适应,必流动析转到与之对立的另一端。冲气为和,以冲气激动阴鱼阳眼或阳鱼阴眼始动,动后阴阳相和而成混沌,混沌是至极、太极、无极之象。混沌即"无"、即"天"、即"一"、即道、即自然,天道自然一体。无极混沌"无"与"有"均是逻辑符号,有生于无,万有万物而成物质精神世界。道生一,一生二,二生三,三生万物。道生一,一生二,二数神,形立神生,道生智,以胚胎发生学,脏腑官窍成形后才育有脑髓脑回,其智缘于大脑。玄生神,神不可测即幽远,幽即暗知识,远即高深,如天空海底探测,是天、地、人、神一体。暗知识是不可表达、不可感知的,当今脑科学的发展及理化生物学、探测仪器的进步,将暗转明

是人类的发明创造。一阴一阳之谓道，衍生五行，水火木金、上下左右，中央为土，三五形成规律。二五成精，乾道生男，坤道生女，五运终天，布化真灵，始于混沌，复归混沌，人道顺天道。道者，形而上之理；术者，形而下之技艺。在明明德，守住仁心、仁术，业医者必当道与术和合并举，医学离不开哲学，也离不开经验，中医学有感性、理性、悟性，必须兼备，而悟性是体于道内的智慧。观象议病，气立神机与出入升降密切相关，有是气则必有理，认知理解病机至关重要，取象应意，随证治之，辨证论治的临证思辨中体现中医药学的优势。对于太极阴阳的符号系统，英国历史学家汤因比曾说过："在不同社会、不同的观察者用来表示静止状态这一宇宙韵律的各种符号当中，阴阳是最贴切的。因为它们不是通过心理学、机械学或数学的某种隐喻方式，而是直接表现出了交替韵律"。并说"在我这部书里，我要用一种什么符号表示历史的规律呢？我选来选去，我选择了中国的'阴阳'。……其中一个主要观念是阴阳的辩证交替，无论阴还是阳，只要发展到极端就会变成另一端，从而自动恢复自然的平衡。因为另一端发展到自然所能容忍最大限度，就会最终回到这种交替模式。当然这不是在一个平面上而是螺旋式上升。否极泰来是大成智慧的表征之一。"

三、生生不息、和而不同体现国学之美

生生不息是中华文明的特质。太虚寥廓大公，大象无形，大一无外，小一无内，大一寓有小一，小一孕育大一。本真之我而非我是谁的一元论，回归象思维的原发创生性。目前倡导的守正创新，就是要重视中华科技文明的始源。河图洛书是优秀的中原黄河流域的文明成果，尚一、尚同的哲学维系着从未断裂的生生不息的中华民族。假如站在宁夏银川，面南背北，北方壬癸水，天一生水，地六成之，以黄河之水天上来，上善若水唯富河套，历来称为塞外江南。地有田禾、林木、山脉、草原、沙漠、敖包围场而为地六成之。如此上下为水火，一阴一阳中土为过渡之合；左右为木金，一阴一阳中土为过渡之合；土运中宫，阳五阴十，天地阴阳而五运终天布化真灵，演生物质精神社会。道通为一，象、数、易、气、神一体。中原文明不仅是过去的，而是承接过去、今天、未来的历史流程。儒家入世哲学，敢担当、重人伦的社会主流意识是守正创新的动力，道学知常变重，易学的原发创生是提高求知欲、想象力、好奇心创新的素质。以出世精神做入世事业，"情博施于民而济众""从心所欲而不逾矩"，无私欲则无为又无不为，显隐自如，遵依家国情怀的使命感，服务民生嘉惠医林，体现国

学之美。

"和而不同"是终极理想,礼之用和为贵,礼归于仁。人世间事物都有差异,礼者除礼仪、祭礼而重在调节,"礼"将相异而和,让人人都献出一点爱,和睦相处,团队成员自觉维护团结、和谐、开放、创新才有生命力。从历史范畴看待科技文明更加重视整合,相异与相同的链接,以和合为重要趋势。在医药学生命科学领域包括整体论与还原论的辩证统一;演绎与归纳方法学的联用;具象思维与逻辑概念思维模式的整合;描述性研究与系统性研究的整合;叙事医学与循证医学的整合。中医学以证候为核心,以证统病,病证结合,同病异治与异病同治进行整合;证候与复方系统研究进行整合。

四、充分开放跟紧科技文明的新趋向

21世纪在爱尔兰都柏林举行的"第17届国际广义相对论和万有引力大会"上,史蒂芬·霍金宣布了他对黑洞的最新研究结果。信息应该守恒,黑洞并非对其周遭的一切"完全吞噬"。事实上,被吸入黑洞深处物质的某些信息,可能会在某个时刻释放出来。信息守恒,黑洞不仅是一颗死星,不能忽略它本身的力学性质、量子性质和热性质,一些被黑洞吞没的物质,随着时间推移,慢慢地从黑洞中"流淌"出来,因而改变了黑洞是一种纯粹的破坏力量的观点。最新研究表明,黑洞在星系形成过程中可能扮演了重要角色。2013年中国科学院武汉物理与数学所张保成、蔡庆宇、詹明生与清华大学尤力先生合作完成的《信息守恒是基本定律:揭示霍金辐射中丢失的信息》论文获得美国引力基金会年度论文比赛第一名。信息守恒定律将成为科学界最为重要的定律,也许比物质-能量守恒定律的意义更为深远。联想到我们以历史范畴对待、发掘中国古代贤哲的原创思维符号系统,于大科学、大健康具有重要的现实意义。

中医药事业,学术勿论时代,世事盛衰一直在发展过程当中,据中国疫病历代年表显示,医师挺立在瘟疫前沿,救民于水火,推动着中医学的进步。北宋时我国医事、药事体制已日臻完善,西学东渐时期开始办医院、编药典,发展医学教育。中医学人善于吸纳外来文明,民国时期恽铁樵、张锡纯等提出衷中参西,谋求中西医汇通,疗伤治病提高疗效,秉持开放、包容而坚持与时俱进。近百年"中医存废"五次论争激发了中医药工作者图生存、谋发展的强韧生命力。2015年诺贝尔生理学或医学奖获得者屠呦呦研究员对青蒿素的发明,是受晋代葛洪《肘后备急方》所记"青蒿一握,以水二升渍,绞取汁,尽服之"的截疟记载的启发。还原分析带来当今物质、精神文明的进步,在迎接数字文明新纪元到来的新时期,更应把握科技文明的新趋势,前瞻性、高起点融汇国学原理,创新中医药学,为人类大健康、大卫生作出新奉献。

中医药学具有科学与人文的双重属性。象为主体本体,气、阴阳五行为关系本体,以象为始,象 - 素 - 候 - 证,病证结合、方证相应的关联,证候复方系统符合高概念特征,融汇农耕文明、哲理、科技成就与工业文明、创新奋斗精神,朝向物质、能量、信息守恒定律,充实学科内涵,构建辨证论治新体系。历史发展进程要求重视科技文明始源。直面混沌,道通为一,唯物史观与唯心史观结合去认知、理解"道生智""玄生神""神不可测",大科学、大数据时代已启动对暗物质、暗能量的深化研究与应用;脑科学计划的实施,对混沌、不确定性、不可感知表达的暗知识的研究,引发科学界的青睐。

由于近百年西学东渐的影响,有学者提出传统中医学理论是"黑箱"理论。"黑箱"打不开、看不透,研究中不涉及系统内部结构和相互关系,仅从其输入、输出的特点了解该系统规律。今天已经进入到大科学、高概念时代,如何打开中医学理论"黑箱"将是值得研讨的问题。譬如汉代张仲景著《伤寒杂病论》建立的辨证论治方法系统,以"观其脉证,知犯何逆,随证治之"仅 12 个字概括了辨证论治的总则。观其脉证,即观象,具体为四诊法,广而言之当是观天地阴阳、生灵万物、健康疾病之象作为输入的信息;知犯何逆,即症状学的演绎、归纳、分析证候学病机,运用具象思维与逻辑概念思维结合模式,揭示由象 - 素 - 候 - 证的递进易变而成为内实外虚、多维界面、动态时空的证候及其关联统一的思辩程序。它体现了中医学的自然观,在形而上哲理的层面,再复以原象创生思维,将象、数、易、气、神合为一体必然归属国学系统内涵并符合大科学、高概念的系统内部的关联性,亦就是近世所称的中医学理论"黑箱"。随证治之,是针对证候为中心的组方遣药或选用腧穴、组方刺灸等,涉及本草学与方剂学的配伍潜能的发挥,增效减毒或减毒增效,总以燮理阴阳、承制调平为准。可见输出信息也是一个复杂系统,涉及其与生态系统内部紧相连。回首在还原论被捧上神坛的时期,由于中医学无西医的形态学、组织学、细胞学,诊断无影像结构、大生化、血气及基因筛查等,无生物学模式的数理实验的证据,被认为是看不透、打不开的黑箱。中医学人主张高度开放、格物致知,格物去做有益于健康的事业,致知包容古今中外的一切科技文明成就,而提高心灵境界。朝向中西医并重,构建中华民族特色的统一的医药学而努力工作。

第五节 整体观视角对中医方剂配伍的研究

21世纪初叶,笔者承担了973计划(方剂关键科学问题的基础研究)与国家自然科学基金重大研究计划(中医药学几个关键问题的现代化研究),其中针对方剂配伍提出整体和谐效应假说:"方剂的潜能蕴藏于整合之中,不同饮片、不同组分、不同化合物的不同配伍其有不同的效应。诠释多组分与多靶点的相关性,针对全息病证,融合对抗、补充、调节于一体,发挥增效减毒与减毒增效的和谐效应"。通过实验认识到"网络",尤其多组学网络药理学与化学生物学的方法可能是一种符合中医整体论理念的新技术。

一、多组分配伍的协同与加合效应

当今面对复杂性疾病的治疗,组合治疗已经大势所趋,但药物组合的原则却多由于个人经验或零散的片言只语。中医学历经数千年的临床使用历史,形成了系统的方剂组方理论和原则,如基于结构与功能融合的"君臣佐使"和基于性味的"七情和合"理论。不同饮片、不同组分、不同化合物的不同配伍方式,不仅表现在方剂"大、小、奇、偶"等组成药味外在形式的差异,而且必然导致药理效应的悬殊。

黄芩苷、栀子苷和胆酸是清开灵注射液中的有效组分,其不同的配伍方式产生了不同的药理效应。笔者研究发现黄芩苷和栀子苷配伍在减少小鼠脑缺血体积上存在加合效应,而栀子苷和胆酸配伍却存在协同效应。在基因表达层面发现其不同效应存在明显的差异性,协同效应时相关各组间重叠基因数量和协同组独特的基因数量均较加合效应时重叠基因数量和加合组独特基因数量明显减少。

二、协同与加合效应中的对抗性药理机制分析

对抗性配伍效应,即针对病理环节产生了不同于单一组分所出现的调节效应,其作用具有明显的逆转性,其在调节方向上明显异于病理状态。如病理情况下是上调的基因,对抗效应产生时应该表达为下调。反之亦然。该对抗性配伍效应既可表现在协同的机制分析中,又可出现在加合效果的形成上。

对配伍中的对抗性配伍效应,可反映在多个组学层面的数据上,即使是一个组学的数据亦可表现在多个维度上。如笔者利用产生协同效应的基因表达

谱数据分析发现栀子苷和胆酸联合分别出现了 10 个栀子苷对抗基因和 1 个胆酸对抗基因,4 条栀子苷对抗通路(未能富集出胆酸对抗通路)。

三、协同与加合效应中的补充性原理分析

补充性配伍效应,即针对病理环节产生了异于所有单一组分所出现的不同效应,其作用靶点具有明显的新颖性,即出现了新的靶点或通路,且在作用强度上与单一组分亦存在明显差异。该补充性配伍效应既可表现在协同机制构建中,又可出现在加合效应的形成上。

对配伍中的补充性配伍效应,可反映在多个组学层面的数据上,即使是一个组学的数据亦可表现在多个维度上。如笔者利用产生协同效应的基因表达谱数据分析发现,栀子苷与胆酸协同时分别出现了 5 个补充基因和 1 条补充通路。

四、协同与加合效应中的调节性原理分析

调节性配伍效应,即针对病理环节产生了明显的调节差异,虽然其作用范围与单一组分未见差异,但其作用强度上与单一组分存在差异。调节性配伍效应是对抗性配伍效应和补充性配伍效应产生的前提和基础,对抗性配伍效应和补充性配伍效应是调节性配伍逐步积累,由量变到质变的结果,是阶段性地药理整合结果。对抗性配伍效应和补充性配伍效应在整合程度上存在一定的差异,前者不同于部分组分所产生的效应,后者则不同于所用组分所产生的差异。

调节性配伍效应既可涌现出协同机制,又可形成加合效应。调节性配伍效应,可呈现在多个组学层面的数据上,即便是一个组学的数据亦可表现在多个维度上。笔者分析发现栀子苷与胆酸产生协同效应时分别出现了 11 个上调基因和 22 条调节通路。

五、复杂效应药理学原理分析技术进展

网络药理学观念与技术的发展改变了传统的药理学思路,药理效应的原理性分析不应局限于已知的几个靶点上,而应该在全局和整体上分析靶点或通路谱的变化以及靶点或通路谱之间的关系,因而相应技术的发展具有十分重要的意义和价值。

(一)多通路依赖的比较分析(multiple-pathway-dependent comparison analysis,MPDCA)

药理效应产生是源于多通路之间复杂的变换,其中既有通路之间水平的

融合,又有通路之间垂直的融合。笔者应用 MPDCA 分析,在 Pathway Studio 和 KEGG 平台上分析了栀子苷与胆酸产生协同效应的通路水平融合机制。已知通路的框架下,协同效应的产生原理在于单一组分药理通路的水平融合,其显著影响的 9 条药理通路中 4 条药理通路来源于栀子苷组,1 条药理通路来源于胆酸组,同时发现 4 条重叠通路(在 3 个组中均有影响),栀子苷对协同效应的贡献为 80%(4/5 通路)。已知通路的基础上,栀子苷组与胆酸协同的整体效应分析发现 13 条对抗通路和 4 条调节通路。

(二)全局相似性系数(global similarity index,GSI)

MPDCA 分析虽然可以实现通路变换的定性分析,但忽略了通路变化在程度或幅度上的差异性。为分析多通路定量变化,笔者应用 GSI 技术分析了栀子苷与胆酸产生协同效应和栀子苷与黄芩苷产生加合效应的 GSI 差异,发现协同效应时协同组与栀子苷和胆酸的 GSI 分别是 0.57、0.68,而加合效应时加合组与栀子苷和黄芩苷的 GSI 分别是 0.81、0.79,提示协同效应的整体变异大于加合效应。

(三)基于网络节点变化的加合指数法(additive index,AI)

GSI 技术虽然考虑了差异基因表达量的差异性,却未能评估不同节点的拓扑结构不同对网络或通路变化效应的影响。笔者应用 AI 技术分析了加合效应出现时与栀子苷和黄芩苷的通路变化,发现硫的代谢途径(sulfur metabolism path-way)的 AI 为 1,提示该通路完全不同于栀子苷和黄芩苷组的通路,而脊髓背角神经元的神经性疼痛信号(neuropathic pain signaling in dorsal horn neuron)的 AI 为 0.09,则提示该通路的加合度较低,其相关节点与栀子苷和黄芩苷组的通路基本相似。需要说明的是,虽然利用该方法分析的是加合效应中通路的变化,但该方法同样可以应用于其他效应的通路或网络变化。

六、目前方剂配伍研究面临的困境与未来展望

(一)药理网络与通路分析的困境

虽然笔者超越了单靶点的药理分析思路,从多个通路与网络的角度来重新审视方剂及其配伍的复杂药理机制,但必须面临诸多新的挑战。

不同网络与通路数据库的差异性导致分析结果的多样性。大数据时代产生了不同类型、不同构建目的的数据库,即使同一种类的数据库,由于数据来源、数据整合方式、数据标准的差异性,数据的存储量和数据的表达形式差异

显著,因而对同一数据分析结果差异巨大。

通路的边界模糊性使通路之间的关系不清楚。由于目前对通路的边界界定缺乏统一的认识,导致多通路在聚合或分离时关系不确定,多条通路之间如何重叠和区分目前悬而未决。

通路调节中绝非单一的上调或下调,必然存在复杂的多种反馈调节机制,如负性调节子的正性作用,但在单一的线性通路中难以解决这类问题。虽然单向的通路研究简化了复杂的网络调节机制,但生物的精细与智能调节形式同样会脱离人类的视线,人类真正理解生命和内外环境的调控机制将渐行渐远。

(二)未来研究展望

方剂是历经数千年临床实践而凝练出来的具有中国文化特色的个体化治疗手段,在新的多组学时代和大数据的背景下,技术的进步已经为方剂的现代解析和创新发展提供了新的机遇,新的思路和理念的转变将极大地促进方剂配伍和谐效应的解析和方剂组学的跨越发展。

1. 从靶点实体到靶点关系的转变 药物与靶点的构效关系已经成为药理机制分析和药物发现的主流思路,似乎必须在结构的蓝图和框架中才能寻找到通向成功的途径。近年来,"脏"的药物和多靶点药物的出现已经极大地动摇了经典的构效关系原理,越来越多的研究思路逐渐转移到靶点之间的关系上,如已经有大量的研究将药物发现的重点放在蛋白与蛋白的关系而非一个蛋白上。

2. 从单一通路到多通路之间关系的转变 在一个网络中,通路之间必然存在多态性的关系,正是这种多态性形成了网络的稳健性,进而维持着生物的稳态,构建了生物延续的基础。同样,其针对不同状态的重构,如对病理状态的干预作用,将对这种多样性进行整体性的重构,充分发挥对抗、补充和调节的多种作用,从而达到治疗疾病的目的。

3. 从网络的拓扑结构到网络的动态演变的转变 静态地分析一个网络的结构仅仅具有理论探索的意义,网络之间变化的内在性与必然性分析才是解构药理机制变化的门径。网络之间演变的途径、方式是破解方剂密码的必然途径,其演变轨迹是把握方剂内部生克制化的必由之路。

在东西方文明交流、融汇的新的历史时期,方剂配伍的系统研究和现代发展将是打开中华文明中维护生命智慧的密码,在"大一"与"小一"的交替与轮回中,遵循整体论指导下的多组学大数据的还原分析,融通意象思维与逻辑思维,当人类在网络的阴阳平衡时空转换中领悟到方剂配伍的和谐效应所蕴含的玄妙时,一定会窥见中华文明中的智慧之光。

第六节　高概念特征与中医学

医学是人学,是一门科学定律与人文准则整合的学问。进入后现代,无分中医与西医,也无分传统与现代,医学的本质是研究人的生命,医疗的功能是帮助患病的人解除痛苦和延缓死亡。医学不仅要服从科学定律,还必须遵循人文准则。发达国家正在从信息时代迈向概念时代,这将带来思维模式的全新改变,高概念思维及大数据时代的到来,无疑会促进现代生命科学的理论和技术与中医药学交叉渗透,从而有助于中医药研究的突破。

一、科学与人文是医学的两大支柱,科学与人文融合是高概念时代的核心特征

科技的快速进步,医学领域中产生了大量医疗、科研、管理等数据,大数据技术的更新使得数理化学、生物学等多学科数据得以整合。人工智能的快速发展,使得 IT 专家们期许通过人工智能把全球所有医生的智慧集中成为超级医生,就像 AlphaGo 一样的超脑正在形成。同时可以看到,科学家们顶礼膜拜的科技进步却滋生了傲慢、无情与冷漠,医生们淡忘了聆听患者的苦痛而导致的焦虑、烦畏是难以量化的。凭借生化影像指标诊病、治疗,从而导致心理抚慰和人文关怀的缺失。就科学技术本身而言,求真、储善、立美推动人类社会的发展是不可忘却的科学精神。后现代的到来,中医学要回归原创之思。气与神均为中国哲学的智慧,就中医而言,气、神有后天物质性谷气和先天真元之气。血气者人之神,形立而神,亦有精神性。气立、气势、气魄、合力风骨是生命的力量,"得神者昌、失神者亡",神是人一切思维活动的内驱力。气与神是先秦早熟早慧的哲学,可用于政治、军事、文艺、工学、农学等学科。论证某一事物需要运用逻辑概念思维,它与中国哲学的象思维的具象思维是可以相向互动通用。但原象思维的创新、创生则不是主客二元还原论所能及的。就中医学的《素问》《灵枢》之学理,如没有儒道互补,象思维的诠解,自然谈不上原创优势了。

中国改革开放以来,经济建设取得巨大成就,人们的生活水平明显改善,但同时也要看到所带来的自然环境的污染、资源的损耗。给人类的警示就是

在现实生活中应敬畏、保护自然,而绝不能破坏摧毁自然。人类需要自然,让现实消融在自然中,而自然的自主协调并非一定需要人类,人类应该从自然的人化向人的自然化改变。自然化的人顺自然合规律性,利民生合目的性,才能真正构建和谐宽容的自然环境。至于社会环境,越来越多的人体会到人们价值观的异化、学风文风作风追逐利益而低俗、青年人家庭观念的淡化等等,总之"仁德孝悌"的缺失已成为伦理道德的社会问题。医患关系理应是道德的共同体,病患将生命相托,医生以仁德为怀,应尽力减轻患者的痛苦。落实《"健康中国2030"规划纲要》,要抓住科学与人文两大支柱,发挥中医学的特色优势,为国民健康服务。

二、高概念时代注重实体本体论与关系本体论的整合,重视关联性的研究

医学离不开经验,而经验来源于实践。经验是可贵的,但不一定都切合公理,也难以用数学表达。医学在自然哲学的引领下,一切以人为对象的研究成果都可以支撑医学的发展。近百年数理化学生物学的成果,尤其是多基因网络、基因剪断、大数据技术融入医学中,推动了医疗技术的进步。然而这些学科成果相加并不等于医学。西医学的分科越来越多、越来越细,依靠生化指标、影像报告等诊断治疗,淡化、简化了医学的本质是研究生命。人体是可以分解的,但生命是不可还原的;疾病是可以定义的,但痛苦是不能量化的。因此,注重整体观、实体本体与关系本体的整合,重视关联性的研究是高概念的第二个特征。

中医学的精髓在临床实践医学,以疗效体现学科的生命力及影响力。其理论一则是临床治验的收集、梳理与总结擢升为辨证论治理法方药的诊疗体系,诸如八纲、六经、脏腑、卫气营血等辨证方法;另一则是缘起中国哲学的阴阳五行学说。阴阳家邹衍主张力求对自然事物只用自然力作出积极的实事求是的解释。《易传》提出"阴阳之道",喻指阴阳相互作用产生宇宙的一切现象。人类世界和自然世界是相互关联的,人是天的一部分,从人与天之间的联系出发是阴阳家形而上学的根据。阴阳者天地之道,两仪、四象、八卦、六十四卦,卦辞、爻辞所记之象和于天地术数。《尚书·洪范》述五行为五种动态互相作用之力。其属性"水曰润下,火曰炎上,木曰曲直,金曰从革,土爱稼穑"。汉代董仲舒将五行顺序定为"木-火-土-金-水",而"彼相生,间相胜"。中医学运用阴阳盛衰消长、互生互动、对立统一与五行生克制侮等抽象概念阐释人

体脏腑、经络、感官等功能及相关联的完整系统,同时解释人处天地之间,与自然、社会相关联的生理、心理、病理状态以及养生、方药、诊疗的理论依据。譬如木郁克土导致肝胃不和,金水相生是肾阴滋养肺燥,肝属木喜条达疏泄。人处世事郁闷、易怒等情绪不稳定的心理失衡,当以疏理肝气,又金克木大直若曲,曲则全,枉则直,若听委婉悲情的音乐,以悲为善音,可有利于疏解肝气,愤郁得到抚慰。从中可以体会到中医理论既有物质性又有精神性,应以唯物史观与唯心史观相结合去体会、去认识、去运用,而不是唯唯物的。因此,中医理论基础与临床实践的本质是整体的、关联的、辩证的,也是变化的、更新的、发展的,具有一种宏观的独特的体系,展示给人们的是体现医学的人学的整体观与辩证论治的两大特征。生命是一个复杂系统,天人同构原理,需要运用复杂巨系统观点与创新的方法论,用现代语境诠释人体系统的伦理支柱,以实践求真,以真储善,以美立命,回归到医学是科学与人文整合的学科。

三、高概念时代注重原创思维,兼收并蓄

高概念的另一特征是坚守本民族优秀文化传统,兼取不同地域、不同民族文化养分而善于消化吸收。针对"原创之思"被遮蔽而缺失的现实,当前国家倡导创新创业,原创需要求知、求理而关键是求悟,对于培训和提高悟性则呼唤人们对原创性象思维的重视。象思维是一种能显示整体鲜活生命力和激发力的原象以及精神之象,因为人类本性所表现的就是活生生的有机整体性和由此生发的层出不穷的创造性,也体现在真善美自我意识的创生性。象思维的兴起也与外部世界的变异相关联。19世纪中叶,从叔本华、尼采,到柏格森、胡塞尔、海德格尔等对西方形而上学的概念思维陷入了不能自拔的异化,把科学标准当作衡量一切的标准,而传统科学观念,在理论上能否达到概念化、公式化,其绝对化就等于把凡是不能概念化、公式化的事物就排除在真善美之外了。概念公式化是一种还原分析不可缺少的抽象力量,遵循公理、数学、实验破解与把握科学问题是所必需的,但其抽象化本身就包括简化和僵化,所以单纯靠这种思维方式,不可能把握事物活生生的有机变化的整体。就中医学而论,天人合德、一元正气、形神一体的原创思维,即"道通为一",又"万物负阴抱阳,冲气以为和""无极而太极"之道象就是动态流变整体之象。

20世纪,西学传入,西医占主流位置,不少中医执业者未能坚守自身规律。尤其在医疗行为中,不论病情需要与否,一概中药加西药,凡遇感染一律清热解毒药加抗生素。对于整体动态流转的证候,识证立法遣方用药淡化了。

回归原创的象思维对国医国药理论的促进是一项重要的内容。象思维有原象、意象、具象、表象不同的层次。具象与表象可与理性概念思维相通互动，诠释以象为素、以素为候、以候为证、据证言病、病证结合、方证相应的辨证论治方法体系，它包括医者视、听、嗅、味感官接受的患者疾苦之象，也包括情绪心理失衡的表象。关于意象通于易，是医者思辨识证求理的重要环节。原象的体认，则是通过"体""观""悟"认知原象的运数取象。

医疗是以科学为中心，还是以病为中心的问题。21世纪美国内科医生丽塔·卡伦提出的叙事医学、尊重疾病的故事，首先是聆听患者的痛苦，在场关注，以同理心体验患者的痛苦并与病患归属为一体，重视心理抚慰，书写平行病历，通过交流提高团队的医学人文素质。叙事医学开始对中国医务界发生着影响，亟待学习与推广，落脚到诊疗活动中去。叙事医学回答了医学从哪里来，是如何走到今天，医学的对象是人，不能忘却救死扶伤的目标。医学是人学亦是仁学，上溯孔孟荀子，降至王守仁新儒家的明明德，孙思邈的大医精诚永远是医德的规范。人的生命具有自组织、自适应、自稳态、自康复的功能，是向内向上向前的目标动力系统，重视扶正祛邪、调节自我免疫力，论治病虽有祛邪、补益之法，最重视的是调节。所谓"礼归于仁"，"礼"不仅是礼节而孕育对事物的调节。对于健康和疾病，一切医疗活动都要维护人体的稳态，有损于稳态的过度的诊疗都要反对。朝向真实世界的循证医学在大数据技术的到来时刻既有机遇也有挑战。有学者提出循证医学叙事化，叙事医学循证化，其理念很好，但要解决如何"化"的方法技术。人体是复杂巨系统，健康与疾病在本质上是个体化的，个人是否健康，辨识整体自稳态的状况，若阴阳盛衰失衡则治当承制调平；若稳态能自我调节，长期维系则无需干预。当今医疗行为利益驱动导致过度干预现象亟待彻底矫正。医疗服务不具有这种假设，是崇高的伦理道德，求医者以性命相托，前提假设是医生能如自己一样看待他的生命，这是以人为本颠扑不破的准则。

四、高概念时代为创建统一的新医药学提供了理论与技术的支撑

中医学是国学的重要组成部分，理论体系与临床诊疗罹三千年完整延续而葆其青春，是当今唯一保留下来具有国际学术影响力的古代传统医学。原因何在？其一，国医国药的学理是以国学为指导的，是国学内涵的一个重要组成部分。既有晚周儒道互补的哲学，又吸纳异族佛学的养分经历七百多年的中国化，构成了儒释道为主体的一源三流的国学。论本源，重视学术的始源是

早于文字的河图洛书与太极图。国学是中华民族优秀的具有特质的早熟早慧的、未曾断裂的文化。中医药学作为传统文化的组成部分,必当完整的传承至今,经久不衰。其二,中医药学衷于"中","一元和合""尚一""尚同"的哲学是中国人的智慧,回归象思维、太虚原象、天人合德、取象运数、形神共俱,"天、道、自然"一体的时空动态流的整体观、治未病、辨证论治的原创思维和原创优势,为中华民族的繁衍生存的贡献至哉伟哉。查遍史书,华夏大地两千年来屡遭疫病灾害、战争等磨难,人口总量在五千万以上,都是中医学做出的巨大贡献。其三,中医学人兼收国学本质的同时,善于学习、容纳异族他国的文化养分与医学成果为我所用。近百余年西学东渐,西医进入中国,早期张锡纯、恽铁樵等前辈主张衷中参西,我主人随地学习西医的解剖学。当前,中国面对农耕文明向工业文明转型,并进入信息科学第二次量子革新的后现代,墨子号量子卫星的发射成功使中国科技界从信息时代的追随者擢升为领跑者之一。目前合成生物学等新兴交叉学科的形成将为整合医学开辟新的途径。回首20世纪50年代,毛泽东提出的创建统一的新医药学的论断,从学理到实践未来的发展都具有了现实的可能性。国学儒家讲"致中和",道家曰"守中",儒家经典有《中论》,"中"是天下人们最大的根本,"和"是天下人们共行的普遍规则。道法自然顺其自然为中,中即保持自然本性。中国哲学"尚一""尚同"的整体观与动态关联阴阳消长、相生相克的平衡。正如太极图与河图所系的中医理论基础体系,在象思维的背景下重视形而上学"道"的体悟、心悟、开悟。又从形而下是"艺""器"即治未病、辨证论治临床诊疗系统的技能与技术。"道"可统"艺"而"艺"可臻"道",体现传统文化的实践意义。并且能使感性与理性,原象与巨象融合互动。

北京大学哲学系教授楼宇烈先生做客中国中医药报社"北沙滩讲坛"的演讲时谈到,"一个民族要真正走向现代化,必须根植于自己的传统、自己的文化"。楼先生认为"中医的根本精神跟中国的文化是完全一致的,而且最充分、最全面地实践了中国文化的理念,中医能唤醒中国人的文化认同,重塑国人文化自信,中国文化复兴有赖于中医的复兴。"

第七节　后现代中医药学科学性探讨

后现代的中国由农耕文明向工业文明转型,由传统秩序向现代社会转型,呈现出思维模式回归原创的象思维与逻辑概念思维的互动,传统儒释道国学与人工智能、互联网络的并存。缘于此,必须是开放式的结构,以实现学术传播与理论创新结合,尤其注重表达中华民族特有的原创思维优势,围绕生命科学与人文医学领域的新趋势、新问题,以我为主,我主人随,坚守国学特质,兼取异质文化的养分,力主东学西学、中医西医的融通整合,顺自然,利民生,为人类健康、尽享天年做有意义的工作。

近日,国家倡导将继承传统文化作为发展建设的基石。中华民族文化是"天、道、自然一体""尚同""尚一",认同多、包容多与代表"一"的多,认同整体性与共同性,使"一"与"多"和谐统一。当今中国要实现民族的伟大复兴,一定要有文化自信,不能盲目地复古,也不能偏执崇尚西方,而是面对各种异质文化能给我们自己定力与清醒的自信。

如何看待中医药学的科学性? 中国哲学的"天、道、自然"的整体性,象思维的原象、具象,贯穿在天地之间人的"治未病"与辩证论治中,重视临床医学实践总结擢升理论又指导临床诊疗。其理念的本质是整体的、具体的、辩证的,也是变化的、更新的、发展的。国医国药有自身历史发展的轨迹,其历史进程是曲折的,其间充满了矛盾、对立和斗争,也充满了融合、互动和协调,充满了非实体化、非对象化的原象、具象思维与实体化、主客二化逻辑概念思维的冲突与相向通用,这种对立面的"转化"和整一。

中国传统文化自先秦的儒道互补即具有早熟与未曾断裂的特征,就是近百年还原论统领科学主义的时期,形而上学的负性逻辑"韬光养晦"对改革开放争取到发展的机遇也不失为英明的策略。就学而成学,即学科门类成立而言,国人有科技四大发明,英国人李约瑟也曾写出过一部中国科学发展史,抗议说中国没有科学是不对的。中国有天文、乐律、历法、算数一组属于理论性的科学传统,另一组为医、卜、星相实用性的经验科学传统。近 300 年"西学东渐"走向"全盘西化",套搬西方科学主义的标准,认为中国有"学"而未成科学,否定国医国药的科学性。更有甚者,20 世纪 20 年代国民政府竟视不足万人的西医为主流,秉持中国卫生管理部门枉然要废止拥有数十万中医药人才队伍的所谓"旧医"的提案。经全国民众贤达及我中医前辈强烈反对而中止,故定于 1929 年 3 月 17 日为"国医节"。时至今日,国家科技部与国务院学位委员会的学科目录将"中医学与中药学"列为医学门类一级学科。2016 年 12 月 25 日,全国人民代表大会通过《中华人民共和国中医药法》,并于 2017 年 7 月 1 日正式实施。依通常的学科标准,即高等教育有教席,医、教、研、产有团队和机构,拥有各分支学科的学术刊物,加上国家政策支持,科学家首肯,广大民众拥戴的中医药学的学科体系业已完成。

如此还有人提出中医有用但不科学,因不具备科学主义的诸因素;也有人提出西医同样不科学,因为医生离不开经验。21世纪初叶进入到后现代,人工智能的正负面影响都呈现给人们,社会价值观变异,有必要研讨人类生理心理与健康的需求于变化的环境中如何认知中医药学的科学性,这是本文的目的。

一、科学与人文的融合

医学是人学,无分中西。中医药学具有科学与人文的双重属性,其原因是国医国药的理论体系缘起国学阴阳五行,天人合德"尚一"之道,又离不开临床经验的积淀,体现于整体观与辨证论治,根植于中华民族的沃土上,具有深厚的人文含量。当今的问题是医学科技进步了,而人文伦理淡化、异化了,中医亦然。人们欲望的膨胀,价值观的扭曲,追求享受、践踏破坏自然,甚而礼崩乐坏,医患矛盾的根源是利益冲突演变成买方卖方的关系。还有科技成果,如人工智能、互联网络有利有弊,其负效应会带来人们体能、智能的退化,已显现出手机碎片化的知识替代了书刊阅读的危害。我们从来不否认数理化学的成果推动了医学技术的进步,赞许20世纪人类防治传染病和感染性疾病所取得的重大成就、器官移植拯救人的生命的业绩等等。今天,不得不承认诊疗技术进步了,而医生离患者越来越疏远了。日益凸显的伦理、法律与社会问题激发了医学界与社会各界对医学人文社会科学的广泛关注。当今医学人文学的概念已为学界所接受,实质上医学人文学就是一种人文的医学,其基础包括哲学、文学、历史、艺术、政治、经济、人类学和神学等,这些人文学科在医学中具有正当合理的价值,是医务工作者服务患者,谨慎和正确决策中必备的基本素质,也体现医护的人格教养。21世纪叙事医学的诞生是为了保证在任何语言环境、任何地点,医务工作者与患者相遇时可以全面地认识、理解和尊重他们的苦痛,具有关注、聆听、归属的叙事技巧,为医疗卫生带来真正的公平公正。

中医药学,前称"国医国药",具有敦实深厚的国学积淀,尤其是融入儒家"仁"学思想内涵,"仁者爱人""克己复礼""礼归于仁""人之受命于天也,取仁于天而仁也"。这里的"仁"蕴意公正、自由与力量;"礼"除礼节祭礼之外,释为调节、和合与协调;"天"的定位当是整体的大自然。孔、孟、荀子将"仁"与"天"并举,仁具有本体本真的意义。宋明以后的新儒家朱熹用"心之德,爱之理"释"仁",将《易传》中"生生之谓易""天地之大德曰生"与"仁"学结合,肯定了自然本体,将伦理提升到宇宙观的高境界。王阳明所著《传习录·卷中》云："夫人者,天地之心,天地万物本吾一体者也,生民之困苦荼毒,孰非疾痛之切于吾身者乎? 不知吾身之疾痛,无是非之心者也。"乃言天地人皆为"一"气化生,体现整体流变,相融相关,应秉承大医精诚,明明德,致良知崇高的医德。

《素问·疏五过论》与《素问·徵四失论》明示医者的过失作为戒律,自当警觉慎行为生民疗疾愈病。其理念敬顺自然之德气,德气为道之用,生之主,必当敬顺之。《素问·上古天真论》:"所以能年皆度百岁而动作不衰者,以其德全不危故也。"又《素问·生气通天论》:"夫自古通天者,生之本,本于阴阳。"这里的"德"为生命的内驱力,"德"行善为真;"生"为生生之谓易,易数之变化流转;"本"系本体是本真之我,以纯素为朴;"道"即一阴一阳,道生"一","一"与"多"和谐一致往返流变,又道既无名无己无功,又生于无而生万物,天地人整体动态流转,展示科学求真,人文求善,以美立命的真谛。

当西学传入、西医占主流位置时,中医学人有失对自身规律坚守者,不论病情需要与否一概中药加西药,凡遇感染一律清热解毒加抗生素,对整体动态流转的证候,识证立法遣方用药淡化了。至于坚持科学人文双重属性,尤其读过《十三经注疏》者已是凤毛麟角,可知人文哲学对中医学人已是渐行渐远有断代的危局之感。为此笔者于21世纪建议设置临床与基础优秀中医人才培育,倡导"读经典、做临床、参明师、悟妙道",求知求理求悟,写策论,强化国学知识,传承国医理念,培养一代后备的学科领军人才。

二、象思维与概念思维的互动

象思维是在传承研究中国传统文化的内涵和特征中提出来的。它具有非实体性特质,即决定了非对象性、非现成性、非构成性,而具有原发创生性和动态流转整体直观性。它是中华民族文化思想最高理念"道""太极""无""一""自性"的表达。它将象分属原象、具象、表象、意象不同的层次,体认原象存在"体""观""悟"深化诠释的进程,是几千年中国人思维模式的主流。近300年来西学东渐随科技的进步,概念思维、逻辑思维推动了人类社会的现代化发展,功不可没,而对象化、线性化亦出现了主客二元论与还原论的简化、僵化,从而压抑了象思维,由于疏于研究,变得生疏乃至被忘却了。从学理上讲,象思维是非概念思维,而两者非相互排斥,绝不是水火不容的关系。只有原象的象思维需中止概念思维,但当解决事物的过程,包括工程科技问题时,象思维尤其是具象与概念思维是互动的。论及中医药学的藏象学说、证候体系、方剂潜能等都有象思维与概念链接的研究；关于气、精、神,经络学说的按图索骥,生时为气的通路,死后则无处可寻；还有许多心理、禀赋的研究等,都离不开太虚原象的思维。

(一) 象思维文化复兴的内驱力

近代教育基本西化,在思维方式上有崇尚概念思维而贬低非概念思维的倾向。因西方中心论的影响,几乎完全忽视或回避了作为非概念思维的象思维之研究。进入后现代,尤其提倡创新,象思维被提出来不是偶然的,在中国经历传统文化断裂之后又重新反思和试图复兴是必然发生的事。它确是来自改革内部的动因,"内因"是决定性的,提示事物发展的"内在矛盾",这种眼光可称得上纯粹的、哲学的,也是超越的。深入到事物的内部,采取辩证的态度,把握了事物内在的发展,抓住事物内在关系,也就抓住了事物的本质。本质是通过现象显现出来的,透过现象看本质,现象是"本质"的,本质也是"现象"的,本质在现象中,现象也在本质中。

原象是象思维的高理念、高境界,是老子所说大象无形之象,是精神之象,是回归心性开悟之象,是"无"道通为"一"之象。象思维之原象不是西方形而上学之"实体",而是太虚之象。其原象并非真空,而蕴有中和之气,乃是"有生于无"的"有",是原发创生之象,生生不已动态整体之象。有如当今天体观测的黑洞拥有巨大的质量和能量,洞内无可见光,类似非线性物质运动,其爆炸能创生出新星系。象思维是一种能显示整体鲜活生命力和激发力的原象和精神之象,因为人类本性所表现的就是活生生的有机整体性和由此生发的层出不穷的创造性,有如核裂变的太阳一样,每时每刻都是新的,象思维在把握整体时,总是在整体之中而与整体一体相通。对于真善美的自我意识也体现在这种整体性和创造性之中。

象思维的兴起也与外部世界的变异相关联。19世纪中叶,从叔本华、尼采始,到柏格森、胡塞尔、海德格尔等对西方形而上学的概念思维蹈入了不能自拔的异化,把科学标准当成衡量一切的标准,而传统科学的观念,在理论上能否达到概念化、公式化？将其绝对化就等于把凡是不能概念化、公式化的事物排除在真善美之外了。应当承认,概念公式化是一种还原分析不可少的抽象力量,它是人类破解、把握科学问题所必需的,但其抽象化本身就包括简化和僵化,因此单纯靠这种思维方式,不可能把握事物活生生的有机变化的整体。联系"国是",民族文化的世界大同,和平共处,合作共赢,见贤思齐,改革开放,到共商共建共享的"一带一路"的倡议,都孕育着整体性、包容性、"尚一"尚同"的象思维。就中医药学而论,天人合德、一元正气、形神一体的原创思维中"道生一""万物负阴抱阳,冲气以为和""无极而太极"的道象就是动态整体之象。

(二) 回归本真之我,守护生命之根

"我"的真义一直是哲学史上的难题。"我是谁?"已把我作主客二元的对象化了。只有象思维超越主客二元的对象化,才能使人回归"本真之我"。我和我的生命在"天地与我并生,万物与我为一"的大视野中去看待,乃是非对象的、非现成的而且处于生生不已的创生状态。这种状态就与大象无形之"原象"和"道"一体相通,且充满了象的流转变化,这是任何对象化的概念思维无法把握的动态整体的本然本真。从根本上说,"道"只可体而不可言,"体"才能入于道内,与道相通。整体直观的"观","观其妙,观其复",不是道外之观而是入于道内的领悟。

笛卡尔的"我思故我在"的命题,可以说"本真之我"的存在,也在于"我象思我存在",它不仅具有生命活力,而且最具原创性。原象与具象有层次的区别。中医学的临床诊疗程序首先是"观象",通过医者的视、听、嗅、味、触,视舌象、候脉象,及征象、病象、药材法象等,从"象"开端、以"象"为主识证治病。笔者曾提出以象为素、以素为候、以候为证、据证言病、病证结合、方证相应的建议。这里的象是形象、表象和具象,然而医者的境界能复"观"其象,具有"我象思我存在"的理念,则能判断预后的吉凶顺逆,守护生命之根。

象思维的非对象化,关心的是人整体活生生的人性。人生在世,从人自身求得自由快乐和幸福,勿忘我而不能为"物"所累做"物"牺牲品。身外之物的一切都是对象化所创造的,应丰富自我的生活,但要适度,"度"即"中庸"。先秦孔子、西方亚里士多德对人类社会状态皆提倡"中庸",然而当今现实,大多数人都是在"过犹不及"中匆匆度过有限的一生。人居于天地之间,人能居中而生生将是一种"天长地久"的状态,只有懂得中庸之道,人的生活消融在大自然中,才能中和庸常地过日子,且天天都是好日子,淡雅清静地过好每一天。

(三) 天人合德的宇宙观

"天人合德"为人们熟知而并非真知,在思维方式上要有正确的立场,"天"与"人"必须合德,"蚑行喙息,莫贵于人,孔窍肢体,皆通于天"(《淮南子·天文训》);"为人生不能为人,为人生者天也",又说"人生于天而取化于天""以类合之,天人一也"(董仲舒《春秋繁露》)。人取化于天,"天"定位于宇宙自然,人生需要仰仗大自然,维护大自然即是敬畏人生,人秉持谦卑态度生存于大自然中,在生活上是隔离还是亲近,在行为上是人类中心主义还是人对自然的伦理道德,这就是天人合德的立场。德即仁,即朴,仁德是一种生生不息的力量,顺自然的规律性与泛众爱的目的性的合和。朴为纯素,不杂而纯,不污而素。"天"与"人"合一的"一"即道通为一显示象思维的"整体直观"。"观"是范畴,直观不仅是眼睛看,更重要的是心悟。《易传》:"常事曰视,非常曰观。"老子所用之观"道可道,非常道"虽然不可言说,却可以"观"。寻找象思维的机制,根本前提是人与自然和谐,实际上"自然权"是更根本更重要的"人权"。

西方社会长期强调人类如何征服自然的业绩,如视理性至上和科学万能的科学主义和技术主义,现实的"互联网络"与"虚拟世界"正负效应均已出现,正在深刻地改变世界,不加以合理的引导控制则必是人与自然界的疏远与隔离。不能忘记人类需要大自然,而大自然的自身协调并不一定需要人类。

既往的唯物主义可以说是站在客观决定论的立场,唯心主义则是站在主观决定论的立场上。两种哲学都有朴素与复杂的不同表现形式,会有从朴素到复杂辩证的演变,已经表明都有各自的真理,又有各自的局限性。要克服局限性靠主客二元自身解决不了,需要有哲学的新视角。

主客二元的思维模式下,最前沿的自然科学的实验结果,也具有主客一体的意义。胡塞尔回到"意向性",回到"先验的自我",正是对意识活动本源即"本真之我"所做的深入的研究。象思维虽然不分主客,但作为整体思维分大小,即小宇宙小整体与大宇宙大整体。老子讲"道大、地大、天大、人亦大",四大指整体,又"人法地,地法天,天法道,道法自然"是四大连贯相通,进入象思维,在动态整体平衡中去创造创生,去克服概念思维的简化、僵化。"天地与我并生,而万物与我为一","并生""为一"的"尚同"哲学,是对象思维平衡和谐的"体认""体验""体会""体悟",而这个"体"对小宇宙的个体的全心身健康起作用,是已经虚灵化的原象,这种整体思维具有全息性,是一通百通。如中国的现今老龄化,政府应怎么办? 人老了在衣食无虞的境界中,寂寞和孤独引发的烦畏和恐惧是最大的痛苦,需要的不仅是疗疾治病,更重要的是心理的抚慰,亲情的关怀。由于人生观价值观的变异,家族体制的淡化,亟待弘扬传统文化,支持与发展国学与国医当属必然。

三、学科方向的变革与创新

随着"以人为本"健康理念的形成,中医药的学科方向必须变革,以适应大环境的变迁,服务大卫生的需求,这是当代中医药学人的历史责任。学科方向在中国哲学引领下实施医学健康行动。将人放在天地之间来看人的健康和疾病,科学与人文互补互动,象意形融通,精气神一体。弘扬原创思维与原创优势,重在临床优势病种,以整体观、辨证论治为主体的诊疗体系框架的完善,获得共识性循证与叙事医学的疗效,基础理论概念的诠释与深化研究,治未病理念与方法的普及推广,研究思路由"还原分析"朝向"系统化研究"转变的探索,强化建立规范的中医药行业国内外通行的标准,不断提升中医药学的国际学术影响力。

对于学科的属性必须有清晰明了的认识,一是以大科学为指导,充分开放多学科参与中医学术研究;二是重视基础理论研究,回归原创之思,整理哲学原理对中医的指导作用。中医学理论不是唯物的而是以唯象为主体的,是非线性、不确定性的,应强调人类本体学实体本体与关系本体整合,注重能量与信息的时空转换,以谋求在复杂系统科学领域里开展中医中药科学问题与方法学的研究,既有唯物史观又有唯心史观的观察,显然,中医学的现象理论与后现代大科学的宇宙观相吻合。

社会已进入到高概念大数据的后现代。高概念一是体现在科学技术与人文哲学的互补互动,取向是人类追求的真善美;二是要研究提高系统的相关性,要敢于突破原有学科的边界,提倡整合;三是对不同民族、地域的优秀文化中的科学概念进行诠释吸纳与推广。大数据是针对复杂系统多学科多元化研究的海量数据,包括非线性、不确定性数据的综合集成技术。可见高概念、大数据技术为中医药学学科理论框架与临床实践指南的更新完善创造了良好的机遇。回首20世纪,医学发展的轨迹是以主客二元论与还原论为中心展开的纯生物性理论与技术的研究,代价是人文医学的失落,忽略了"人"作为主体的苦痛的感受与心理,强调了理化生物学指标作为判断疾病的标准。进入后现代,"以人为本"的医学价值观将引导科学与人文的整合,整体论与还原论的整合,象思维与概念思维的整合,系统性研究与描述性研究的整合,循证医学与叙事医学的整合。朝向西学东渐与东学西渐汇通,中医西医合和共进,为实现统一的新医药学而努力。

晚近十数年间笔者体认、体验到医学方向的变化,社会人文医学、医学心理学、医学伦理学逐步深化对"病的人"的"以人为本"的关怀并渗透到诊疗过程。与此同时，人类学主体一元论与动态流转的整体论的兴起，天人合一、知行合一、物我一体、精气神一体、象意形融通的国学国医的理念会逐步回归人们思想的路径，在我国从农耕文明向工业文明的转型期，多学科介入人类健康的研究，诸如具有整体性意义的多基因组学网络对人类复杂性巨系统的研究，新趋势指明中西医学有可能朝着整合方向迈进。

中医药学历来以临床医学为核心，辨证论治具有原创优势并与个体化医学相吻合。中医学人对方剂的研究，组建了多学科的研究团队，不仅有中西医药专家，还广泛吸收了化学、物理学、数学计算、信息与天文专家参加与指导。中医方剂有中药配伍组合的物质基础又体现治疗效应，是中医理论的载体。笔者提出，方剂的潜能蕴藏在整合之中，不同饮片、不同组分、不同化合物的不同配伍具有不同的效应，诠释多组分与多靶点的相关性，针对全息的病证，融合对抗、补充、调节于一体，发挥增效减毒与减毒增效的和谐效应。整合效应包括药效物质与生物效应的整合，药物实体与表征信息的整合，药物功效与人体功能的整合，通过实验认识到"网络"可以看作整体与系统的构建基础和关键技术。如"网络药理学"在宏观与微观的基因组、转录组、蛋白组、代谢组、表型等不同层次，有基因调控网络、蛋白质互相作用网络、信息传导网络、代谢网络、表型网络等各种生物网络。网络作为复杂系统分析的关键，代表了一种符合中医药整体特色的研究新理念与新方法，我国学者无分中西展开的复方网络药理学研究与国际基本同步，中医方药研究有望跻身当代科技前沿，为源头创新提供强有力的支撑。我国首次成功防控甲型 H1N1 流感综合集成创新过程中，中医药依据明清温病卫气营血辨证诊治，研发出金花清感方，2009 年运用标准汤剂在预防和治疗均获得显著效果。论文发表在美国《内科学年鉴》上，全球若干媒体报道，世界卫生组织建议推广中医药防治甲型 H1N1 流感的经验，提高了中医药学的国际影响力。

目前医学发展的总趋势是实施个体化医学、预防医学、预测医学、转化医学和参与医学，恰恰为中医药学发挥原创优势提供了良好机遇。中医诊疗从整体出发，对同一种病，因遗传背景、禀赋体质等差异，出现证候不同而治疗方药剂量也不同。还有医学模式中，生理心理与自然、社会环境的变化相适应，以体现个体化医学。显然，象思维整体动态流转的理念和辨证论治的体系将在个体化医学发展的时空中发挥主导的作用。未病先防、既病防变的思想和各种中医保健方法的推介,则可践履预防医学。中医以五运六气学说为代表,取象运数,以易理积极辨识体质健康状态及演变趋势,适应各种气候、物候、环境的变化,将重点放在病前的早期监测,尽力做到调心身怡情养性。转化医学要作为重点变革之一,凸显中医中药的优势,同时要参与到全球卫生信息化系统中去。中医讲转化医学是以"本真之我"为主体,从临床实践中凝聚科学问题,再做基础研究与新复方的开发研究,当是基础科研成果转向临床应用,进而提高维护健康与防治疾病水平的过程。因此转化医学的研究模式必须是多学科联合体的密切合作,医院向院前社区乡镇转化,成熟技术向产业研发转化,科技成果向效益民生转化,面向基层医教研产向人才培养转化。总之,其"模式"要具有普适价值。当今的中医学与西医学能以互补互动向趋同方向发展,能为构建统一的新医药学奠基吗? 有学者认为中西医之间从具体研究对象、研究方法以及两者医学的基础理论都有不可通约性。先说具体对象,中西医学依自然哲学原理应是"人"及人的"存在"的一切对象。只是产生于西方工业文明基础上的西医学在一段历史中将对象侧重在患者的"病",追求的是生物学指标,重技术、重实证,必须可重复、可复制。这在还原论盛行的 20 世纪,对医学进步有一定积极意义。笔者作为中医学人对西医学学理上出现的问题不言自明。中医学作为整体系统医学有明确的内在标准,如"气脉常道""积精全神""阴平阳秘"等。具体干预方法,如饮食有节、恬淡虚无、法于阴阳、和于术数等,为实践证实有效的身心调摄的理念和方法,倡导每个人主动参加到对自身健康的认知和维护健康的全过程中去,做到"正气存内,邪不可干"。无需讳言,我们在推动转化医学与运用网络医学作为调整改革的重点时,面对多因素、多变量、多组织器官复杂性现代难治病,在诊疗过程中体悟到还原论与系统论,中医学与西医学基础整合的可能性是存在的。

面对中医药学谋发展的大好机遇,为转变弱势学科,我和学长们尽力了,成效不大有史鉴证。我们垂垂老矣,心已憔悴,力亦不足,冀望后学者努力于中华民族伟大复兴过程中,传承具有特质的传统文化,重振中医药学科,嘉惠医林,服务民生。

第八节　试析从寒疫论治新型冠状病毒

2020 年初,湖北省武汉市出现了新型冠状病毒感染疫情,截至 2020 年 2

月 2 日 24 时,国家卫生健康委员会收到 31 个省(自治区、直辖市)累计报告确诊病例 17 205 例,重症病例 1 370 例,累计死亡病例 361 例,累计治愈出院病例 475 例,共有疑似病例 21 558 例。中国中医科学院中医临床基础医学研究所作为中医药抗新冠病毒的专家组及科研组支持单位,根据临床一线获取的症状信息,结合武汉的气候特点及相关疫病文献,认为新冠病毒属于中医学"寒疫"范畴,病因涉及毒、燥、湿、寒诸因素,并对其病机及证候、治法、方药等进行初步探究如下。

一、属于"寒疫"范畴

(一) 寒疫概述

寒疫自古有之。汉代张仲景在《伤寒论》序中述其宗族亡者众多,伤寒十居其七,说明张氏家族所患伤寒非普通外感伤寒,应属寒性疫病。晋代王叔和在《伤寒例》中首次明确提出"寒疫"概念,隋唐及宋以来"寒疫"的内涵多隐含在"伤寒""时气"或"天行""阴毒伤寒"等病名中。

明代张三锡《医学六要》指出"天久淫雨,湿令流行,民多寒疫",认为湿邪可以导致寒疫。民国时期以来,对寒疫病因的认识更加深入,《重订通俗伤寒论》指出,寒疫是寒邪夹杂戾气或秽湿所产生的传染性疾病。梳理历代疫病相关文献,寒疫可以归纳为因感受非时暴寒或阴寒疫毒之气所致的急性流行性传染性外感疾病的总称,包括寒湿疫、寒燥疫等。

寒疫的第一种情况是感受非时暴寒导致的疫病,《伤寒论·序例》称为"时行寒疫",云:"从春分以后,至秋分节前,天有暴寒者,皆为时行寒疫也。三月四月,或有暴寒,其时阳气尚弱,为寒所折,病热犹轻;五月六月,阳气已盛,为寒所折,病热则重;七月八月,阳气已衰,为寒所折,病热亦微。其病与温及暑病相似,但治有殊耳。"认为时行寒疫是感受非时暴寒折遏时令阳气所致的流行性疾病。《说疫全书》亦云:"寒疫,……当天气方温热之时,而凄风苦雨骤至,毛窍正开,为寒气所束,众人同病,乃天实为之,故亦得以疫名也。"《松峰说疫》曰:"寒疫。不论春夏秋冬,天气忽热,众人毛窍方开,倏尔暴寒,被冷气所逼即头痛、身热、脊强。感于风者有汗,感于寒者无汗。"以上文献均认为,寒疫是由于感受触冒暴寒邪气所引发的急性流行性疾病。这种非时暴寒往往是由于天时本温暖或温燥而突然出现异常寒冷气候,寒邪郁滞温热或温燥令气而发病。这种寒疫的特点初起可表现为短暂的表寒证,随即表现为表寒里热证,或初起即为表寒里热证,入里传变可发生他病。

寒疫的第二种情况是感受寒性的疫毒之气导致的疫病。《疫证治例》云："风寒暑湿燥火六气失时，是谓六渗……中其（渗气）毒者，率由口鼻入……稽留气道，蕴蓄躯壳，病发为疫，证类伤寒。"这种疫毒之气可以与寒邪或寒湿、寒燥之邪夹杂而导致寒疫发生。即《治疫全书》所言："既感疫气，又伤风寒，或暴感风寒兼染疫气者，寒疫二邪一时混合。"《伤寒指掌》亦云："天久阴雨，湿寒流行，脾土受伤，故多寒疫、寒湿。"这种寒疫的特点是临床多见阴寒征象。

（二）新冠病毒发生的气候特点分析

从湖北气象局官方网站（http：//hb.cma.gov.cn）收集到的关于武汉 2019 年下半年以来的气候情况如下：2019 年 7 月 20 日至 2019 年 11 月底，以武汉为代表的鄂东地区气温较常年同期偏高，造成该地区发生近 40 年来最为严重的伏秋连旱。2019 年 11 月份武汉地区总体气候特点为平均降水量偏少二成，燥湿寒温起伏，气候变化较大；上旬天气干旱温燥，中下旬出现一次强冷空气和二次寒潮，下旬则出现轻中度阴雨，表现为燥湿寒温起伏的气候特点。12 月 1 日—12 月 15 日气温较往年为高，为少见暖冬又无降雨，加重了温燥，而 12 月下旬至 1 月中间阴雨不断。2020 年 1 月湖北省出现三次较大范围雨雪过程，月平均气温偏高 0.8℃；相对湿度偏高 8%，排历史同期第一位，出现了湿寒气候。总体而言，以武汉为首的鄂东地区从 7 月下旬至 11 月底表现的气候特点是前期持续的干旱温燥，中末期突然的湿寒天气，燥湿寒温起伏，气候变化显著。病毒在秋冬季节最为活跃，寒性气候可以降低人体免疫力，忽热忽冷的异常气候更能够改变病原体生存环境，使病原体短期内大规模繁殖或发生变异，并削弱受灾人群的抵抗力和自身调节功能，从而诱发疫病的流行。

根据气候特点的分析：武汉 2019 年 11 月份中下旬之前，长时间的气候温燥，骤然遇到强冷空气，即暴寒；其后，12 月底出现第 1 例新冠病毒患者，此后逐渐增多，疫病发生情况与气候条件相吻合。12 月上中旬气候温热，为少见暖冬，后气温下降，尤其是 12 月下旬以后降雨增多，2020 年 1 月份气温高而湿度大，湿大于寒，气候凸显阴冷湿寒特点。以上都符合历代文献中寒疫的发生条件。

二、病因

从武汉气候条件可以分析本次疫病的主要病因是伏燥在先，寒或湿寒居后,而气候失时,燥热湿寒的时空环境产生的疫毒邪气错综其中,与伏燥和寒邪或湿寒邪气夹杂而居于首要地位。正如前面提及《疫证治例》所述,风、寒、暑、湿、燥、火六气失时可以产生疫病之气,导致疫病。就 2019 年 12 月 16 日之前武汉的秋冬季而言,伏秋连旱,暖冬气候,以及骤然暴寒,都是燥寒之气失时,因而产生疫毒邪气。这个时期病因是疫毒夹杂伏燥和寒邪。2019 年 12 月 16 日开始,武汉阴雨天气增多,空气湿冷,此时病因为疫毒夹杂伏燥和湿寒。长期的温燥气候,导致温燥之邪久伏于肺,易伤肺而咳。清代医家喻昌《医门法律》言:"秋伤于燥,冬生咳嗽。"燥邪伤肺的咳嗽主要表现为干咳。据国家卫生健康委员会发布的《新型冠状病毒感染的肺炎诊疗方案(试行第四版)》,干咳为本病主要表现。

此外,从中医学五运六气的"三年化疫"理论看,三年前是丁酉年(2017)。《素问·刺法论》云:"丁酉失守其位……三年变疠。"《素问·本病论》亦云:"丁酉未得迁正者,即地下丙申少阳未得退位者……后三年化疠。"丁酉年是阳明燥金司天,该年秋冬季气候燥象较著,故其影响三年后的"伏邪"是伏燥。上述报道的大部分病例以干咳少痰、咽干咽痛等主要症状,均与伏燥相符。

1919 年至 1920 年冬春之交,浙江临海疫病盛行,死亡枕藉,根据清代《伏瘟证治实验谈》的记载,当时气候特点与此次疫病武汉的气候特点极其相似。该文记载"己未秋冬之交,自寒露至冬至,三月不雨,两间燥烈之气达于极点。人身一小天地,天地既燥,人处其间,亦未有不燥者。《经》云:秋之为病在肺。燥气上受,首先犯肺,肺病不已,逆传心包。此燥气之邪感于前,伏于上焦心肺之间,为发生疫症之本因也。自小寒以后,至庚申春之春分,三月之间恒雨恒风,昕夕不休,寒冽之气,逼人太甚。间或雷霆大震,阳气暴泄,肌腠不密,感邪更易……此冬寒之邪感于后,中于表层太阳之经,为发生疫症之续因也。如其人先感秋燥之邪,伏藏体内,再伤于寒,其病即发,此己未冬月发生疫症之原因也。"此外,书中记载的疫病症状与此次肺炎有很大的相似性,即"一种肺金本脏之现症。初起恶寒,旋即发热,咳嗽,胸闷,喘急不得卧,痰多、嗌燥,咯不得出,口渴不多饮,食思缺乏,头部有汗,大便或秘或泄。状甚危急,然死者不过十之二三"。

三、病机

本病基本病机是疫毒湿寒与伏燥搏结,壅塞肺胸,损伤正气,导致气机痹阻,升降失常,元气虚衰。具体而言主要是疫毒夹杂寒邪或湿寒之邪从口鼻而入,侵袭气道,与伏燥搏结,壅塞肺胸,毒湿寒燥邪气伤及肺气和胸中宗气,导致肺失宣肃,气机逆乱,升降出入失常,水液输布失调;宗气不能助心行血,肺状囊龠,终端肺泡血络气血交阻,动静脉短路,进而乏氧,血停成瘀,水湿、瘀血、毒邪进一步加重了肺胸的气机逆乱,形成恶性循环。病机转化特点:初期多见表寒里热、虚实夹杂证;中期素体阳盛,可转化为表里俱热的实热证,若素体阳虚,可出现阳虚寒凝证;若热毒邪气逆传心包,或毒邪内陷,肺气衰败,可致内闭外脱之危急证候。

本病主要病位在肺,其次在卫表、脾胃。2020 年 1 月 29 日《柳叶刀》发表的武汉市金银潭医院 99 例新冠病毒患者的研究论文显示,患者临床表现为咳嗽者占 82%,呼吸急促者占 31%,说明本次疫病的主要病位在肺;而 11% 的患者出现了肌肉疼痛,8% 的患者出现了头痛,说明其次病位在卫表。此外,目前参加武汉诊疗的中医专家发现,本病初起多伴纳差、恶心、便溏等消化道症状,说明脾胃也是本病的病位。

疫毒邪气可以具有寒热属性,也可以不具有寒热属性。如明代吴又可《温疫论》就认为病气不同于六淫,是非风、非寒、非暑、非湿的特异邪气。《治疫全书》亦云:"惟六气之外,沴厉所钟,非风非寒,非暑非湿,非燥非火,而实为风寒暑湿燥火之极,致郁勃飞扬,发为延蔓传症。如瘟疫、痢疟、泄泻、麻痘之类。"认为疫疠之气是不同于风、寒、暑、湿、燥、火的一种传染性疫气。这种病气可以与六淫邪气夹杂表现为寒热燥湿症状,如《伤寒指掌》云:"大疫发时,或挟寒,或挟暑,所谓兼六淫也"。就本次武汉情况来讲,从《新型冠状病毒感染的肺炎诊疗方案(试行第四版)》提及部分患者仅表现为低热、轻微乏力,尤其重型和危重型患者可为中低热,甚至无明显发热,提示病性偏于寒性。多数患者咽干、燥咳及部分患者恶心、呕吐、腹泻的症状表现,说明病程中明显存在肺燥和脾湿,这是由于疫毒夹杂温燥和湿寒所致。同时多数患者初起乏力,是毒邪容易损伤正气的表现。此外,毒邪闭阻,气机升降出入障碍,容易导致血瘀。因此,本次新冠病毒表现为寒热夹杂、燥湿错综、虚实并见的病理性质,病机特点是毒、燥、湿、寒、虚、瘀,炎症与呼吸窘迫并存。

四、治法方药

本次新冠病毒属于疫病,从中医疫病理论分析则属于疫毒或秽毒作祟,因此首要治法是逐秽解毒。诚如《温热暑疫全书》引喻昌所言："邪既入,则以逐秽为第一义。上焦如雾,升而逐之,兼以解毒;中焦如沤,疏而逐之,兼以解毒;下焦如渎,决而逐之,兼以解毒。"解毒之法首选祛秽解毒法,即用气清性洁、芳香辛烈之品以化浊避秽、宣通气血。代表方如《疫证治例》芦根方、升降散、藿香正气散、太乙紫金片等。《重订通俗伤寒论》认为病毒无论与风寒或湿邪夹杂,均可加紫金片辟秽解毒。同时,清热解毒、温阳解毒等方药临床上可根据症状选择使用。

此外,毒邪入里,容易痹阻气机,故疏利气机、通解表里是治疗疫病要义。对此《伤寒翼·商瘟疫感而遂发之治》有所论述:"疫之法也不一……但治之大法,始终宜于疏利,通解表里为主。"具体而言,可以辛温、辛凉解表,配合攻逐泻下、通瘀破结,及和解表里、开达膜原等法。用药方面尤其要重视气味辛烈药物的使用。气味辛烈之品性多温燥,味辛发散,性烈窜冲,故能行气通窍,疏泄腠理。疫邪气不外秽浊毒恶,致病原理是从气道侵入,痹阻气机,进而导致诸险证。得辛烈温燥之药,行气发散除寒,则腠开窍通寒祛,既驱邪外出,又恢复正常生理机能,疫病自愈。具体药物如蓬莪术、草果、木香、苍术、香附、羌活等。需要注意的是,由于疫毒属于毒邪,具有毒烈性,容易损伤人体正气,因此治疗疫病整个过程都要注意顾护正气,随证加入扶正的相关药物。

五、分期论治

由于 2019 年 12 月 16 日以后至今,武汉的气候主要以湿寒为主,故根据其病邪特点,分为初期、中期、危重期、恢复期进行分期论治。

(一) 初期

1. 湿寒犯表

临床表现:恶寒无汗,头痛身重,身热不扬,四肢倦怠,胸膈痞满,渴不欲饮,便溏溺少。舌淡红,苔白腻,脉濡缓。

分析:2019 年 12 月 16 日以后,武汉湿寒之气较重,初感湿寒,未触动肺中伏燥。湿寒之邪束缚太阳表卫及湿阻中焦,气机升降不畅而诸证丛生。

治法:散寒除湿。

推荐方药:藿香正气散加减。

组成:苏叶、苍术、白芷、陈皮、羌活、藿香、厚朴、防风、茯苓皮、通草。

加减：如初起发热、恶寒或不恶寒，干咳，咽干，未见湿阻脾胃症状，此为伏燥夹寒致病，宜用蒲辅周先生经验，采用麻杏石甘汤加前胡、射干、芦根、竹叶，由于属于疫病，可配合升降散解毒。

2. 湿寒束表，郁燥伤肺

临床表现：恶寒发热或无热，咽干，干咳，倦怠乏力，气喘，胸闷、脘痞恶呕，便溏不爽。舌淡红或稍红，苔白厚腻、白滑。

分析：疫毒侵袭气道，外感湿寒，触动肺中郁伏温燥之邪，表现为疫毒郁滞上焦，肺燥脾湿等证。

治法：辛润利肺，芳化解毒。

推荐方药：麻杏石甘汤合达原饮加太乙紫金片。

加减：如见寒热往来，或无寒热，胸憋胸痛，口苦纳呆、恶心呕逆，舌淡红、苔白干，脉弦，《疫证治例》认为属于疫毒郁于少阳、枢机不利，治宜和解少阳、透邪解毒，方用小柴胡汤合升降散加枳壳、桔梗。发热者加金银花，连翘。胸憋闷、胸痛明显，用柴胡陷胸汤加减。如见身热、胸闷烦躁、口渴不欲多饮，舌红苔黄腻，此为时令转暖，或随体质化热之象，宜麻杏石甘汤合三加减正气散；热象更重者，麻杏石甘汤合甘露消毒丹。

（二）中期

1. 毒热闭肺

临床表现：高热不退，咳嗽少痰，或有黄痰，或痰中带血，胸闷胸痛，喘憋气促，腹胀便秘。舌质暗红或紫，苔黄腻或黄燥，脉滑数。

分析：素体阳盛，毒邪随体化热，热毒闭阻上焦心肺导致肺失宣降；热毒损伤肺络，及热传大肠，大肠腑实，毒热瘀阻，变生诸证。

治法：宣肺解毒，通腑泄热。

推荐方药：宣白承气汤合解毒活血汤合升降散加减。

组成：苦杏仁、瓜蒌、生大黄、生石膏、连翘、葛根、柴胡、当归、生地黄、赤芍、桃仁、红花、枳壳、蝉蜕、僵蚕、姜黄、甘草。

加减：如见痰中带血，为热邪灼伤肺络，加千金苇茎汤。

2. 阳虚寒凝

临床表现：不发热，或恶寒，胸憋气促，心下撑急坚满，食欲不振，或伴恶心呕吐，肢冷便溏。舌淡形嫩、胖大或齿痕，苔白或水滑。

分析：素体阳虚，毒邪夹杂湿寒之邪，从口鼻气道侵袭上焦，伤及胸中阳气。大气不运，水饮不化，停聚心下，气机升降出入障碍从而变生诸证，符合新冠病毒不发热或低热患者影像学双肺渗出病变的"湿肺"(肺水肿)病机。

治法：通阳开结,温化水饮。

推荐方药：桂枝汤去芍药合麻黄附子细辛汤加葶苈子、桑白皮。朱良春先生经验用该方治疗阳虚水停,心下坚满,咳喘难以平卧的肺心病(《古今名医临证金鉴·咳喘肺胀》);颜德馨先生经验用麻黄附子细辛汤治疗大量激素无效的寒盛顽固性咳喘(《金匮名医验案精选》)。

组成：桂枝、生姜、甘草、大枣、麻黄、附子、细辛、葶苈子、桑白皮。

加减：如见胸痛舌紫暗,为寒凝血瘀,加血府逐瘀汤。

(三)危重期

1. 热闭心包

临床表现：胸憋喘促,灼热烦躁,夜寐不安,时有谵语或昏聩不语,舌謇肢厥。舌红绛,脉细数。

分析：毒热内陷,入于心营进而内闭心包,变生诸证。

治法：清心开窍。

推荐方药：清营汤加减。

组成：水牛角、生地黄、玄参、麦冬、金银花、连翘、黄连、丹参、郁金、石菖蒲、瓜蒌皮、桑白皮、葶苈子。

加减：若见昏迷,肢强舌謇,可加安宫牛黄丸或紫雪丹、至宝丹。

2. 元阳欲脱

临床表现：呼吸困难,动则气喘,或需要辅助通气,伴体温骤降,大汗淋漓,面色苍白,四肢厥冷,唇指发绀;或初起神志尚清,旋即神昏,烦扰躁动无力。舌淡紫,苔灰黑而滑,脉浮数或散乱无根或微细欲绝。

分析：素体阳虚,疫毒内陷,邪陷正衰,变生诸证。

治法：回阳固脱,化瘀开窍。

推荐方药：回阳救急汤(《伤寒六书》)加减。

组成：制附子、人参、山萸肉、干姜、白术、五味子、茯苓、陈皮、桃仁、红花、炙甘草、生龙骨、生牡蛎。

加减：若见呼吸微弱,间断不续,或叹气样呼吸,时有抽搐,神志昏沉,汗出如油,舌红无苔,脉虚细数,此为气阴两竭,宜生脉散合炙甘草汤加生龙骨、生牡蛎、山萸肉益气养阴固脱。若痰涎壅盛,肢强痉厥,加苏合香丸。

（四）恢复期

1. 气阴两伤

临床表现：身热多汗，心胸烦热，气逆欲呕，气短神疲。舌红少苔，脉虚数。

分析：疫病后期，伏燥、寒湿之邪解而不彻，耗伤肺胃阴津阳气仍有余热。

治法：清热生津，益气和胃。

推荐方药：竹叶石膏汤加白茅根、芦根。

组成：竹叶、石膏、党参、麦冬、半夏、白茅根、芦根、甘草、粳米。

2. 肺脾气虚

临床表现：气短、倦怠乏力，纳差、呕恶、痞满，大便无力，便溏不爽。舌淡胖，苔白腻，脉无力。

分析：疫病后期，湿寒之邪羁留，耗伤脾胃阳气，导致肺脾气虚，变生诸证。

治法：健脾益气。

推荐方药：香砂六君子汤加减。

组成：清半夏、陈皮、党参、炙黄芪、茯苓、藿香、砂仁。

六、讨论

（一）注意"伏燥"的病因

燥邪特点较为复杂，清代医家吴鞠通认为"秋燥之气，轻则为燥，重则为寒，化气为湿，复气为火"，民国李逿羮《秋燥论》云："如证见头微痛、恶寒、痰咳、鼻塞嗌干者，是燥伤本脏，燥之胜气也。若热渴自汗、咽喉作痛，是燥之本气已化为火，为燥之复气也。"

清末医家陈宝善认为燥邪可以兼湿、兼寒、兼火，并论述了兼气的治法方药，即"偏于寒则寒燥凝合，宜辛温发散法，如麻、桂、柴、葛等类；偏于湿则燥湿更胜，宜散湿通燥法，如羌、防、芎、藿等类；偏于火则燥火合化，宜辛寒泄火法，如三石、二黄（地黄、大黄）等类，皆可随病取用。以燥气之中，含有火、湿、寒三气，故其病每有兼气治法，如辛、寒、温三义外，惟不可味过于苦，以苦能坚燥，最足羁留邪气，在所大忌也"。

燥为六淫之一，虽为秋季时令，但温燥气候迁延至冬，则为冬温。所以元代医家罗谦甫提出"冬温本秋燥之余气"。就本次疫病发生特点而言，暖冬气候突逢暴寒，即冬温感寒，麻杏石甘汤加减最为适宜。正如《类伤寒集补》所云："若先受冬温，加以严寒外束，寒热互包于肺俞，不得发泄，……身热，喘嗽，面目浮肿，喉中介介如梗状，惟仲景麻杏石甘汤一方，散表寒，兼清里热，俾蕴蓄之邪,渐运出于皮毛,常自汗出津津而解矣。"

(二)重视下法和活血化瘀法的应用

新冠病毒患者在短时间内容易进展为急性呼吸窘迫综合征(ARDS),大多数情况属于中医学"暴喘"实证。已有研究表明,ARDS 的临床表现与阳明腑实喘满证相似;另有临床试验总结得出,在治疗 ARDS 时,除西医常规治疗外,给予宣白承气汤可有效改善患者的呼吸功能及呼吸力学参数。疫毒从口鼻而入,阳明胃、大肠是其顺传出路,故早用和正确应用下法对于防止疫病传变和发展具有重要的意义。《疫证治例》云:"疫病下不厌早……少则数剂,多则十余剂,以毒尽为度……老人、虚人难任下者,则用导法,或陶氏黄龙汤……稍涉胃府,不必问其大便或溏或硬,但觉潮热汗出,脐腹痞满,即当下之。"《治疫全书》"应下诸证"中提到"舌白苔渐变黄苔、舌黑苔、舌芒刺、舌裂、白砂苔、口燥渴、潮热、谵语、胃家实、呼吸不利、胸膈痞闷、心下满、心下高起如块、心下痛、心下胀痛、大便闭、协热下利、热结旁流"等,俱可根据辨证酌情使用下法。此外还有研究认为,ARDS 的基本病理改变与血瘀证概念相一致,因此辨证运用活血化瘀,或解毒活血或温阳活血等方药,对于本病的治疗具有实际的价值。

总之,关于新冠病毒,要"谨守病机、随证治之",及时运用通腑攻下、活血化瘀和补益正气等方法,可以及时"截断扭转"病势,促使疾病早日向愈。希望本文能够为治疗此次疫病提供一定的参考借鉴。

第九节 把握气运,谨守病机——清肺排毒汤治疗寒湿疫辨证思路解析

正当人们的生活逐步恢复正常时,2022 年 6 月 11 日,北京再次出现新冠病毒疫情,人们的生活也再一次受到影响。有了前期全国特别是湖北武汉的抗疫经验,北京市委、市政府迅速行动,最短时间确定了传染源头,最大力度控制了传播,创造了常态化精准控制的"北京经验"。如果定点隔离人群干预、临床救治再能精准高效,必将成为常态化疫情防控和救治的样板。

在以习近平总书记为核心的党中央坚强领导下,新冠病毒疫情在我国已经得到全面控制。制定最优化方案,就能够在传染病例散发和小范围传播时以最快的速度、最低的成本加以控制,避免酿成大范围流行,使人们正常的生

活秩序得以保持,也把对经济社会发展的影响降到最低。

在西医尚没有特效药的情况下,一定要首先使用疗效确切的中医药,避免抗病毒药物的副作用影响中药的吸收和疗效,特别是避免对患者肝功能和肝气机造成损害;在救治危重患者时,发挥西医对症支持治疗的优势,这样才能把中西医结合的要求高质量、高标准落到实处。前期各地中医药参与疫情防控和临床救治拟定了不少协定方,对某些症状的改善普遍反映有效,但由于对新冠病毒病因病机的复杂性缺乏足够和深刻的认识,以及辨证论治思路和能力的局限,从临床救治的实际效果看,"清肺排毒汤"具有速效、显效、决胜的显著优势。

中医辨证论治的目的就是透过表象症状找到疾病的本质,也就是对病因病机的深入分析。而分析病因中医使用的是"三因制宜"的逻辑思维模型,这是中医特有的,也是非常科学的思维模型。我们必须要从地域、个人、天时三个维度去分析看待这次疫情。疫,民皆病也,所以单独分析某一个人或者某一群人去认知这次疫情特点显然不够全面,不具有代表性,属于必要但非充分条件。流行病患者一定是具有共性的,也就是一旦核心病机确定了,所有感染者一定都具备这一特征。从地域的角度上看,不仅仅是某一个地区出现疫情,是多个地区分别出现。所以,若仅仅从一个地区特点去分析,显然不能代表整个疫病的特征。最后一个就是天地时空,多数人、多地区、在同一区间发病。最大的共性特征,就是发病的时间。新冠病毒就一定带有时空的特殊性。只要从天时的角度入手分析,找出时间的特殊性,并结合个体的情况特点与地理位置的特殊性,再去反证从天时分析得出的结论,就可以分析出这次疫情的核心病机,对指导防控治疗具有重要意义。

中医学博大精深,不仅具有完备的身心研究的理论系统,还有专门认识天道的理论模型——五运六气。五运六气源自《黄帝内经》七篇大论,是古人通过对天文观象诊病辨证总结出来六十年甲子周期中不同年份气运特点对人体的影响。在人们眼中常常只有春、夏、秋、冬四季之四立、二分、二至的气候不同,对每个季节的特点也都很清楚。但是对年与年之间的变换规律一般很少去做具体的观测察象与总结,缺少人道顺天道的概念,比如我们不会太关注今年春天和去年春天有何不同,去年冬天和今年冬天有何不同,也习惯于把年与年气候的差异认为是随机事件。但是,古贤哲们通过仰观天文,结合天地之象数,推演总结了一套理论模型,用于指导不同年运环境对于人体的不同影响,是临床的重要参考。《黄帝内经》七篇大论就是在告诉我们这个道理,这种理论体系对于我们的疾病防控具有十分重要的指导意义。"清肺排毒汤"是根据这一理论,综合考虑 2020—2021 年年运特点以及各个节气,紧密结合临床而遣药组方的。

"寒湿疫",大多数患者在临床上并没有出现发热症状,但依然被确诊,而且总是与海鲜市场关联,这也反映了这次疫情的根本原因——寒湿。因为海鲜市场就是"阴湿"之地,新冠病毒易于生存,也说明新冠病毒属于阴邪,阴邪侵入人体较阳邪更容易伏藏,更不易察觉。且古人"冬吃萝卜夏吃姜",以及"三伏贴"的说法正是告诫我们应当抓住夏天的有利时机,运用季节有利因素乘胜追击排出阴邪,更要防止因苦寒之药再逼阴毒内陷。

到了庚子年,金运太过,肝木受邪。虽然上半年少阴君火当令,但肝木受克,故火无根,下半年在泉之气与年运相应再次加剧太过之金气,燥金从湿土化气又趋于寒,反而引寒湿内蕴。这样对于水湿两停的局面是很不利的,而且木主调达疏泄,若木气受克,过多的水饮必然会漫步心胸,甚至会深入伏藏,危害机体,引起其他脏腑的疾病。

金气太过,水旺,肝木受克,心火不足,这是 2020 年全年气运的基本情况,一定要把病情与季节因素放在这一大环境中考虑。现在是夏季,虽然水湿增大这是不利因素,但是火当令温度较高,君火旺则心力强这是有利因素,所以会出现即使传染率上升,但死亡率会显著下降的现象。

大疫方剂的开处一定要具有前瞻性与全面性,综合考虑多元素很重要。例如,中医不治已病治未病理念,见肝之病知肝传脾,见肺之病知肺传肝等,都是古人在告诫我们要注重全局思维,截断疾病的传变路线来保证疾病不传变。治与防,攻与守是同时进行的。"清肺排毒汤"在针对肺病这一主要矛盾的同时,统筹考虑了对心脏、肝脏、脾胃和肾脏的协同保护。国内外大量基础研究和临床实践都证明了这一设计的正确性和必要性。2020 年的年运特点会导致人的肝气很弱。《素问·气交变大论》中言:金运太过之年,肝木受邪,太冲脉绝者死不治,上应太白星。庚子年就是金运太过之年,太冲脉绝者死不治。太冲脉绝就是肝气绝,肝气主调达气机,如果肝脉绝了,即使使用呼吸机也只是辅助呼吸,而体内气机循环靠的是肝气的调达,这是两个系统,外在系统必须依靠内系统起作用。一旦内在的气机绝了,就有风险了。而很多抗病毒的药物本身对肝气的损伤也存在,最后常常出现的情况就是病毒还没被杀死,人已经支撑不住了,甚至有时病毒被杀死了,人也没能幸免厄运。李文亮在病毒转阴两天后不幸去世,胡卫锋在苦苦治疗四个月后,还是没能转危为安。所以,这个底线必须守住,必须保证肝胆气机升发和调达气机的功能不受损。

在临床实践中,不同地区的医生(包括国外的医生)发现新冠病毒患者多有极度"气虚"的现象,有的甚至连手机都拿不动,下床走路都费劲,但使用"益气养阴"的药物后症状改善并不明显,有的甚至加重。益气养阴非但无法达到补正气的目的,反会助邪而阻碍病邪排出。这是因为本质是肝气受邪,而不是"气虚",气虚仅仅只是表象。如果肝气受邪严重,气郁堵在身体里,补再多也无用,只能增其痞满,而无法调达。所以,中医称肝脏是"罢极之本"。"清肺排毒汤"充分考虑了这些因素并进行了针对性设计,其选用小柴胡汤使心胸小气一转,并配合桂枝疏肝行阳,因此在临床上能够迅速改善乏力等症状。

辨证论治的目的,就是做到透过现象看本质。本次新冠病毒其本是"寒湿疫",即使有寒湿郁而化热的现象,也不是普遍现象,在临床上许多患者并不发热,也未见高热。即使是伤寒导致的热证,我们在临床过程中也决不能大量使用苦寒药物。《素问·热病》言:"今夫热病者,皆伤寒之类也。……人之伤于寒也,则为病热,热虽甚不死;其两感于寒而病者,必不免于死。"所以,即使有的患者有发热的现象,也多是表面现象,不可因此而大伐阳气,切不可仅仅因为是春夏的原因,而忽略近两三年气运的实质特点。如果误用苦寒药物,导致两次伤于寒,不但不能促进阳气恢复,反而打断了阳气的自我修复的过程,轻则延缓患者痊愈进程,重则给患者带来更大危险和更深远的隐患。在临床治疗中,更要防止立秋后金气复强,而出现肝气下陷出现逆症。而"清肺排毒汤"是把这两年的年运特点都考虑进来后拟出的方剂,以达到寒热并用,标本兼治的目的。

防控救治大疫不能仅仅依靠季节断病用药,而是要用中医的五运六气深入辨证,根据近几年年运的特殊性,结合临床表征深入分析才能抓住核心病机。当核心病机确定后,可以进一步分析季节的影响。《素问·至真要大论》言:"北政之岁,三阴在上,则尺不应,知其要者,一言而终。"所以,庚子年,少阴司天,出现一些火的"脉象症"本就是正常现象,虽可用清热解毒的思路暂时缓解症状,但切不可过度伐阳。因为出现的少许热证,本来就是阴邪郁而化热,而非阳气盛而化热,这是辨证重点。

对于本次救治新冠病毒患者,无论症状在不同阶段如何变化,其病的本质不会改变。虽然很多症状可能会继发出现,但是其病机病性不会因为继发现象而改变。牢牢把握这一原则,统筹临床症状,挫锐解纷,标本兼治才是可靠的办法,再复杂的问题也会迎刃而解。

夏季对于新冠病毒有影响吗? 有,会因为气温升高而使其感染率上升、致死率大大下降,从多国夏季的数据也可以分析出来,但不会改变其寒湿疫的本质和病机,在寒湿的海鲜市场和从事相关工作的人群中易发易感,也佐证了这一点,因此治则治法不能改变。根据北京患者的临床舌象脉症等资料来看,依然具备新冠病毒寒湿疫的主要特征。

这也是"清肺排毒汤"能够全国大面积使用,使得全国各地的重症患者迅速转轻,轻症患者遏制住病情发展并及时出院的原因,而且这是少有副作用、治疗成本最低、治疗效果显著的方法。

"清肺排毒汤"不仅在国内 28 个省份使用疗效好,而且无论是高纬度地区的国家,还是低纬度地区的国家,还是国外输入型病例都显示出显著的疗效,进一步验证了《黄帝内经》理论的正确性,《伤寒杂病论》方剂的可靠性,是中医药"传承精华、守正创新"的生动实践和丰硕成果。

第十节 人文精神在信息智能时代的价值观

从事中医药学基础理论研究需要重视国学哲理与临床实践的整合,前者是形而上学的"道",后者是形而下学的"术",道与术相辅相成而殊途同归。当今,中华民族的伟大复兴对回归重振中医药学带来了前所未有的良好机遇,国医国药的始源是史前期河图洛书与负阴抱阳太极图一元和合的哲思贯穿的"气 - 阴阳五行"学说,古代哲学、科学指引着作为"人学"的中医药学的进化发展,进入今天信息智能两化融合的新时代,中医学人深化学习国学,强化人文精神,适应高概念大数据时代的需求,敞开仁德胸怀,吸纳东西方文化的精髓,树立敬业、求仁、求道、爱国、富强的价值观,营造独立之精神、自由之思想、和谐开放、团结创新的学术氛围,重塑信仰,走出一条中医药学人自己的路。

我们是在科学技术与人文精神矛盾争斗的背景下,走进新时代的。生物科技克隆多利羊、人工智能机器人、5G 智能手机对人类社会的影响,引发社会学术界热议,甚而出现躁扰不安。个人所受的文化教育,超越了家庭、学校、社区,甚至国家和地区,通过网络而变成全球性的。若如此名副其实的融合,人类可能合成为单一的大脑、个人、国家。地区、民族等变成其中一个复杂的神经元,光纤和天空将取代神经轴索。今日世界已出现这种大趋势,那么人的根本性、独立性、主体性将可能出现人类社会与东方人文精神的隔离。当然还需要时空的转换,会有漫长的过渡期,当今更重要的是人类文明信仰的重塑。不同时代的思想文化总是既有取代亦复交融的演变模式,我们确信人类的文明必须对自己负责任,我们的观点是继承儒道互补"仁德纯素"整合西方人本主义,包括认知、信息、智能,每一个体需要强化自觉去收获生命的智慧,坚持人文精神给科技文明赋予能量。历史常常在悖论中变革,世事总是乐观与悲观交叉进行的。

人文精神的对面是科技精神,科学理论以数学为基础,追求客观,从西方文化产生出来,发展至今已经脱胎换骨。有学者提出人类的进化,包括现代科技所出发的进化是不可遏制的,它必然会颠覆"人文精神",也就是改变它们的本能、个性和基本欲望。华夏文明内涵天人合一的宇宙观,天、道、自然一体;和而不同和谐社会的终极理想;自强不息的民族特质;厚德载物善于吸收容纳外来文化与科技成果。核心是敬业和诚信,"敬""诚"两个字就能铸就中华民族人文精神的灵魂。求真与求异互融,储善与立命互动;富强、和谐、民主与自由、公正、法制结合构成中国特色社会主义的核心价值观。当我们走进新时代时,正是想走出一条中国人自己的路。过去的社会是互助的,今天更强调竞争,家族血缘和友善的淡化;享受自然,过分失去了人的自然化;文艺上你情我爱的作品充斥;教育上孩子从进入幼儿园始,家长就说"不要输在起跑线上"。西方的富人一方面拼命挣钱,一方面拼命节俭,祈望上天堂。我们面对挣钱花钱的世俗,亟需重塑信仰。譬如清代张謇儒士41岁才中状元,此后辞官创办大生纱厂,历经磨难建成当时第一大企业集团,并且重视教育,创办师范及大、中、小学。践行儒家"君子喻于义"求仁求道,生活俭朴艰苦创业是儒商典范。"人民有信仰,民族有希望,国家有未来"。重铸信仰,克服谄媚世俗化,现实是有些人只追求利益,缺少"魂",魂就是文明。

学习哲学,确信历史常常总是在悖论中行进的。汉朝的"文景之治",唐朝的"贞观之治",均在战乱之后减轻赋税劳役予民休养生息而后强国富民;明清时期中国商品市场萌芽,晋商徽商兴起,后因闭关锁国遭受列强侵略,丧权辱国,民遭涂炭;中国革命从农村发动,穷则思变;改革开放四个现代化与韬光养晦并行,取得了伟大成就;联想到智能机器人普遍化将会对人类生存状态与社会结构发生剧烈的冲击震荡,而从根本上否定人文精神无疑是悖论。回顾历史,人文精神与中国新儒学派和西方的文艺复兴相关,魏晋南北朝400年战乱之后迎来的盛唐文化,五代破损后出现宋代新儒学,文艺复兴重建以人为本的罗马希腊文明,人本主义对神本主义具有强大的根本性颠覆以及无穷的发展潜力。中国辛亥革命后于文化上有两条路:一是接受西方理念的新文化运动;另一是伸张传统文化的新儒家,以熊十力、梁漱溟等为代表的学者申明中国文化在现在世界仍有价值,甚至比西方赖以建立强势的科学技术还重要。传统文化绝大部分以"人"为中心,从人本位出发,离不开人生的最高渴望和追求。所以人文精神归结于传统文化是有深刻内在根源的。

《三字经》《百家姓》《千字文》三本书是国学基础读本,我在一次中医药学术论坛上了解到,中青年中医学人鲜有读过者,更不要说《十三经注疏》。作为国医高层级人才,读过《论语》《孟子》《尔雅》《左传》的学者已是凤毛麟角了。我主张应补课,缘于国学、儒释道是古代哲学科学的根基,先选《千字文》一书做临床基础医学研究所本年度读书会的开端。《千字文》出于南北朝王羲之书法作品拓出1 000个字,由周兴嗣撰成一篇内涵丰富的四言韵文。文中叙述"人"顺应自然的社会的变迁,重点讲述了人的修身处世的原则,遵循儒家五常仁义礼智信的伦理道德,抵御社会世俗不良的影响,洁身尚同,倡导景行崇贤,克制私欲,淡泊明志,储善除恶,敬惜时光,临深履薄,夙兴温凊的治学敬业,尽职尽责,效法甘棠友善和谐建设团队,母仪傅训,如诸姑伯叔向周围的人谦逊好学积淀学养,同气连枝,与学长学生切磋学问探讨研习增添技能,仁慈恻隐之情,深化同理心的归属感,尊重患者,聆听疾苦感同身受,学习叙事医学重塑医学伦理,敞开胸怀吸纳东西方古今文明一切精华,崇尚国故,惟道是从,做好本职工作。《千字文》还描述了都邑壮丽、文治武功与治本于农的田园生活,赞美了那些不为纵权、纵财、纵众的人民甘于"守静笃"而"护正气"的孤独,坚守中华民族优秀的传统文化,走进新时代与时俱进为国家民族有新作为。

互联网、块数据、区块链可带来人类生存系统的巨变,但大概只在发达国家出现,它还需要一个复杂的扩散过程。有专家估计,2050年可能成为人类开始大量应用的节点。先从几个先进经济体扩散到全球,却还要等待人类社会的全面和深度融合,所需过渡期有多长则难以估量,然而21世纪在中国可能进入过渡期,人文精神还将是非常积极的角色。我们今天面对的世界将是跟随人本主义向前进行。中华文明为什么从无断裂而延续,根本所在是西方的神本主义与中国的人本主义截然不同。多神论、一神论，导致乔尔丹诺·布鲁诺反对地心说，宣传哥白尼的日心说，被宗教裁判为"异端"被火烧死。我们民族的祖先崇拜充满了人本主义思想和人文情怀，孔子、老子的对话充满了仁爱信义，早于西方文艺复兴上千年。华夏文明"气脉相传"是中华民族的灵魂，东西方文明整合混成一体具有强大的优势和生命力，人类要为自己负责，相信浩瀚宇宙将共奏天籁之音，荡荡悠长致远。

第十一节　叙事医学的故事思维与中医学象思维

医学以服务于"人"为宗旨，将科学与人文相融合。在现今医疗大环境下，科技的进步有目共睹，但同时医疗卫生中的分歧不断凸显，医学人文的回归就显得更加重要。叙事医学在这样的背景下诞生，其独特的故事性思维方式展现出其临床应用的优势及可行性。中医学植根于中国传统文化土壤，象思维是其重要的思维方式，而中医学人文思想贯穿于中医学理论体系中，指导着中医的临床实践，彰显着医学人文的光辉。无论叙事医学还是中医学，二者体现的医学人文思想和对医学人文的实践方式，在不同思维方式的指导下，展现出各自的特点与优势。本文拟探讨叙事医学与中医学中的医学人文思想，以及故事思维和象思维两种不同思维方式分别对叙事医学和中医学医学人文思想和实践的积极作用，以指导其于具体实践中的运用。

一、叙事医学、中医学与医学人文

（一）叙事医学与医学人文

人文与艺术被认为是医学与多学科融合的载体，但人文关系及从人文观念角度出发对各种医学现象、事件进行思考总结几乎退化，甚至缺失。叙事技巧是对现有医学模式的补充和挑战，也使现有医学模式实现了科学、美学与人文哲学的整合。叙事医学于2001年由美国哥伦比亚大学长老医院的丽塔·卡伦教授首次提出，它的诞生是为了保证在任何语言环境和任何地点的临床工作者都可以全面地认识患者，并尊重他们的悲痛，从而有助于临床工作者与患者建立关联，在患者痛苦的时候接近他们，倾听、吸收、解释、回应患者的疾病故事和困境，进而弥合医患之间的分歧与矛盾。叙事医学实践使医学人文精神在临床中得以切实履行,临床工作者应用共情和反思两种核心叙事能力,全面整体地关注患有疾病的患者,而非只关注于疾病本身,给有距离的医患关系和近乎冷漠的就医环境还以热度。叙事医学回归了医学的真谛——尊重疾病的故事,让医学在日益提高的医疗技术支撑下完成一种回应他人痛苦的努力。

(二)中医学与医学人文

中医学既彰显着"以人为本"的医学人文思想,也在其诊疗过程中充分融合和体现着"天人相应""形与神俱"的整体观。《备急千金要方·大医精诚》云:"凡大医治病,必当安神定志,无欲无求,先发大慈恻隐之心,誓愿普救含灵之苦。"医者仁心,医乃仁术,至诚至仁的从医理念和准则丰富了医学人文,也规范了从医素养和行医准则。"仁爱""谦逊"是中医秉承的美德仁德,是生命的力量,是社会的规范,是行为的准则。只有秉承"仁德"之心,才有感同身受的感知力,才能感同身受患者的疾病痛苦以及患者的生死忧虑,这样才能真正具有同理心和归属感。

中医学通过望、闻、问、切四诊合参全面掌握了患者的疾病及疾病背后的故事。《黄帝内经》中提到医者应"上知天文,下知地理,中知人事",一方面说明了躯体与时间、空间、社会、心理等方面的相互关联的整体观;另一方面则强调了医者除博学外,还应全面了解患病的人、所患的病和患病的痛。此外,中医学植根于中国国学文化的土壤中,充分体现着中国哲学的智慧,中医学中的医学人文智慧生成于中国哲学和文化。中医学秉承着"尚一""尚同"的哲学,而个人对认知、理解、想象、具象、意象、原象等观念都影响着人的心理、生理活动,与精神的健全或障碍紧密联系,这就要求医学比其他任何科学都更须强调人文关怀,要求医学工作者具有完善的人性修养。正如帕蒂森所述:"广义而言,医疗卫生……是一种人文关怀。"因此,文学、人文情怀在包括中医学在内的医疗卫生活动中起到至关重要的作用,它既展现了丰富的医疗经验和知识,也对生命的叙事本性有了更好地诠释和理解。聆听患者疾病苦痛、烦思与恐惧,贴近内心的抚慰,与患者情感产生共鸣,可使医患归属一体。

二、故事思维与象思维对医学人文思想和时间的积极作用

巴里·洛佩兹曾说:如果有人给你讲故事,一定要认真听。在必要的时候,你也可以讲给别人听。有时候,让人生存下去的不是食物,而是故事。可见,

无论讲述或是倾听故事,都是一种能力,一种沟通的手段、媒介。同时,故事也传达着一种力量。丽塔·卡伦教授是以故事性的思维,使医务工作者通过写故事、讲故事、听故事以及读故事的方式,潜移默化间建构其倾听、解释、回应故事和其他人类困境的叙事能力,使临床医生在医疗活动中提升对患者的共情能力、职业精神、亲和力(信任关系)和自我行为的反思。

(一)故事思维在叙事医学实践中的积极作用

故事思维不同于"逻辑思维",其可为医患双方关系的建立带来共振的交响感和感同身受的力量。故事思维可以使医务工作者学会倾听,找准患者的痛点,使他们学会感同身受地倾听患者对病情的诉说,敏锐地"阅读"和"解读"疾病的故事。医患沟通中,医者静心聆听的力量是不容小觑的。在倾听的过程中,医者需要去留意对方所表达的内容,而这些内容恰恰向医者透露出很多信息,如患者此时此刻的心情是否适合医者现在与患者去沟通他所要表达的目的,患者被什么问题困扰,医者应怎样去围绕这些痛点向患者讲述恰当的故事。故事思维将帮助医者塑造有画面感的故事,走进患者的内心。故事是由时间、地点、人物、何事、何故组成的,这五要素共同构成了故事的真实感,很容易使人接受。正如丽塔·卡伦提出"通过给自己和他人讲故事,接受和引用别人讲的故事(神话、传记、历史、小说等),在故事中,在隐喻或象征性的语言中,建立起自己和他人的关系,事物之间的关联,我们不但慢慢认识自己是谁,也慢慢变成我们想要成为的人"。故事思维使人在讲故事前,在脑海中勾画一幅图画,在讲述中加上面部表情、肢体语言,将酸、甜、苦、辣的气味与喜、怒、哀、乐的情绪加之在一起,可以让听者身临其境,从而可以走入听者的内心。听者也会因为讲述者的表述而产生情绪变化,心理开始接受讲述者,认同讲述者的观点并信任他,接受讲述者想要给听者所表达的沟通目的。这也正是叙事能力中所提倡的给予患者疾病故事以正确地解释和恰当回应疾病痛苦努力的体现。

疾病与疾痛的事实太过现实,使患者不知所措,而故事性思维可以使医生将程式化的诊断性问题转换成广泛性、开放性的提问,如将"您哪里疼"转变为"给我讲讲您的生活情况吧",从而给予患者倾诉的机会。医生作为良好的倾听者从患者的倾诉中获得有效信息,同时这一过程有助于医者站在患者的角度,围绕患者的痛点和愿景讲述患者该如何思考疾病的问题,从而打动患者,进而产生共鸣,点燃治疗的信心,使医患双方向同一方向前进。

（二）象思维对中医学人文思想和实践的积极作用

象思维是中医学主要的思维方式，其思维路径大体经过观天地以察象、立象以尽意、得意而忘象、依象而思虑、据象以辨证、据证而施治等几个步骤，最终实现据"象"而"思"，"依思惟道理而生智慧"的根本目的。象思维具有原创优势，是中医学自主创新的先导及可持续发展的保障。象思维使医者从"形神合一"的整体观角度给予患者诊治，使中医的诊疗过程以对动态、变化、流转、整体的"象"的观察和采集开始，结合四诊对"象"的辨识，认为"象"是"神"的表露，神本于形，以脏腑气血为物质基础，进而了解内在脏腑气血的生理病理状态。因而，望诊为四诊之首，"望而知之谓之神"，强调了望诊的重要性。这便使医生在诊疗中重视"形神合一"的整体观，将异常的情志活动和不良的心理状态表现于外的"神"考虑为影响脏腑气血之"形"的致病因素。再通过闻诊、问诊，将患者"言不尽意"之"象"不断外化，将相关联的"象"或称隐喻结合，使"象以筑境"从而"境以蓄意"，这样可以使医者用不同患者的实例，更有的放矢地"告之以其败，语之以其善，导之以其所便，开之以其所苦"，有助于调动患者抗病的主观能动性，从而获效治病。

对具象间关联性的梳理有助于医患对疾病的认识达成共识。中医诊疗通过四诊得到感官的具象，眼、耳、嗅、味、吸的具象是整体、动态、流转、直观的观。此"观"不只是感观，还是范畴，能够查体察到，而且要用脑、用心领悟，领悟其感知、理解、想象、联系的思维活动。通过这样的思维方式，医者将更关注患者更细微的具象，将众多的具象集合为有联系的整体，并体察各种联系之间的动态变化过程，理清其中的因果联系、偶然与必然性，司外而揣内，通过"聆听-反问-再聆听-再反问-总结"的方式，将与疾病联系紧密的信息通过患者可以接受的方式理清理顺。在此过程中，使患者逐步理清其发病的原因，疾病的轻重缓急、复杂程度，理解医者的治疗思路，指明患者尚未察觉或重视疾病现象，使患者感受到医者诊病过程的耐心、细致、专业性，对患者痛苦的了解、理解及对患者关心疑虑的问题感知，有助于医患双方共情关系的建立。

象思维通过描述性的途径使"言不尽意"的隐喻得以外化。诊疗过程中患者的描述常常"言不尽意"，象思维的途径是描述性的，体现了象与境的动态整体观，因而，在象思维指导下的诊病过程通过"筑象"以全面搜集资料，"象以筑境"，象境结合，将难以表达的隐喻体会呈现。可见，描述性象思维与叙事医学所强调的对隐喻的体悟和通过平行病历的描述性展现异曲同工。同时，象思维必将对提高叙事能力产生促进作用,在掌握叙事能力的同时,重视整体、动态地看待问题,关注疾病信息的相关性,全面搜集与疾病相关的资料,考虑到人与人,人与疾病,人与时间、空间、社会等方面的关系性,提高体察和领悟他人痛苦的能力。

由于当今价值观的变化,人们所承受的来自社会关系和家庭关系的压力和心理情绪的失衡,更需要医务工作者重视对患者情绪、情感、认知这些不易目测的"象"的观察,将疾痛之"象"与病症之"象"结合,以获效治病,意以扬神。中医学与西医学各自具有优势,在医学发展的长河中均做出巨大贡献,因此,作为医务工作者应兼收并蓄,特别是在医学人文方面,发挥中西医学所长,"各美其美,美美与共"。

第十二节　叙事医学的平行病历与中医学的医案医话

随着医学模式的转变,世界卫生组织(WHO)更加关注自然、社会、心理因素对健康的影响,注重临床人文关怀。2001 年哥伦比亚大学医生丽塔·卡伦(Rita Charon)提出了"叙事医学"(narrative medicine)这个概念,并在同年 10 月对其作了明确定义:叙事医学通过培养临床医生理解、解释、反馈的叙事能力,提高医生对患者的理解、共情、亲和能力及其对自身医疗行为的反思,核心在于共情与反思。平行病历则是将叙事医学理念引进临床的一种方法,其要求医学生记录患者的疾病与痛苦的经历、体验及主观感受等,以"非技术性"书写,作为一份人文记录,为医生理解患者与反思医疗行为提供参考。叙事医学提倡的这种在治疗躯体疾病的同时,重视患者心理体验的人文倾向,恰与中医学的"形神合一"的整体观相融通。而中医文献中的医案医话即是叙议结合的文本,其中往往包含患者的心理体验与医者的自我反思,蕴蓄着叙事医学的内涵。

一、叙事医学与平行病历

叙事医学训练医生如何见证患者的苦难(病症与痛苦),要求医生学习做一个好的聆听者,放下拯救者的架子,耐心、期待、平等地聆听。只有有效的聆听,才能进入患者的内心,给予患者更多的临床人文关怀。叙事医学开辟了平行病历,双轨临床书写范式,以协调人文与技术、医生决策和患者感受的医患关系。平行病历是医生叙事的具体呈现,是临床工作中在诊疗常规指导下的、标准病历之外的,关于患者生活境遇的"影子病历",是一段"临床札记""临症笔记"。它要求医生可用非教科书、非技术性语言来书写患者的疾苦和体验,继而通过小组讨论,交换对患者疾苦的理解,反思自我诊疗行为。其目的是训练医学生的反思与批判性思维,由此来强化"以患者为中心""医者以慈悲为怀""治疗与照顾并重"等职业精神。

平行病历是指在临床环节中要求医学生或年轻医师为同一位患者准备两份病历:一份是标准的临床病历,是记录客观的、被观察的生理、病理指征。医生处在寻找病因与病理指标的客观世界,这是被观察、记录的世界。另一份是人文平行病历,是由医师书写的患者在体验和叙述的疾苦,是病患的故事以及自我的人文观察与反应,是主观的、被叙述的人格、人性故事,隐藏在患者的疾痛故事中,包括疾病所赋予的社会、心理角色,所象征的意义,所带来的情感变化与所隐含的观念、信仰。这些故事与情节应由医师与患者共同书写、解读。这是患者在诉说身体和心理痛苦经历的主观世界,这是一个被体验、叙述的世界,再多的客观检查指标也无法替代患者诉说出正在承受的心身痛苦,只有听得懂他人的疾苦故事,才能开始思考如何解除他人的苦痛。由此改变单纯的技术主义的决策态度,体恤患者的疾苦。临床医生如何看待"叙事医学"、如何书写"平行病历",会直接影响患者的就医体验,医生的自我反思和评价更会直接影响到当今社会热议的"医患关系"。

二、循证医学与平行病历

循证医学(evidence-based medicine,EBM)重视实证,以患者为研究对象,追踪证据,严格评价并综合集成,并将证据应用于临床实践,非常注重临床证据的客观可靠。循证医学模式要求临床医生注重当前的最好研究证据、临床专业技能,注重患者的价值,将证据应用于临床实践;提倡以患者为中心,而不是以疾病为中心,不能只见病、不见人。循证医学必须遵循证据作出医疗决策和措施。循证医学下的病历是定格在客观的、对象化的客体的生物学改变的描述层面,重临床证据,可能忽视患者主观的、主体的在情感、行为、心理、社会适应方面的变化,因而形成对疾病全貌的遮蔽,甚或扭曲。

病历是疾病历史、疾病历程的简称。临床病历数百年来经过众多医学家的实践和修订,逐渐形成了规范化的格式。然而电子病历与病历的电子化书写,也带来了临床医学诊察的空壳化的趋势。标准病历的标准格式,带来了对疾病个性与患者特征的隐匿化,个体"我"的疾病变成"我们"的疾病,个性化的"书写"病历变成"粘贴"病历。甚而只需简单修改个别要素,就可以变为另一个患者的病历。因此临床上的病历常常千篇一律,其实每位患者疾病的经历是丰富的,是千姿百态的,病症、不适、不安,表现为多层次(身与心)、多维度(自然、社会、心理、生物、伦理、法律)的疾病征象和意象。

平行病历是卡伦引入文学叙事的观念和方法,要求医学生推行的床边叙事,为接诊的患者书写一份与普通病历迥异的人文病历,与现代电子病历的标准化、格式化不同。平行病历主要是描述患者病史的拓展,从疾病的发生史到个人史、家族史、社会生活史,是症状、病因的病理解读与文化(世俗)解读,是治疗效果、疾病归转与预后的医学判断与俗世判断,以及心理阴影、宿命认同,是对医院、医生、医学的期许与接纳,是疾苦观、生死观、医疗观的流露。平行病历以及所倡导的"反思性写作",隐含着对当前炙热的"循证医学"的不恭与挑战。

平行病历具有挑战"程式化书写"的现实意义。因为个体体验书写,一人一个病历,绝不会千人一面。每名患者的背后,都有一个触动心灵的故事。可是,作为医生,我们到底知道多少呢? 我们是否愿意去了解、去倾听呢? 如何去书写每个患者的故事,感悟患者的内心世界? 平行病历基于医生自己的独家观察、独立思考、独到写作,医生的临床思维印痕深刻,以及对临床现象的反思、创新而感悟人生的意义。

叙事医学则要求医生决策与患者感受密切相关,尊重患者的感受和意愿。书写平行病历,通过患者叙事可以了解患者的生存境遇、生活事件对疾病的影响,还原疾病的社会生活史(导入深度诊疗),了解患者的脾气秉性、成长史、职业、行为、活动规律,还原疾病的传播史(职业病、流行病学调查),了解患者的心理、情感类型、信仰与观念旨向,为心理干预(心理抚慰、心灵安顿)、观念矫正寻找价值支点。

通过临床叙事,书写患者的故事,建构共情、同情机制,与患者缔结情感-道德共同体,提升医患沟通的境界,而不仅是改善医患关系。由此可以看出,平行病历更加注重现代社会学、心理学、伦理学的作用,充分体现"理解、支持、关怀、共情"的医学人文关怀。

三、中医学的医案医话

近代著名学者章太炎先生说"中医之成绩,医案最著"。医案医话,是中医临床记录、解析个案的诊疗全过程的叙议结合的传统临证文本,不是单纯记录数据和检验报告的文本,其核心为记录对诊断治疗中辨证论治、理法方药的思考与心悟体会。如近代名医赵守真在《治验回忆录》自序中认为:"医案,乃临床经验之纪实,非借以逞才华尚浮夸也。盖病情变化,隐微曲折,错综复杂,全资医者慎思、明辨、审问之精详……叙之方案,揆合法度。俾读之者俨然身临其证,可以启灵机、资参证,融化以为己用。"医案医话的本质是医者对自身诊疗思维的反思与提炼,最能体现其学术特点与临证经验,后世学者往往从名家医案入手,传承其学术思想。有学者建议在中医学院教育中应用"医案教育法"。可以说,医案医话既是名医名家自身经验的精华,也是中医思维的宝贵财富。

病案是记录患者诊疗全过程的档案文书,中外医家都可从中汲取诊疗经验,撰写心得论文,故良医无不珍重医案,视其为财富,认真对待。中医医案医话与叙事医学异曲同工,与现代标准病历有其区别,在性质、内容、表述方式等方面存在着显著的不同,而病历是基础,古今医案是在病历基础上的升华。医案多夹叙夹议相结合,内涵理法,不是单纯记录数据和检验报告文本。

对于如何书写中医的医案医话,明末清初的喻昌在《寓意草》的开篇即做了十分详细的规定:"某年,某月,某地,某人,年纪若干,形之肥瘦长短若何,色之黑白枯润若何,声之清浊长短若何,人之形志苦乐若何,病始何日,初服何药,次后再服何药,某药稍效,某药不效,时下昼夜孰重,寒热孰多,饮食喜恶多寡,二便滑涩无有,脉之三部九候……一一详明。务令纤毫不爽,起众信从,允为医门矜式,不必演文可也。"虽然按照当今的病历要求,本"规范"略显粗糙,但这是对中医医案的一次系统梳理与总结,所归纳的项目较为完备,流程合理紧凑,从患者基本信息采集,到具体病情、诊断过程、治法用药、预后,都做了规定,并突出了"议病"这一重要的反思环节,且较为重视心理、社会因素。据此书写的医案医话,能帮助医者了解患者的诊疗信息,关注患者的心理状态,并促使其对自身的诊疗行为进行思考。而医案的按语,即医者自身对本病案诊疗过程的分析与思考,是医者对此次医疗行为的内部思维过程,正是医案的精华所在。

综上,中医医案医话内容全面,涉及患者的年龄、性别、形志乐苦、对环境的适应情况,发病的季节及具体治疗方案等,体现了临床过程中的人文关怀和医者对自身行为的反思,经过整理提炼,包含医者个人的临床经验与心得,蕴有叙事医学的核心内涵,可称其为平行病历的精神在我国中医学中的具体体现,可供后人细心品读、反复钻研。这也是中医学"天人相应""心身合一"的整体医学诊疗模式的重要内容。

四、关于中医学平行病历的设计

基于中医学的辨证诊疗思想,以及对叙事医学的平行病历的认识,笔者认为,中医学平行病历应该立足现实、着眼未来,立足个体、着眼群体,立足继承、着眼创新,本着科学性、求实性、整体性原则,体现中医学"时间 - 空间 - 社会 - 心理 - 生物"的医学模式,在原有基础上补充新的内容。

中医临床医生采集临床信息历来讲究全面细致。如"十问歌"全面问诊,体现医学人文关怀,提供临床问诊的顺序和思路,强调患者的个体化差异。对比卡伦提出的"平行病历"涉及的内容,可考虑在中医问诊中另增加患者的出生年月、社会关系、家庭情况、人生经历、脾气秉性、为人处世、情绪心态等内容。询问患者的"社会生活史",增加对症状和病因的世俗的解读,对治疗效果与疾病转归及预后的俗世判断,对医生和医学的期许与接纳,以及生死观的流露等。在切诊中,医者认真诊脉,能够使患者从中感受到医者的用心,从而产生共情。

中医学平行病历的撰写,应注重陈述简明、层次清晰、内容具体、数据可靠。该病历不是诊疗资料的简单编辑、整理和罗列、堆砌,而是要通过夹叙夹议的记录文本,使之成为一个有机的、缜密的、连续的和精练的患者的故事,并能从中体现学术价值,是成果的展示,充分体现主诊者的学术思想和临证思辨特点。

该病历应是主诊者临证经验的提炼与升华,不仅要求资料翔实,而且要求具有中医药文化的特色,有理、法、方、药,有依据,有文采,又必须做到言简意赅。撰写者必须认真细致,力争做到给人以启迪,力求描述病情变化的实况,阐明临证思辨的方法,理清治疗方案调整的关键,如实体现主诊者的临证经验和独家心法。

中医学平行病历的按语,可以认为是医案分析,是医案的重点、医案的精华所在,也可认为是医者对患者的共情及医者对自己行为的反思,书写时应重视患者的主观感受,侧重患者个人的脾气秉性、情绪、感情、认知等心理状态,注重其与病因病机、方解、病情演变、治疗方案及疗效关系的分析,同时总结患者的身心特点与疾病的关系,在此基础上提炼临证思辨的思路与要点。

中医学几千年来的临床实践活动始终体现着浓厚的人文关怀色彩,临床诊疗的望、闻、问、切四诊就是对患者痛苦的全面诊察,体现了医者倾听、解释、回应临床故事的能力。而医案医话正是叙事医学的精神内涵在我国中医学中的具体表现与重要载体。病案书写将随时代进步而进步,这是必然的趋势。在当前重视临床人文关怀、关注患者主观体验的大背景下,发掘中医医案医话优势,具有重要的理论意义与临床价值。有理由相信,突出人文关怀的中医学平行病历的设计与践行将在我国临床医学界引起重视和反响。

第五章
未来 15 年中医药学学科发展的建议

第一节　学科理念的多元化与人才培养的多模式研究

党中央国务院对中医药事业发展的高度重视,要求切实把中医药这一祖先留给我们的宝贵财富继承好、发展好、利用好。习近平总书记曾指出:"人才是实现民族振兴、赢得国际竞争主动的战略资源。"中医药学面向未来、面向社会、面向世界的学科事业产业的进步,人才的教育培养是第一资源,是传承精华、守正创新的基础和保障,也是医疗、保健、科研、教育、产业、外交、文化发展的源头动力。

当前《中医药法》的实施,贯彻"中西医并重"的国策,中医药事业迎来了天时、地利、人和的大好时机。为学科建设的理念更新,多元化、多层次、多模式的人才培养创造了良好条件。中医高等教育迫切需要培育具有深厚理论基础与临床经验,深入学习国学原理,把握原创思维,善于吸纳数字化文明的新知识,掌握中华民族大成智慧指引下的方法学的骨干优秀人才,有机衔接老一辈科技文明成就的后备学科带头人,稳定优势研究方向,创新高起点前瞻性的研究方向。加强中医药学派传承人、传承博士后、科研型博士(PhD)、临床专业博士(M.D)的培养,着力解决博士不博、创新能力不足的弊端。对于非研究生的基础与临床人才所做的有思想的学术研究成果也应予重视。为适应复兴中医药学学科建设,遴选新一代三级学科研究方向的后备学科带头人是一件重点急需的培养计划。

一、恪守中医药学本源的骨干中坚人才队伍

中医药学是中华民族优秀的传统的科技文明,是国学的重要组成部分。认真心悟诠释儒道、孔老孟庄及后世新儒学、新理学,以诸名家学派深邃的哲理指导治未病与辨证论治诊疗实践,以仁德无朴大医精诚之医学、人学与仁学

风尚业医执教。师长们出身家传,幼承庭训,读国学启蒙读本,习名家书法,早年既襄诊疗疾,忠诚于岐黄之术,悉心仁心服务民生,以救灾抗疫为己任,挺身于一线维护生命疗伤治病,又善于总结,著书立说,创建学派,推动医学进步。历代名医辈出,皆为后学之楷模。例举我之参师路志正先生,已是百岁国医大师,仍亲临门诊查房,处临床一线服务民众,60 年来亲授门徒,培养门徒与传承博士后十数名,创立新说于临床诊务,以共识疗效推而广之奉献社会民生。先生一辈医家于近百年中医存废论争中奋不顾身,尽心竭力抗争,为谋生存居功至伟!新中国成立后,我主人随为中医中药学科、事业、产业谋发展开创重大业绩。先生一代中医中药老师们为中医正名、为桑植呼吁,恒心持之弥坚,为黎民疗疾柔力和蔼平缓,为师传道授业守静;心志如是、情致如此、行至如斯,崇尚仲景"观其脉症,知犯何逆,随证治之"总则,赞誉"一言而为天下法,匹夫能为百事师"。恪守"药为医用,医知药用"理法方药一体,仁术仁心,道与术和。老师们倡导读经典、重始源、悟妙道,与国粹同根共生,观象、议病、辨证一整套诊疗思维模式,七十载经验积淀,千万人获救消恙。先生们激励后学攻坚克难,开拓创新,心静神宁,勤于临证,集大医精诚,罹世人道,承明医明道,作中坚骨干,为人民健康、为民族复兴、为中医药学科进步而努力奋斗。

二、适应国情培育大批多层级中西医结合的临床人才队伍

古贤哲倡导和而不同、生生不息、厚德载物,谋民族复兴、百姓健康。生命科学主张多学科整合,构建人类大健康的医学体系。中西医学是人类科技文明中的两大体系,中医源起农耕文明,西医缘于工业文明,各有理念、各具特色、各掌千秋,为了救死扶伤普世人道的共同目标,应兼容和合、优势互补。新中国成立后毛泽东提出西医学习中医,主张中西医结合。周恩来曾说:"中医好,西医好,中西医结合更好。"有利于发皇古义、融会新知、求真致善,为病患提供最佳防治方法,提高疗效,服务民生。当前东学西渐与西学东渐迈步兼容,中医西医美美与共,于国运复兴时空,进一步落实"中西医并重"的国策,让大科学大健康行动落实在中华大地,福泽人民美好生活。

中国的医疗卫生体制改革需要加强城乡广大民众卫生保健防治传染病与慢病服务的医学教育,尤其是集乡镇村迫切需求中西医兼通的医务人员。中医教育高校、大专、中专多层次培养人才有很大缺口,应列居重要整改方向。20世纪 50 年代全国成立四所中医高校。北中医首任教务长祝谌予先生(京城四大名医施今墨门婿),自承家学,中医功底深厚,青年时期东渡日本毕业高等医

科,建院后培养计划即适应医学发展、民众期望,中医西医课程按 6：4 安排,生产(毕业前临床)实习也安排了西医科室。其毕业生具有中西医双重诊断、中医与西医会诊能力,以中医理法方药辨证论治为主体,先中后西、能中不西、中西结合治疗的方案。当今中医药专科院校结合省市自治区人才需求状况,中西医课程按一定比例安排。21 世纪生命科学兴起,东学西学兼容,多元化、多学科、多层次办好医学教育。学科间互相交织、渗透、融通的形势,培养中西医结合人才,重点面向基层,是医学门类各层次学校教育教学改革的重要内容。

三、重视守正创新培养学科带头人

当今世界迎接数字化新纪元的到来,提出信息守恒定律,信息与智能两化融合,以历史范畴看待科技文明的进化。近世大科学、大数据、高概念引领着巨大工程技术的创新;激活数据学发掘非线性海量的数据的应用;墨子号卫星升空,单光量子不可分割量子态勿需重复;还有黑洞假说的修定,及目前对宇宙黑洞做天文观测数据的累计分析,以及人类对暗知识、暗物质、航空深海的研究等。直面 16 世纪牛顿为代表的数理科学实验,理性至上科学主义是一种挑战。动摇了只有可重复可复制才是科学的认知概念,为象思维的回归创造了机会。大象无形,恍兮惚兮不可度量的原象创生性,为人类悟性开拓出新路径。西方科技界哲学家海得格尔的天地人神一体,胡塞尔的现象学,均在学习研究孔、老、孟、庄之学,认真探索道通为一、有生于无、崇尚仁德、正中和合的中国人大成智慧。

以国学哲理为指领方向,以数字化科技文明多学科技术融合的时序计划,现代中医学中药学学科发展理念的坐标图(图 5-1)。

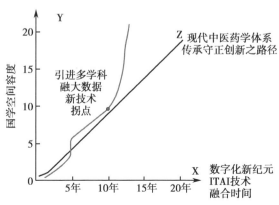

图 5-1　现代中医学中药学学科发展坐标图

实施与推广高概念的多学科多元化的数据,积极引进、消化、吸收新理念、新技术,是原创哲学思想道与术的间性论的整合,从理念上更新学科框架。激活数据学注释开发古今以千百计的名家医案与当今各级各科医师们的诊疗病历,研讨理法方药的规则;单光量子量子态的科研成果、黑洞信息大量数据分析有望对中医药学基础理论与临床研究揭开所谓"黑箱"拓开了一扇窗;叙事医学的兴起,医学人文的强化,关注聆听以同理心感同身受患者的疾苦,归属感是构建医患道德共同体的基础,重塑大医精诚的高尚情操;循证医学的充分证据、共识疗效为人类青睐,朝向真实世界迈出稳健的步伐必须有前瞻性高起点的理念,与数学生物理化技术结合,认知生命美育,提高伦理学水准。学人要问:"如此预估学科发展坐标图式能实现吗?"笔者认为古贤哲谓"得于所当得,止于所则不可不止,关键在所"为教育治学与学科建设。所为正事格物需要欲事立、事上炼而事功成。其一是年青一代学者补齐国学知识与理解注释哲理,孔子《论语》、老子《道德经》、孟轲、庄周之学当下功夫补课,这是打开中华民族优秀传统文明的钥匙。其二读中医药学经典著作提高悟性,悟妙道是领衔学科建设的内驱力。"善言古者必有验于今,善言气者必彰于物,善言应者同天地之化,善言化言变者通神明之理。"从方法学看是基础,但关键在做有思想的学术研究,有新见解、有新学说、形成新理论、孕育新学派才是学术思想的创新。其三以历史范畴看待科技文明的进化,因势利导积极应对数字化文明新纪元的到来,将中华国学中医药与现代高概念大数据整合,培育高层次学科领军人才迈向现代化中医药,构建中国特色的中医药学体系。为人类卫生保健事业做一份有现实和历史意义的工作。

第二节　传统文化与现代文明结合,提高文化自觉

中医药学是中华文明的瑰宝,是在中国哲学和传统文化的基础上形成的,吸取了现代科技文明的精髓,体现出创造性继承和创新性发展的特性。中医药学历经五千年仍葆青春,关键在于中医学人的文化自觉。中华传统文化产生于农耕文明,存活于民间,也存活在民族之中。史前的河图洛书与负阴抱阳的太极图是古代哲学与科学的根基,强调"一元和合""尚一""尚同"。中医中药"治未病"、辨证论治是临床医学的核心,数以千计的名家医案是中医师们活生生的诊疗记录,国学哲理与临床经验一直支撑着学科框架的更新。历史证实,中医药学为民族繁衍发挥了重大作用,故虽有近百年的中西纷争,在人

民的拥戴下，中医药依然挺立于世界医药学之林。这些源于中医学人对传统文化精神的继承，对中医药学的理论与实践的领悟和发扬，也源于中医学人汲取现代科技文明的精华，应用于中医药继承创新，强调我主人随的文化自觉。

中医药是全世界唯一全面系统传承下来的传统医药学，系统的传承离不开完整的继承和持续的创新。继承是基础，创新是归宿。中医药的创新主要看能否回应时代的需求和挑战，一脉相承的传统文化同现代科技、现代生活、现代精神相结合，有利于大卫生、大健康的需求。2011年，我国城市人口首次历史性地超过农村人口，沿袭数千年的乡土社会向城市社会转化，社会发展由农耕文明向工业文明过渡，并且信息智能科技已不断融入社会。医药卫生方面既需要满足农村乡镇的需求，又要建设现代意义的城市社区，同时需要填补我国全科医学的短板。中医在农村原来没有严格的分科，现在亦需要以多种技能为乡民疗伤治病。我国已进入老龄化社会，人口存量下降，而人力资源是核心竞争力，故实施积极的老龄化政策也成了医学研究的主题之一。同时，现代科技和发展拓宽了对中医药学的研究时空，大数据时代的到来，从理念、技术、装备等方面丰富了中医的学科属性。国家大数据重点实验室提出了激活数据学，把大数据之"大"发掘为"活"的数据。如中医医案与非对照的临床疗效观察报告，大量非线性的数据背后隐藏着混沌，但混沌并非混乱、无序、无用，经梳理、挖掘可以诠证辨证论治理、法、方、药的实践价值，激活数据学应用的新技术可开启数字文明新纪元。近年量子卫星的发射成功揭示了单光量子不可分割，量子态无需重复，动摇了主客二元"只有"可重复、可复制才是科学的理念，为中医个体化诊疗的科学性打开了一扇窗。然而目前仍然存在一些问题，如中医学人对高概念大数据时代的信息学习普遍不足，对于信息智能融入尚处于认知学习阶段等。

中医药学的学科发展离不开国学哲理的指引和临床经验的积累，一则是"道"，一则是"术"，"道"与"术"两者相辅相成，殊途同归。中医药学的诊治最重视怡神养性，道生一，一生二，二数神，"二"者即阴阳。《素问·阴阳应象大论》曰："阴阳者，天地之道也，万物之纲纪，变化之父母，生杀之本始，神明之府也，治病必求于本。"神明即后世所称的"元神"，怡神养性，将生命消融在大自然的天地境界，去适应自然与社会的变化，推动生、长、化、收、藏的生理平衡，是"道"的哲理层面。具体到养生延年和诊治疾病，总体要求是"怡情志，调升降，顾润燥，纳化常"，方法手段多种多样，如导引、吐纳、针灸、膏摩等。在当今社会价值观异化、利益驱动、世事复杂的状况下，养生强调"守静笃"而

"护正气",倡导动静结合。每天抽用一定时间入静、坐忘、心斋以缓解紧张烦劳的情绪,重视节制饮食与气化功能。"出入废则神机化灭,升降息则气立孤危",通过调升降与顾润燥,顺应气候、物候等变化,节制饮食,适宜运动等方式以维护人体气化功能,正常可概括为"纳化常"。

传统文化重在"道"的修养,"民为邦本,本固邦宁","礼之用,和为贵",均是大道,是中华文化的核心。医学是人学,医学生的教育应先成"仁"而后成为医务工作者。"仁德"是生命的力量,是社会的规范,也是人文的准则。医学领域的学科带头人必须胸怀"仁德",善于团结、包容并认真听取不同的意见,以身作则,才有可能形成一支开放、进取、创新的团队。传统文化《易经》的精髓强调"日新更日新",要与时俱进、实事求是、精益求精、自强不息,将易、数、象赋予新时代的内涵,将仁、义、礼、智、信作为当今社会主义新时期应有的学养。传统文化向现代文化的转化也要注重传播手段的现代化,包括电子、网络、人工智能等,让下一代能传递和继承;还要同现代生活方式相适应。当今家庭的结构、育儿的方式与过去相比都有变化,可以说文化的内涵已渗透到社会生活的各方面,因此,传统文化还要在民间传承,将民俗文化与家庭文化结合。要重视源头历史,厘清中华民族的根本,接续民族精神的命脉。我们要坚守中医学文化姓"中",不姓"西",要以我为主、我主人随,同时要积极吸纳融汇外来的现代文明,才能自立于世界之林。

叙事医学诞生于 21 世纪信息智能融合及高概念大数据技术时代的背景下,而我们正面对全球性医疗卫生伦理道德的淡化与医患关系紧张的现状。科技成果推动着诊疗技术的进步,反而出现某些医生的傲慢冷漠,而医学是人学,本质是在讲述维护生命、尊重疾病的故事,感同身受的同理心、归属感则是叙事医学的真谛。中医学根植于国学文化的土壤中,形与神俱,形立神生,心身合一,形神兼养,体现的是知情意的心理过程。医务工作者需要完善修养,更须强调人文关怀,以人为中心,坚守仁爱谦诚品行,建设情感道德共同体。

直面社会生活的多元化需要文化自觉,中医学科建设亦必须适应多元化、多层次的发展,处理好东西方文化及两种医学之间差异与融合的矛盾。

华夏文明出于农耕文化,重视家族血缘,强调天人合一的宇宙观、和而不同的终极理想,自强不息,义利事功,求真储善,厚德载物,善于吸纳外来的文化科技成果。西方文明产生于工商业、重视契约法制的环境下,提倡自由奋斗。应将东西方文化整合,洋为中用,古为今用,今为我用,综合集成。共同树立文化自觉,强化自信,需要有"自知之明"。明晰中医药学科的始源、发展、演化的过程,掌握其所具有的特征和未来发展的趋势。"自知之明"是要加强对文化整合转型的自主能力,使中医药文化能够适应大健康、大卫生新环境的需求。有"自知之明"才有自信,有自信才能繁荣发展,实现人文为科学奠基,科学促进人文的进步。我们强调中医药学人要提高文化自觉,倡导敢于担当为社会服务,团结包容,建设好开放创新的学术团队;以道通为一、"无""朴"纯素的精神,顺应自然,合乎规律地造福民生。既要以传统文化审视中医药学的生命力,又必须与现代科技文明相结合,从东西方学科差异与融合的大背景看,中医与西医的整合是历史必然。中医学处于高概念大数据时代,学科知识技能正在进步,以辨证论治的疗效带动学科框架的更新才能进一步完善医学体系。

中医药学是打开中华文明宝库的钥匙,它吸取了传统文明的哲学内涵,并在新时代与现代科技和西方文明相整合。中医学人需拥有文化自觉,用中医原创思维,以新图变,变中图强,我主人随,在继承中华传统文化的精髓和中医药学宝贵的知识财富的基础上,利用现代科技继续持之以恒地发展、创造、创新。

第三节 新时代的呼唤:医德建设与临床研究

当前,世界上各个国家、地区多以经济建设为主题,追求经济总量的提升,人民生活水平的提高。追求经济利益最大化的价值取向对人类生存的自然环境和社会环境都产生了极大影响,导致人类生活方式和社会行为都发生了很大变化,由此带来种种健康、疾病和社会问题。中医药学是中国传统文化的瑰宝,是世界唯一全面、系统传承下来的传统医学。中医学者们必须有文化自觉,要继承中医学的原创思维与原创优势,以治未病、辨证论治为核心,朝向现代难治病以循证医学与叙事医学及医学统计学多元化多层次的设计观察评估出共识疗效,这是当今医学的总体任务。

一、认清形势,与时俱进

中华民族的伟大复兴为国学国医带来回归重振的前所未有机遇,但如今仍处在统筹共谋发展时期,激励我们去争取真正春天的到来,从根本上转变弱势学科的状态。当前,中国处在农耕文明、工业文明与信息智能并行的时代。自从墨子号量子卫星发射成功,我国科技界从跟随者跃升而为领导者之一。

单光量子不可分割勿需重复的理念,对中医学基础与临床研究有什么影响?大数据的数据之"大"怎样变成"活"数据,中医药研究的非线性不确定性数据背后隐匿着混沌的信息,并非是无序混乱无用的,如何融入我们的研究工作?这都是学人需要认真思考的。任何学科都重视始源,因为它关乎未来学科的走向,中原流域基于史前期的天文、地理、物候、气候等观测出河图洛书与负阴抱阳、冲气为和的太极图,是气 - 阴阳五行学说的哲学基础。今天的学人尚缺乏关联辨证论治、理法方药的研究。

中医学具有科学与人文的双重属性,社会价值观的异化、技术进步的同时,带来一些医务工作者的冷漠与傲慢,与患者的距离远了。近世,叙事医学的兴起、人文医学的推广和医学伦理的教育都需要重塑以适应大健康、大卫生社会的发展。中药学研究最迫切的是上市后临床再评价,尤其是安全性临床评价尚未真正列入日程,禁忌证、副作用、不良反应等安全性指标内容"尚待研究""尚不明确",普遍于注册后没有补齐,不能符合国家用药的国际规范。中成药新药"先天不足、后天失养"的状况没有根本的改变。医学人文伦理的淡化,造成临床研究缺位现象增加,又逢中药新药研发冷潮期的十余年,循证医学体系临床试验观察报告减少,国内中医药刊物中临床研究观察报告稿源仍然不足。因此,需要新兴交叉学科合成生物学与结构生物学对天然产物研发的推进,化学生物与生物化学整合,深化代谢组学的启示等等。中医学人较为普遍对高概念、大数据时代的信息沟通不足,对于信息、智能、西化、融合处于认知学习阶段,需要知识技能的进一步更新。因此,急切需要融入病证疗效的临床基础与研发工作中去,以与时俱进的姿态探索方法学的改进,学用象思维原发创生性,跟上时代前进的步伐。

二、医学研究要把握高概念特征

医学是人学。在自然哲学引领下,医学的本质是研究人的生命,凡与人的生命相关的学问均与医学相关。以人为本,增进健康、疗伤治病则无分中医与西医,也无分传统与现代。医疗的功能是减轻病患的痛苦而尽享天年。人生苦短,在步向年老气衰时通过养生治未病,"守静笃""护正气",争取参与社会活动,能做力所能及的工作,"死而不亡者寿"。因此中医研究无论基础与临床都需要把握高概念特征,首先是科学与人文的融合,重视"仁德"理念,重塑医德伦理,克服经济大潮中社会价值观的变异,营造和谐团结进取的学术氛围,建设好开放、包容、创新的学术团队。鼓励学人为团队修身,为事业出力的良好作风、学风与文风。

要重视复杂性与关联性研究。21 世纪兴起的叙事医学在我国刚起步,关键在于医务人员同理心的培育,尊重疾病故事,认真聆听患者的苦痛,在场体验感同身受,及时予以精神抚慰,引导患者积极抗病。我们应当重新审视与运用伦理学与心理学制作常模与循证证据整合评价临床共识疗效。中医学人要坚守中华民族优秀的一脉相承的传统文化,我主人随体现中医原创思维与临床医学优势,同时要善于吸纳其他国家的文化养分与科技成果。中医学与中西医结合的优势在临床,以共识疗效为目标展示医学的生命力。

三、全科医学与早临床、多临床

早临床、多临床是强化临床研究基本功的关键步骤。全科医学是面向个体、家庭与社会,集合了临床医学、预防医学、康复医学与叙事医学相关内容为一体的综合性学科。全科主要在农村乡镇、城市社区一级医疗机构医务工作中体现,下农村、牧区、厂矿,为基层医疗服务。北中医 1956 级学生在读六年间,三下农村、两下厂矿,见习周期累计两个学期,每个学生诊疗人次在 5 000~10 000 例。总结出熟读一本案头书、早临床、多临床是锻炼基本功的重要经验。近年,江西中医药大学创办的岐黄书院,培养的专业硕士生,下农村、下基层实习,缘于城市三级医院与农村乡镇医疗机构疾病谱差异很大,学生治疗上呼吸道感染能配方一剂煎服退热,暴发火眼两剂煎服愈病,则非常有利于巩固专业思想而热爱中医药学。

中医与中西医结合临床研究绝非一人可以完成,凝练科学问题,设计假说、方案与技术路线,组织临床观察,适时调整计划及至预期结果的总结评价等等,都要靠团结进取的学术团队,团队的每个成员都应具有为团队修身、为事业出力的品行。团队的首席必须以"仁德"为怀,仁德就是力量,是社会的规范,也是人文准则。国学传统以敬代静,"守静笃""护正气"和"敬恕"。"敬"是主体,敬畏谦卑之德;人的聪明智慧禀受于父母、师长、学派,理应敬畏;一切科技成果都要符合公理数学表达,经过时间实践的检验,必须谦卑。"恕"是关键,团队中的众人平等、包容、友好相处,共同营造和谐开拓独立之精神、自由之思想。项目首席要善于发现和调整人际间的矛盾,维护团结十分重要。

要重视学科始源,追踪演化发展,指导临床实践。史前期的河图洛书与负阴抱阳的太极图,确立了一元和合的气 - 阴阳五行学说,符合高概念复杂系统关联性研究的特征。缘于此,象思维回归中国人的智慧,"尚一""尚同"的哲学重视太虚原象、道通为一的原发创生性。不仅知道"道生一,一生二,二生三,三生万物",还必须思考"道生一,一生二,二数神"。"二"即阴与阳,形立而神生,重视心灵哲学。我们从不否定还原分析所取得的研究成果,而且具象思维与逻辑思维可以互补互动。然而在还原论被捧上神坛,国学国医在历经屈辱百年、备受压抑挫折中重生,必须以中医学原创思维指导临床与基础研究,朝向民之需、国之用的共识疗效,以筚路蓝缕之志付出不懈的努力。

从东学与西学、差异与融合的大背景看,中医与西医整合是历史的必然,中医药学科研究与高等教育应体现中医中药与理化生物学整合、象思维与概念思维的整合、系统性研究与描述性研究的整合,中医药正处在生命科学与人文哲学融合互动的高概念时代,学科知识技能正在进步,以辨证论治的疗效带动了学科框架的更新,以中华民族的"尚一""尚同"的哲学智慧进一步完善医学体系。

为中医药学科由弱向强转化,冀望青年中医学人竞业奋争!

第四节　开创中医新理论必须做有思想的学术研究

直面数字化新世纪,信息守恒定律的提出与深化研究对于以历史范畴看待科技文明的进化将产生重大的影响。一是重始源,史可为鉴,深邃的哲理指引科技文明的创新;二是尚和合,以多学科、多元化、多视域的学术团队培育求知欲、想象力与好奇心的创新内驱力;三是正确的方法学,将还原分析与归纳综合相结合,体现研究对象既不同又关联互通互融的大成智慧。中医药学的理论基础是以象、观象、象思维、精气神一体为根基,"天人合德""知行合一""形神兼养",以治未病与辨证论治为原创临床优势的学科体系。重视古代贤哲们考察中原黄河流域的天文地理、气象物候,人群伦理道德等物象、具象、原象,是以象数易气神整体动态流转而生生不息的生命之学。复兴回归象思维,认知河图洛书、负阴抱阳冲气为和的太极图说,秉持"尚一""尚同"无朴纯素的国学原理,融入大科学高概念数字化新纪元是守正创新的正确途径,做有思想的学术研究具有划时代意义。

一、从做有思想的研究向学术思想的过渡

思想,即思量想法。思想是想什么,怎么去想,即思想的方法学,面对人群

社会的一切事物做有思想的探索、求知、考量,以客观存在反映人们意识中经过思维活动产生的成就。当下追求学术思想的研究的中医药学者与日俱增,应该得到鼓励。守正创新,传承精华,将中西医并重的国策落到实处,是"任我"之责任,光荣而艰巨的事业。笔者对学术思想的认知理解应是高层次的概念,落实到学科体系,是能够指导实践的新理论或创新学说。其内涵包括两个要素,其形成过程有三个相联结的层次。两个要素,一是要新、要高,要能指导实践,得到实践的检验与验证,这种新和高是真正意义的新发现。复习文献、传承历代学者的学术成就是必然要下的功夫,这可能是创新学说的起点,然而"善言古者,必验于今"不在此列,缺的是前瞻性。绝不能否认,传承精华是提高临床疗效、目标服务民生的现实意义,然而它不是创新学术思想的内涵,当然在创新思想的全流程中非常重要。二是创新学说在理论上要具有系统性,体现思想明确想什么、怎么想,有正确可行的方法学,通过系统反思的思想成果,不仅是学科研究方向的框架的完善,还重在开拓面向未来的新学说、新理论,为构筑学科新体系创造条件。三个层次:在发现问题、提出问题、探索问题、解决问题的过程中,清楚明确提出新见解、新发现、新概念、新疗法等,这是第一个层次;在此基础上,通过一段时间起码不少于 10 年的检验后升华为新学说或新理论,属于第二个层次;最终通过一定数量的本学科与相关学科的学者较为广泛的认同(论著他引率上千次)逐渐形成新学派,进而成为学术团队的共识,其新学说于国内外具有重要的学术影响力,这是第三个层次。经过由点、线到面的过程,纳入历史范畴的整体水平,尚需要不断修正与完善形成学术思想。按照这样的衡量标准,中医脑病学科中风防治研究方向提出的病络学说与毒损脑络的核心病机学说是初步形成的,刚刚走进第二层次。全国学术团队 40 年的临床基础研究,学长与学生三代人的尽心竭力的工作积累了丰富的经验,是一份有国学原理指导、有思想与系统反思的研究工作。朝向学术思想构建迈出了新步伐,冀望后学同心同德,敞开仁德胸怀,善于吸纳古今中外科技文明,迎接数字化新纪元的曙光,努力做好守正创新的研究。

二、病络学说与中风发病机理链接的反思

回首 1973 年,我的老师董建华教授在北京协和医院举办的西医学习中医班,主讲中医内科学,又多次赴邀神级内科病房会诊。鉴于暴卒昏仆的中风为危急重症,西医精于诊断而缺失有效的治疗,届时引进影像 CT 设备对脑出血与脑梗死的定性、定位诊断已能明晰,因此中医治疗方法的引入是一项急需

的课题,先生派我去协和进修并协作研究。董老师指示衷中参西,细察证候病机,研发有效的治疗方药。进入协和八楼一病区,通过实习医师书写 10 份住院大病历的考核后,以重病急重症为科研对象做好临床工作,参加门诊急诊,历时两年多,系统复习神经解剖学,参加放射医学教学读片会,学习了病理、脑电图与肌电图学。

脑卒中的危重症骤然发病以深度昏迷与重度偏瘫为重要指征,多见舌质红、暗红,舌苔迅及出现黄腻苔,脉以偏瘫侧弦滑大者,拟诊痰热腑气结实不通、阳闭暴卒之证候,急予胆南星、全瓜蒌、生大黄、芒硝、羌活煎汤鼻饲。若能攻下燥屎,腑气渐通,细察昏迷、偏瘫于 6~8 天有改善者,尚存生机。然于年内 45 例,约有半数以上的病例或因鼻饲汤剂困难,或未尽剂腑气未通失治而死亡。直面高死亡率,反思痰热腑实之缘由。脾胃居中央,升降出入失常,内风痰火旋动上冲犯脑,神机化灭,气立孤危,险象环生;君火暴亢,因君相互动,肾水不足而水火不济,左肝右肺失于荫蓄;又乙癸同源,涉于在血之肝,肝主疏泄,胸中宗气失约,复加大气枢转不利。五脏皆有损耗是导致血脉痹阻的总因,可以脑梗死玄府开阖失司渗水成瘀,也可有冲击脉络离经出血,血肿占位损伤脑髓。中医学统称人体的血管为脉络,是气血运行的通路。主干为脉,分支为络,以十五络脉纵横交贯,遍布全身,将体内外脏腑、肢节、官窍联结成一个有机整体。20 世纪 80 年代湖北中医药大学邱幸凡教授系统整理了《黄帝内经》及历代医家关于络脉的记述,撰有专著。擅长运用"脏虚络痹"理论为指导,治疗现代多种难治病。并以络脉阻遏异变探讨脑卒中病机。届时修瑞娟教授提出微循环对组织细胞的"海涛式灌注"否认了世界流行的"田园式灌注"的推论。修氏于 1982 年在美国第 28 届微循环年会上做了"大脑定位横切后微循环对血中氧分压增高的反应性"之学术报告;于 1984—1987 年中、英、美、德、法等国举办的学术会议上,修氏陆续发表 10 余篇学术论文,预言微循环研究对临床医学将产生重大影响,并提出微循环研究是三千年中国传统医学理论提出而发展起来的,微循环观测、微循环调节、微循环修复等方法技术的应用于临床实践又反馈于微循环理论的深化研究。笔者于络脉、络病之间提出标示病机的"病络"新概念。络脉充盈满溢,必当通达而循行正常,通则明,明为常;遭遇风火、痰、瘀、虚阻遏不通为变,异变则病。络脉之病即是病络,惟有病络生而络病成。因于病络为核心病机,可致急慢性多种现代难治病,包括传染病与感染性疾病,新冠病毒系寒湿痰饮耗损肺络;既往严重急性呼吸综合征确是瘟热毒邪损肺络而肺叶焦枯。前者胸腔积有血水,后者胸腔积黏液为饮邪,均是络脉玄府开阖枢机不利,化瘀渗水所成。20世纪60年代我国乙型病毒性肝炎大流行,后成为常态化的慢性病,其以病络为核心病机,数年不愈逆转为肝纤维化—肝硬化—肝癌。可见新病与久病均可致病络,急性病与慢性病多存在着病络病机。据此指导遣方用药,清代王清任活血化瘀六法六方(通窍活血汤、血府逐瘀汤、补阳还五汤、膈下逐瘀汤、少腹逐瘀汤、身痛逐瘀汤),叶天士治络之法、方连同验案,倍受中医师的关注学习与推广应用。20世纪80年代风行观测甲皱微循环状态结合血液流变学的检测作为发病的预警信息或治疗的疗效指标有参考意义,但是,预报发病当属佐道,造成人群心理情绪紧张,其忽略了生命自调节自稳态的机制,自然被淘汰。

总结脑卒中与络脉研究时,必须对病络概念进行明确的诠释。病络是络脉的病理过程、病机环节、病候产生的机理所在。络脉有常有变,常则通,变则病,病则必有病络生。病络过程状态的表现主要是络脉虚与络脉瘀两种,多因内风、火郁、湿痰、浊毒等与体内络脉相关的脑髓、官窍、脏腑阴阳气血津液连接变异而发生的病理状态,这种病机即是病络概念。概念的诠释具有创新价值,目前进入信息与人工智能化的新纪元,将病络概念描述性文字符号运用信息守恒定律求证病络新概念,构建数学模型寻找病络的理论,是今后要做的一项工作。

三、中风病"毒损脑络"病机学说的构建与深化

面对中风病急危重患者认真细致的观察,举凡昏聩偏瘫,鼻饲星蒌承气汤日2~3剂,能排出臭秽大便,后至稀便粪水则不必尽剂,因腑气转通、泄出痰火者,昏迷减轻、偏瘫肌力有恢复,脉证均改善,则有生还的可能。其时间跨度愈短,幸存机会愈大,致残状况愈轻。同时,甲皱微循环与血液流变学及血流动力学指标亦有相应改变。鉴于中医学对疾病观察重视观象议病,主动参加放射科CT影像读片会与病理解剖尸检,直视脑出血血肿对脑组织的压迫坏死灶与脑梗死所致脑水肿的状况,并仔细阅读脑软化灶形成的脑片镜检所见的资料。这种数以百计的影像与病理镜检之象,令我关联风火痰瘀脏虚络脉痹阻之外,何以夺去生命致死的病因病机? 复读《灵枢·痈疽》:"夫血脉营卫,周流不休……寒邪客于经络之中则血泣,血泣则不通,不通则卫气归之,不得复反,故痈肿。寒气化为热,热胜则腐肉,肉腐则为脓,脓不泻则烂筋,筋烂则伤骨,骨伤则髓消。"又发于颈,名曰"天疽","阳气大发,消脑留项,名曰脑烁"。其本篇言明血循环障碍,由寒凝、火毒、痰瘀酿成败坏形质、增生异物之毒邪,

可以导致络损髓消,当是古医籍支持中风病机"毒损脑络"的观点。危重急性中风的证候顺位当以毒、风、火、痰在、瘀(含郁)、气虚、阴虚七项,毒居首位的始发期与 6~8 天的拐点期,研发解毒通络的复方静脉注射液应该列入科研课题。着手与北京中医学院中药系(现北京中医药大学中药学院)曹春林老师合作,于 1974 年拟定清开灵注射液处方,以黄芩、山栀、金银花、板蓝根、水牛角、珍珠母、胆酸、猪去氧胆酸开始药剂学与临床试验,于 1980 年获批上市,1985 年以解毒通络功效始用于中风危重症抢救。此后,全国中风病科研团队运用清开灵注射液作为中风急症用药,勿论急、慢性病,或新病入络与久病入络,凡毒损络痹败坏、形质增生异物的病机均可以解毒通络为大法治疗,结合兼症、并病,辅以辨证遣方,予通治复方配伍联用。

简述中风病因病机的历史沿革。于金元以前以内虚邪中为主,续命汤称为治中风的主方,外风引动内风,由络脉空虚外风入侵而发病,但多在高寒地域;金元四大家刘河间提出"心火暴甚"、李杲论"正气自虚"、朱丹溪主"湿痰生热",总由气虚血瘀引发升窜动越之内风为主因,张从正倡导攻下法以除内风血痹是历史流程的进化;至明代张景岳提出"中风非风"之说,病因"内伤积损颓败而然",由阳相失、精气不交而猝然昏仆,其后王纶、王清任等著述均强化了脏虚络痹、气虚血瘀的内风致病。近世肝肾阴虚、内风旋动,多推广镇肝熄风汤,验之于临床,对早期轻证以情感反应、眩晕、失认失语的缓解有疗效,惟对危重暴卒昏仆者拯救生命尚待观察研究。中风危急重症的治疗方药匮乏、给药途径困难,自 1985 年全国中风病协作团队开始运用清开灵静脉注射液解毒通络为通治,结合患者个体病象辅以复方汤剂鼻饲,无论脑梗死与脑出血,不受时间窗和影像检查时限的影响,即刻救治,体现了中医整体观。创新提出"毒损脑络"病机学说,发展完善了"脏虚络痹"病机局限于血液循环障碍的学说,确立了解毒通络的新治法,历 30 余年临床疗效观察,拯救了部分危重患者的生命,降低死亡率是疗效的终点指标,改善了致残程度。针对恢复期的治疗研发的脑栓通与复中后血管性痴呆早期的治疗的复方苁蓉胶囊,均于方中用漏芦清热解毒等药,配合化瘀、涤痰、益气之品,驱除未净之余毒。纵观"毒损脑络"作为核心病机学说,进一步延伸形成"毒损络脉"的共性病机,指导肺络、肝络、肾络、心络等多种难治病的防治研究。

中风病核心病机"毒损脑络"学说立得住吗? 这是全国中医脑病学术团队最为关心的问题。能否立得住,一是靠临床疗效的检验,实践是检验理论学说的标准。1997 年论著发表后,历经 23 年全国百余家团队核心单位、千余家中医中西医结合医院的临床观察报告约计有 1 089 次的论文他引率,经验的积淀证实风火痰瘀酿生毒邪败坏形质增生异物的病机。二是有理必有据,格物就是正事,欲事立,把新概念新学说立起来,切合中华科技文明的深邃的哲理,必当事上炼,勤思考、多总结、面向未来才有事功成的初步结论。我们还需要有证伪的过程,对毒邪损伤络脉深入到微动脉、微静脉、毛细血管网络与脑胶质细胞凋亡运用现代数理化学生物学技术方法诠释玄府气液理论;对于组方配伍不能满足于复方网络药理学多组分、多靶点的研究成果,应进一步运用物理化学及数理方程揭示药效机制。纵观农耕文明与工业文明,归纳综合与还原分析,国学原理与临床实践相结合的方法学,朝向构建学术思想与扩增学术团队做好工作。

第五节　从《素问·天元纪大论》谈对象、气、神的认知

唐代孙思邈于《大医精诚》中指出,学者必须博极医源,精勤不倦。中医理论的根基始源于史前期的河图洛书与负阴抱阳的太极图,孕育着深邃的哲学思想,体现了优秀的中华传统文明,又博采外来文化精华而具有强劲的生命力。传统文明中的"天道自然一体"是一种存在,也是一种运动,绝不仅是过去,而是承接过去、今天、未来的历史流程,应该秉持学习、继承、质疑、创新的态度,不断更新学术框架、立足学科发展。

一、"象"即知识,大象无形具有原发创生性

"象"是中医学中广义的知识,大象之"大",大而无外而内涵小一,小而无内而寓有大一,此"象"即混沌。混沌有如未经孵化的鸡卵,混沌非真空,混沌无固化外化之。《素问·天元纪大论》曰:"太虚寥廓,肇基化元。"其中,寥廓的太虚即浩瀚苍穹的宇宙。混沌之象无形,无生有,有生于无。"无"与"有"皆是逻辑符号,"肇基化元"即始生万物的基元,万有万物即为"此在"的现实。混沌之象即"一"、即道、即自然,道者象的动态流转演化谓之易。道生一,一生二,二生三,三生万物,重在气运;道生一,一生二,二数神,形立而神生,形神共俱。一阴一阳谓之道,两仪、四象、八卦,时空转换则无穷尽。易卦"离中虚""坎中满",其义象也。《素问·五运行大论》曰:"天地阴阳者,不以数推,以象之谓也。"王冰注:"言智识偏浅,不见原由,虽所指弥远,其知弥近,得其元始,桴鼓非遥。"启迪后学者体悟河图洛书太极图,这是道的象图形。国学国医

以"象"为主体本体,阴阳分化三五生成规律。天一生水,地六成之,北方壬癸水,水性润下;地二生火,天七成之,南方丙丁火,火性炎上;水火一阴一阳居于中者,天五地十,地十分上下各五,中央戊己土,土爰稼穑;阴阳再分化,天三生木,地八成之,东方甲乙木,木曰曲直;地四生金,天九成之,西方庚辛金,金曰从革。天数一三五七九,从左而右旋合二十五,地数二四六八十,从右而左旋之合三十,形成了以阴阳五行学说为整体论的关系本体。无论天地万有万物、天文、地理、物候、气候,也无论人体舌象、脉象、证象、病象、气血精津等皆以"象"表述,与"象"相关联。近世学者提出"象"可分为四个象限:可表述、可感受者为明知识,属于第一象限,诸如山川湖海、花鸟鱼虫、脏腑毛发、五官九窍等;可表述而不可感受的明知识为第二象限,它们是先有数学推理而后才有物理发现,能用公式、方程表达,如量子力学、广义相对论等;心领神会、不可表达但可感受者为默知识,如绘画书法、诗魂画意等,属于第三象限;随着大数据、云计算、人工智能等新兴科技的快速发展,机器纪元将会到来,这一类不可感受又不可表达的新知识,如阿尔法围棋下围棋、"阿尔法折叠"计算蛋白质三维结构等机器发现的知识,被称作暗知识,属于第四象限。暗知识的提出与发现是否会颠覆人类知识获取的路径?是否会毁灭人类固有的文明?我们认为,航天登月、深海探测,暗知识的提出是人类科技文化的进步,是象思维背景下人类原发创生性的发挥,更是太虚深玄的响应。

二、气运生化与具象

《素问·天元纪大论》开篇即言:"天有五行,御五位,以生寒、暑、燥、湿、风;人有五脏,化五气,以生喜、怒、思、忧、恐。"《庄子·知北游》提出"通天下一气",认为人之生为气之聚,万物都是气的变化,这是古代科学哲学的一元论,也是认识世界的自然观。物生谓之化,物极谓之变,天真之气,无所不周,器象虽殊,参应一也。"一"即混沌,在人为道,一气生有,气聚成形,形气相感而化生万物。论天地者万物之上下,上者,南乾天七地二为少阳之数,少阴之位;下者,北坤地六天一为太阴之数,太阳之位。论左右者阴阳之路,左者,东离天三地八少阴之数,少阳之位;右者,西坎地四天九太阳之数,太阴之位。天有六气御下,地有五运奉上,当岁者为上,主司天,承岁者为下,主司地。不当岁者,二气居右北行转之,二气居左南行转之。金、木、水、火运而北守正常左为右,右为左,则右守者南行,左守者北行而反。中立五极为中宫。以水火为阴阳征兆,以金木为生成终始。土运主中央而辅四旁,为运转生化之枢机。气有多少，形有盛衰，上下相召，中以调节，而彰显损益。天之阴阳者，三阴三阳上奉，地有阴、阳、木、火、土、金、水，生、长、化、收、藏以应。天以阳生阴长，地以阳杀阴藏，五运之治各有太过不及，有余而往，不足随之；不足而往，有余从之，知迎而随，气可与期，应天为天符，承岁为岁直，天地上下阴阳以时空转换气运承制调平为三合之治。论时间，天以六为节，地以五为制，周天气者六期为一备，终地纪者五岁为一周，五六相合而七百二十气，为一纪凡三十岁，一千四百四十气，凡六十岁而为一周。五日谓之候，三候谓之气，六气谓之时，四时谓之岁。时空气之多少、盛衰、燮理、迎随可理解为天道，至数真要，善言始者，必会于终；善言近者，必知其远；至数极而道不惑。所谓博极医源，必当深入学习史前期的哲理，本篇《天元纪大论》积考《太始天元册》以宏立论。

　　混沌一气，无生有，有生万事万物，此"无"与"有"不再是形而上的哲理逻辑符号，万有万物均为形而下的器象。在生命的、有机体的物质层面，依照太虚"气犹麻散，微见而隐"，比喻气为流动着的微小难见的物质，与人体各器官的功能皆属具象。譬如营卫之气，营行脉中运化血行，营气由吸纳天阳清气与食入水谷之气合化于中焦，取汁变化而赤为血。卫气出于下焦肾元，荣于皮肤腠理、抵御外邪入侵主于卫外。如重症急性呼吸综合征（又称非典）与甲型H1N1流感（简称甲流）之病毒强悍由外及里，肺体清虚，状如橐龠而主呼吸，又通调水道，于金运司天，金曰从革，浊毒伤肺，演化胸腔积瘀血水而肺叶萎缩干涸。此病理解剖所见恰合金元名家刘完素《素问玄机原病式》玄府气液理论，肺热叶焦由玄府为毒邪损伤而成。《灵枢·决气》曰："上焦开发，宣五谷味，熏肤，充身泽毛，若雾露之溉，是谓气。"脏腑之气、经络之气、宗气、元气诸气阐释病机，气变化为精、津、液均为具象，具象思维与理性逻辑思维可以互融互动。遵循《太极图说》知其白而守其黑的正负逻辑，阴与阳、动与静、邪与正、顺与逆、显与隐都是相互关联的，按照顺逆交替变化，物极而反，消长对称，正反相抵规律，统摄万事万物发展变化的总趋势和全过程，具象思维可以整合整体论与还原论，朝向辨证统一迈进。

三、太虚原象与神明之道的创生性

　　《素问·天元纪大论》记述鬼臾区积考《太始天元册》文曰："太虚寥廓，肇基化元，万物资始，五运终天，布气真灵，总统坤元，九星悬朗，七曜周旋。曰阴曰阳，曰柔曰刚，幽显既位，寒暑弛张，生生化化，品物咸章。"这段经文展示了中华文明优秀的传统，是象思维背景下中国人的智慧。其一，寥廓的宇宙苍穹是太虚原象,谓玄之境,真气之所充,神明之宫府,道通为一,道生智,玄生神。其二,肇,始也;基,本也。真气精微,无远不至,故谓之生化之本始。五运终天统摄原象,天地阴阳时空转化。布气真灵者,真为元气、宗气、经络脏腑之气当属具象;灵者,心灵之气、神气、勇气、胆识等,是太虚之气,气齐之有,故禀气含灵者。正如《易经》所曰:"至哉坤元,万物资生,乃顺承天。"其三,九星上古之时也,返璞归真,中古道德微衰,标星藏曜以为七。曰阴曰阳,阴阳者天道也;曰柔曰刚,柔刚者地道也;幽显既位,言人神各得其序,各守所居,无相干犯,阴阳不失其序,物得其宜,天地之道且然。综合而论,天、地、人神一体,原象具象共俱。

　　南北朝时,文人追求思想的出路而玄学大炽,中华大地呈现出第二次的百家争鸣。周兴嗣编著的《千字文》开篇即言:"天地玄黄,宇宙洪荒,日月盈层,辰宿列张。"作为国学的基础读本,意蕴天文,若太虚幽玄之原象。近世天体的观测,太空航天技术的进步,人类对暗知识、暗物质、暗能量的探索,朝向未来的开发利用,将会以人类的神气胆识不断揭示幽深玄远的太虚。《素问·天元纪大论》曰:"故物生谓之化,物极谓之变,阴阳不测谓之神,神用无方谓之圣。"又曰:"夫变化之为用,在天为玄,在人为道,在地为化,化生五味,道生智,玄生神。"此论阴阳不测谓之神,玄生神,系负阴抱阳冲气为和的太极,阴鱼阳眼,阳鱼阴眼,冲气即一元和合为气,天地阴阳流转变化,则生万有万物为之化,正反相抵而物极为之变,阳化气而阴成形,阴阳动转复归于混沌一气,阴阳未分未有而不测。色幽玄者正合老子《道德经》所论:"玄之又玄,众妙之门"。故以太极象图形论述在天为玄,在人为道,在地为化,并将神与天地风、热、火、湿、燥、寒六气与木、火、土、金、水五运相关联。

　　中医尊称为国医,重视观象,观天地之象,万物生灵之象,人体健康疾病之象。治未病与辨证论治重在识证,证候以象素为先,以证统病,无论何病、何型、何期,均以证候之象为主体,以气阴阳五行为关联,一元和合气交变为精、为血、为脏腑经络营卫,混沌为一即道、即自然混沌,并非混乱、无序、无用。当今大数据技术时代激活数据学运用于古今上千种各家医案以及每位医生个体化完整诊治的病例,经梳理发掘成活的数据,循证理、法、方药,诠释辨证论治。

　　象思维是富于原创的思维形式。本真之我及其生命是非对象化的一元,保持原发创生态,就是与"大象无形"之"原象"及"道"一体相通之状态,也是充满着象的流动与转化的动态。庄子《齐物论》曰:"天地与我共生,而万物与我为一。"天、地、人一体贯通超越了视听所观的具象,原象是大象无形的"无",作为终极之所,混沌未开,虚灵至极。儒家的"仁"、道家的"道"、禅宗的"自性",都是体悟的结晶,其基本特征就在于超越概念思维的言说。只有"体",才能入于道内,而与道通。整体观的"观"是范畴,"观其复"、"观其妙",不是道外之观,而是入于道内的领悟。如"一日三省吾身"以"近仁"即是体悟,则可回归"本真之我"和"生命的本真"。本真之我与道一体相通"悬置"概念思维后,这种相通且无是大智慧的开启,跃升到生命本真的高境界。老子曰:"千里之行,始于足下。"高境界是从平常"世间觉"的感悟中开显出来的。道之象的原象既是大视野和高境界,也只能从实际生活实践中的具象、意象起步,朝向原象神思过渡。联系学医、业医的过程是从"医者,意也,易也,理也""药者,厚也,毒也,瀹也"的衍生深化,旷日久远的临床积淀,又能自觉体道才有成就苍生大医的愿望。

"原象太极道通为一"所显示的是把握宇宙万事万物本真本然,不仅启迪了从叔本华、尼采一直到胡塞尔、海德格尔等一批西方思想家,而且还启迪了不少前沿的自然科学家,也或产生了共鸣。重视意象、景象、折射的镜象,以现象学的认知,建立技术人文双轨思维、双轨干预的模式,如丹麦物理学家波尔、德国物理学家海森堡、美国物理学家卡普拉等,他们无论是从哲学角度考察宇宙,还是从自然科学角度观察宇宙,本真本然的宇宙都不是现成的,而是非实体性的。因此,观察宇宙不仅要用概念思维,而且要超越概念思维,并借助象思维,原象即"无",即"一",即阴阳不测谓之神。神主五运木、火、土、金、水,六气寒、热、暑、湿、燥、风,禀气流转变化,整体观"道"为生发万事万物之源,则一以贯之。所谓太极、无极、朴而纯素均是原发创生性的不同表述。面对世界文明的多元化,中华传统文明的继承,善言天者必验于人,善言古者必验于今,善言人者必验于己。探索医源之道,应是从医者"任我"之作为,误漏之处冀望同道赐教。

第六节 解剖高概念指引下生命功能的关联性

全国高等中医药院校规划教材《中医基础理论》一方面称心"位于胸中,两肺之间,膈膜之上,外有心包卫护,其形圆而下尖,如未开的莲花",无疑是解剖性的心脏;另一方面又称心"有统帅全身脏腑、经络、形体、官窍的生理活动,和主司意识、思维、情感等精神活动的作用",显然又不是解剖性心脏的功能。类似的"形与神离"现象也发生在脾、肺、肾、肝,称为功能性五藏。故中医学者常徘徊于解剖性五脏与功能性五藏之间,给患者诊断为肝胆湿盛性黄疸时,指的是解剖性肝胆;治疗时健脾化湿,却依据功能性脾藏遣方。这也是中医长期被人诟病的软肋或硬伤。

按照毗邻关系,人体的组成部分可分为两类:①固定结构,又称执行结构,即有固定毗邻关系的结构,如消化系统、神经组织,由组织型体细胞为构成要素,常常是慢变量。中医学将固定结构分为五脏(六脏)、六腑、奇恒之腑、五体、官窍和经络 6 个部分。②流动结构,又称保障结构,即没有固定毗邻关系的结构,如血液、生物电,以物质流和能量流为构成要素,常常是快变量。中医学将流动结构分为精、气、血和津液 4 个部分。本文以全国高等中医药院校规划教材《中医基础理论》为蓝本,仅讨论人体的固定结构,给出了功能性五藏的 15 种功能、执行结构、核心功能区和核心功能细胞,并发现了核心功能细胞的胚胎衍化规律。

一、功能性五脏的起源

产生于先秦的《黄帝内经》是中医解剖的奠基之作,在《素问》的 81 篇文献中有 54 篇与解剖有关,在《灵枢》的 81 篇文献中有 63 篇与解剖有关。《灵枢·骨度》称:"人长七尺五寸者, ……头之大骨围二尺六寸,胸围四尺五寸,腰围四尺二寸。"按东周的一尺为 23.1cm 计算,即一个身高 173.25cm 的人,头围 60.06cm,胸围 103.95cm,腰围 97.02cm,与 1988 年颁布的国家标准《中国成年人人体尺寸》接近。根据河南安阳殷墟出土的商代象牙尺,一尺为 15.8cm,则《灵枢·肠胃》记载的"唇至齿长九分",为 1.42cm;"齿以后至会厌,深三寸半",为 5.53cm;咽"至胃长一尺六寸",为 25.28cm;唇至肛六丈四寸四分,为 954.95cm;合计六丈二尺四寸八分,为 987.18cm。与当代中国人的医学参数基本一致,可见《黄帝内经》时期的中医解剖是何等先进。

然而,在重道(属性、关系和规律)轻器(物质实体和空间结构)的中国传统文化氛围内,《黄帝内经》没有坚守从结构认识功能的道路,没有将先进的古代解剖知识看作中医的特点,而是基于而不泥于古代解剖知识建立了另一套理论体系,即功能性五藏,又称藏象。事实上,中医对五藏功能的认识来自六个方面:①古代解剖知识,如《难经》"心重十二两,中有七孔三毛"应是心主血脉的解剖学基础;②对生命现象的动态观察,如谷从口入、气从鼻出,都是人能够感知的生命现象,将其归于脾的运化功能和肺的主气功能;③通过病理现象反推,如食欲不振、食量减少可致消瘦、四肢乏力,而脾主运化,故称"脾主身之肌肉";④临床经验的总结,如补肾药能加速骨折的愈合,故有"肾主骨"之说;⑤古代哲学的指导,如"木曰曲直"应是肝主疏泄的理论渊源;⑥人文因素的影响,如以君王为主宰的中央集权制可能是心藏神观点形成的人文背景。后五者赋予了脾、肺、肾、肝、心运用西医同名内脏的解剖结构无法解释的全新功能。

二、人体功能的五藏分类

在传统中医认识的人体功能中,有的功能之间存在隶属关系,如小肠受盛化物、大肠传化糟粕隶属脾的运化功能;有的功能则归属不清,如关于心主神明还是脑主神明,学术界一直没有定论;有的功能之间难以区分,如肾主水与肺主行水、三焦运行水液难以辨别;有的功能重复描述,如一方面称心主血脉,另一方面又称心在体合脉,故需要将这些功能进行整合。

脾、肺、肾、肝、心五藏是以中国古代哲学思想阴阳五行为原始模型形成的独特理论体系,真正体现了关系(整体性)和时序(动态性)等中医乃至中国传统文化的特点,故本文以功能为线索梳理人体的固定结构,将五脏(六脏)、六腑、奇恒之腑、五体、官窍和经络纳入五藏。

(一)将五脏纳入五藏

脾主运化是指脾具有运化的功能,包括饮食物的摄取消化和水谷精微的吸收转运两个方面,拆分为两种功能,即脾藏运化和脾藏行津液。脾主统血是指脾具有统血的功能,称脾藏统血。肺主气司呼吸,朝百脉,主治节。其中,朝百脉体现了肺是血气交换的场所,主治节体现了呼吸的自主调节,与主气司呼吸合并,称肺藏主气。肺主行水,一方面是指肺将脾转运至肺的水谷精微布散至头面、皮毛及其他脏腑以濡润之,另一方面是指肺将脏腑代谢产生的浊液输送至肾或膀胱以排出体外。但该功能异常出现的头面油垢、血浊常从健脾化浊论治,而过敏所致的皮肤水肿是肺的卫外功能异常所致,故将肺主行水归于脾藏的行津液功能,即"脾主为胃行其津液"。肾藏精、主生长发育生殖脏腑气化和主水,是指肾具有主持和调节人的生长发育、生殖、脏腑气化和泌尿的功能,拆分为五种功能,称肾藏藏精、肾藏全形、肾藏生育、肾藏气化、肾藏主水。肾的主水和藏精功能可影响肺的主气功能,但不能说肾具有纳气功能,故将肾主纳气归于肺藏的主气功能。肝主疏泄和主藏血是指肝具有疏泄和藏血的功能,称肝藏疏泄、肝藏藏血。心的主血脉和藏神功能仍称心藏主血脉和心藏藏神。心包络具有保护心的功能,热入心包所致的神昏谵语是心藏神功能异常,故归于心藏的藏神功能。

（二）将六腑纳入五藏

胃主受纳和腐熟水谷,胆主贮藏和排泄胆汁,小肠主受盛化物,大肠主传化糟粕,都参与了饮食物的消化,归于脾藏的运化功能。小肠泌别清浊,大肠主津,都参与了水谷精微的吸收,归于脾藏的行津液功能。膀胱主贮存和排泄尿液,三焦运行水液都参与了水液代谢,归于肾藏的主水功能。三焦通行诸气总司一身之气化参与了物质代谢,归于肾藏的气化功能。胆主决断是有意识的精神活动,归于心藏的藏神功能。

（三）将奇恒之腑纳入五藏

脑、脊髓主宰生命活动、主司精神活动、主司感觉运动的功能可分为 3 种:①中枢神经系统,一方面使人产生意识、思维、学习、记忆等有意识的精神活动,另一方面使人产生本能动作、习惯技巧、睡眠梦幻和昼夜节律等下意识精神活动,归于心藏的藏神功能;②内脏神经系统使人产生和传导内脏感觉和运动信号支配内脏运动,并使人对外来刺激产生情绪体验,归于肝藏的疏泄功能;③躯体神经系统使人产生和传导感觉和运动信号支配躯体运动,归于肝藏的藏血功能。骨髓位于骨髓腔,能化生血细胞,归于肾藏的全形功能。女子胞主持月经、孕育胎儿,参与生殖功能;精室具有贮藏精液、生育繁衍的功能,归于肾藏的生育功能。

（四）将五体纳入五藏

肉、皮、骨、筋、脉五体各有自己的功能,《灵枢·经脉》称"骨为干,脉为营,筋为刚,肉为墙,皮肤坚而毛发长"。但中医将五体归属五藏,即《灵枢·五色》"肝合筋,心合脉,肺合皮,脾合肉,肾合骨"。脾在体合肉,四肢无力、形体消瘦常由脾失健运、营养不足所致,故将肉(骨骼肌、脂肪)的运动功能归于脾藏,称脾藏主肌肉。肺在体合皮,咳嗽、咳痰常由皮(皮肤、黏膜)的防御功能降低影响肺藏的主气功能所致,故将皮的防御功能归于肺藏,称肺藏卫外。肾在体合骨,先天畸形是肾主生长发育异常,故将骨(骨骼、骨连接)的支撑定形功能归于肾藏,根据《黄帝内经》"宝命全形",称肾藏全形。肝在体合筋,肤麻木、肢体痉挛常由于肝不藏血、筋失所养所致,故将筋(躯体神经系统)的统摄功能归入肝藏,称肝藏藏血。心在体合脉,神疲、神昏常由于脉不藏营、心神失养所致,故将脉(脉管系统)作为营养供给通路归于心藏,称心藏主血脉。

（五）将官窍纳入五藏

飞门(唇)、户门(齿)、吸门(会厌)、贲门(胃上口)、幽门(胃下口)、阑门(大肠与小肠之会)、魄门(肛门)七冲门是消化道的7个冲要部位,连同口、舌,归于脾藏的运化功能。鼻、喉与肺连通,共同完成呼吸功能,归于肺藏的主气功能。尿道与膀胱、输尿管、肾脏连通,共同完成泌尿功能,归于肾藏的主水功能。男子的前阴(尿道)与精室(睾丸)连通,女子的前阴(阴道)与女子胞(子宫)连通,共同完成生殖功能,归于肾藏的生育功能。目和耳产生视觉、听觉和平衡觉,主要参与支配躯体运动功能,归于肝藏的藏血功能。

(六) 将经络纳入五藏

经络是运行全身气血,联络脏腑五体官窍,沟通上下内外,感应传导信息的通路。人体中传递信息的主要有生物电信号和生物信息分子(如神经递质、激素、细胞因子)。而从胚胎发育的角度看,神经系统与皮肤的表皮同源于外胚层,刺激不同区域的表皮,通过神经系统影响内分泌系统和免疫系统治疗脏腑、五体、官窍的疾病是可能的。故将经络,一方面看作传递神经电信号和神经递质的神经通路,归于肝藏的疏泄和藏血功能;另一方面看作运载激素和细胞因子的循环通路,归于心藏的主血脉(脉管系统)功能。

最终获得了五藏具有并列关系的15种功能。其中,运化、行津液、统血、主气、生育、主水、气化、藏精、疏泄和藏神10种功能是五脏(六脏)、六腑、奇恒之腑、官窍和经络(部分)的功能,具有这些功能的五藏称脏腑性五藏;主肌肉、卫外、全形、藏血、主血脉是五体和经络(部分)的功能,具有这些功能的五藏称五体性五藏,详见图5-2(见书末折页)。

三、功能性五藏的执行结构

中医学和西医学都在研究人体,中医学和西医学都能维护人的健康,中医学和西医学都全面地认识了人体的各种组成部分和功能。故可通过建立中医五藏的功能与西医人体组成部分的功能之间的对应关系,给出功能性五藏的执行结构。

同一人体组成部分具有的不同功能分,属于五藏的不同功能:如肝具有分泌胆汁、帮助消化的功能,归于脾藏的运化功能;具有合成白蛋白影响血管内外水平衡、合成载脂蛋白承载脂质的功能,归于脾藏的行津液功能;具有合成凝血因子和抗凝血因子防止出血和血栓形成的功能,归于脾藏的统血功能。

不同的人体组成部分共同完成同一种功能,组合为一个执行结构:如物质交换系统是指主持物质吸收的消化道黏膜上皮,主持生物转化的肝,合成白蛋白和载脂蛋白承载水和脂质的肝和小肠,主持物质交换的毛细血管和毛细淋巴管的内皮细胞和体细胞的生物膜;气体交换系统是指主持呼吸和发音的呼吸系统,主持氧气和二氧化碳交换的肺泡上皮细胞、毛细血管的内皮细胞和体细胞的生物膜;成体系统是指分化生成新的体细胞的成体干细胞及其分化成熟的环境;同化异化系统是指具有合成和分解有机物,产生和排放能量的细胞器和胞内酶;体液调节系统由合成和分泌激素的内分泌系统,合成和分泌细胞因子的免疫细胞和某些非免疫细胞组成。

同一人体组成部分的同一种功能,因为作用对象不同而分属于五藏的不同功能:如对病原微生物和外来异物具有免疫防御和免疫耐受功能的免疫系统,归于肺藏卫外功能的执行结构;对人体细胞及其产物具有免疫自稳、免疫耐受和免疫监视功能的免疫系统,归于肾藏全形功能的执行结构。

四、功能性五藏执行结构的核心功能细胞

功能性五藏的执行结构(见表5-1)由具有固定形态结构和毗邻关系的系统、器官、组织、细胞、细胞器和分子组成,但不是所有组成部分在完成某一功能的过程中都起到同样重要的作用。其中必有一种组成部分是该功能的关键执行结构,具有源头性和不可替代性,一旦异常将根本性地影响整个功能的实现,称核心功能区,代表核心功能区功能的最活跃或最关键细胞称核心功能细胞,其余部分称辅助功能区。

表 5-1　五藏功能的执行结构、核心功能区和核心功能细胞

五藏	功能性质	执行结构	核心功能区	核心功能细胞
脾藏	运化(消化)	消化系统	消化腺	胰腺的外分泌部细胞
	行津液(物质交换)	物质交换系统	消化道黏膜上皮细胞	小肠黏膜上皮细胞
	统血(凝血/抗凝血)	凝血抗凝血系统	肝、胃肠道、内皮细胞	肝细胞
	主肌肉(运动)	运动系统	骨骼肌细胞	四肢骨骼肌细胞
肺藏	主气(呼吸)	气体交换系统	肺呼吸部	肺泡上皮细胞
	卫外(防御)	免疫系统	皮肤、黏膜	呼吸道黏膜上皮细胞
肾藏	生育(生殖)	生殖系统	睾丸和卵巢	精原细胞、卵原细胞
	主水(泌尿)	泌尿系统	肾单位	肾小管和集合管的上皮细胞
	全形(成体)	成体系统、免疫系统	成体干细胞	造血干细胞

续表

五藏	功能性质	执行结构	核心功能区	核心功能细胞
肾藏	气化(同化异化)	同化异化系统	人体的所有细胞	心肌细胞
	藏精(体液调节)	体液调节系统	分泌激素和细胞因子的所有细胞	肾上腺皮质细胞
肝藏	疏泄(支配内脏运动)	内脏神经系统	内脏神经系统的中枢部	边缘叶的神经元
	藏血(支配躯体运动)	躯体神经系统	躯体神经系统的中枢部	中央前回和运动前区的神经元
心藏	藏神(产生精神活动)	中枢神经系统	产生精神活动的大脑和脊髓神经元	大脑皮质联络区的神经元
	主血脉(循环)	脉管系统	心肌细胞、血管和淋巴管的平滑肌细胞	心肌细胞

（一）脾藏运化功能执行结构的核心功能细胞

脾藏的运化功能是指消化系统摄取和消化食物、排出粪便的功能。该功能的主要目的是消化食物,物理性消化和化学性消化都起作用,但只有化学性消化才能将食物中的大分子物质分解为结构简单、可被吸收的小分子物质,故消化腺是核心功能区。胰腺的外分泌部细胞分泌的消化酶是消化糖、脂肪和蛋白质的关键,是核心功能细胞。维持消化道蠕动的平滑肌,主持吮吸、咀嚼、吞咽、呕吐和排便的骨骼肌等是辅助功能区。

（二）脾藏行津液功能执行结构的核心功能细胞

脾藏的行津液功能是指消化道黏膜上皮、肝、小肠、毛细血管和毛细淋巴管的内皮细胞、体细胞的生物膜主持物质吸收、生物转化、承载和交换的功能。为人体提供营养是该功能的主要目的,故主持营养物质吸收的消化道黏膜上皮细胞是核心功能区。小肠黏膜上皮细胞是营养物质吸收的主要部位,是核心功能细胞。肝、小肠、毛细血管和毛细淋巴管的内皮细胞、体细胞的生物膜是辅助功能区。

（三）脾藏统血功能执行结构的核心功能细胞

脾藏的统血功能是指凝血抗凝血系统产生凝血因子和抗凝血因子,防止出血和血栓形成的功能。产生凝血因子和抗凝血因子的肝、胃、肠道内皮细胞等是核心功能区;肝细胞产生的凝血因子和抗凝血因子最多、最关键,是核心功能细胞。

（四）脾藏主肌肉功能执行结构的核心功能细胞

脾藏的主肌肉功能是指运动系统产生肌力、肌紧张和张力,以维持躯体姿势与运动、支撑皮肤和固定内脏的功能。躯体运动是该功能的主要目的,故产生动力的骨骼肌是核心功能区,四肢骨骼肌占全身骨骼肌重量的82.65%,故四肢骨骼肌细胞是核心功能细胞。骨骼、骨连接、浅筋膜、深筋膜是辅助功能区。

（五）肺藏主气功能执行结构的核心功能细胞

肺藏的主气功能是指呼吸道、肺、毛细血管的内皮细胞、体细胞的生物膜主持的呼吸、发音和气体交换功能。吸入氧气和呼出二氧化碳是该功能的主要目的,故完成换气功能的肺呼吸部(包括呼吸性细支气管、肺泡管、肺泡囊、肺泡)是核心功能区,肺泡上皮细胞是核心功能细胞。参与呼吸和发音的骨骼肌、呼吸道、声带、共鸣腔等是辅助功能区。

（六）肺藏卫外功能执行结构的核心功能细胞

肺藏的卫外功能是指免疫系统针对病原微生物和外来异物产生物理屏障、化学屏障、免疫防御和免疫耐受的功能。防御比清除更重要,故防止病原微生物和外来异物入侵人体的第一道屏障皮肤和黏膜是核心功能区。呼吸道黏膜上皮细胞是病原微生物和外来异物最容易入侵的部位,是核心功能细胞。免疫器官和淋巴组织只在病原微生物和外来异物入侵后才发挥作用,是辅助功能区。

（七）肾藏生育功能执行结构的核心功能细胞

肾藏的生育功能是指生殖系统产生生殖细胞,完成生殖、分娩和泌乳的功能。繁育后代是该功能的主要目的,故产生生殖细胞的睾丸和卵巢是核心功能区,精原细胞和卵原细胞是核心功能细胞,睾丸和卵巢以外的男女内、外生殖器是辅助功能区。

（八）肾藏主水功能执行结构的核心功能细胞

肾藏的主水功能是指泌尿系统生成、存储和排泄尿液的功能。排泄代谢终产物是该功能的主要目的,故生成尿液的肾单位是核心功能区。正常人两肾肾小球毛细血管生成的超滤液每天可达180L,而终尿仅为1.5L左右,故主持重吸收和分泌的肾小管和集合管上皮细胞是核心功能细胞。存储和排泄尿液的输尿管、膀胱、尿道,参与排尿的骨骼肌、平滑肌等是辅助功能区。

（九）肾藏全形功能执行结构的核心功能细胞

肾藏的全形功能是指成体干细胞生成新的体细胞,免疫系统对体细胞免疫自稳、免疫耐受和免疫监视,以维持人体结构稳定的功能。生成新体细胞的成体干细胞是核心功能区。造血干细胞比非造血干细胞要活跃得多,如白细胞和血小板的平均寿命只有 7~14 天,故将造血干细胞作为核心功能细胞。成体干细胞分化成熟的环境(红骨髓、壁龛)和免疫系统是辅助功能区。

(十)肾藏气化功能执行结构的核心功能细胞

肾藏的气化功能是指细胞器、胞内酶合成和有机物分解,产生和排放能量的功能。人体的所有细胞都需要同化异化作用,都是核心功能区。为生命活动提供能量是该功能的主要目的,而生命活动所需能量的 95% 来自线粒体,故线粒体可作为评价核心功能细胞的指征。在人体的所有细胞中,心肌细胞含有的线粒体最多,一个心肌细胞约有 5 000 个线粒体,约是肝细胞的 5 倍,骨骼肌细胞的 20 倍,故将心肌细胞视为核心功能细胞。

(十一)肾藏藏精功能执行结构的核心功能细胞

肾藏的藏精功能是指体液调节系统分泌激素和细胞因子的功能。分泌激素和细胞因子的所有细胞都是核心功能区。体液调节系统主要针对人的物质代谢、水盐代谢、生长发育、免疫、生殖和循环发挥调节作用,而肾上腺皮质分泌糖皮质激素、盐皮质激素和雄激素最重要且参与了所有功能的调节,故将肾上腺皮质细胞视为核心功能细胞。

(十二)肝藏疏泄功能执行结构的核心功能细胞

肝藏的疏泄功能是指内脏神经系统产生和传导内脏感觉和运动信号,以支配内脏运动,并使人产生情绪体验的功能。加工内脏感觉信号,产生内脏运动信号和情绪体验的内脏神经系统的中枢部是核心功能区。支配内脏运动是肝藏疏泄功能的主要目的,故控制内脏运动的边缘叶(隔区、扣带回、海马回、海马和齿状回)的神经元是核心功能细胞。产生和传导内脏感觉和运动信号的内脏神经系统周围部是辅助功能区。

(十三)肝藏藏血功能执行结构的核心功能细胞

肝藏的藏血功能是指躯体神经系统产生和传导躯体感觉和运动信号,以支配躯体运动的功能。加工躯体感觉信号,产生躯体运动信号的躯体神经系统的中枢部是核心功能区。支配躯体运动是肝藏藏血功能的主要目的,故控制躯体运动的中央前回(4 区)和运动前区(6 区)的神经元是核心功能细胞。产生和传导躯体感觉和运动信号的躯体神经系统的周围部是辅助功能区。

(十四)心藏藏神功能执行结构的核心功能细胞

心藏的藏神功能是指中枢神经系统产生精神活动的功能。产生精神活动的大脑和脊髓神经元是核心功能区,大脑皮质联络区的神经元是整合各种感觉信号,策划行为动机的核心功能细胞。对神经元起支持、保护和营养作用的神经胶质细胞是辅助功能区。

(十五) 心藏主血脉功能执行结构的核心功能细胞

心藏的主血脉功能是指脉管系统约束和推动血液和淋巴循行全身的功能。心肌和血管、淋巴管的平滑肌是产生循环动力的核心功能区,心肌细胞是产生循环动力的主要细胞,是核心功能细胞。脉管系统的其他细胞和组织,如内皮细胞、弹性纤维、胶原纤维、结缔组织等都是辅助功能区。

五、功能性五藏核心功能细胞的胚胎衍化规律

查阅文献资料,获得胚胎发育过程中三胚层的衍化结构。以 15 种功能为线索,将五藏执行结构的核心功能细胞与三胚层衍化的结构进行对应,详见图 5-3 (见书末折页)。

可见脏腑性五藏的功能按照运化、行津液、统血、主气、气化、藏精、生育、主水、疏泄和藏神的顺序排列,即按照脾、肺、肾、肝、心的五行相生顺序排列。其中,脾藏和肺藏的核心功能细胞来自内胚层,肾藏的核心功能细胞来自中胚层,肝藏和心藏的核心功能细胞来自外胚层;五体性五藏的功能按照卫外、主血脉、全形、主肌肉和藏血的顺序排列,即按照皮、脉、骨、肉、筋的五行相克顺序排列,其中,皮的核心功能细胞来自内胚层,脉、骨和肉的核心功能细胞来自中胚层,筋的核心功能细胞来自外胚层。

五藏的辅助功能区常来自不同胚层,是加强五藏联系的重要结构。如被称为肾不纳气的呼吸表浅、说话咳嗽声低气怯,实为呼吸肌的肌力不足,呼吸肌的功能属于肺藏的主气功能,而呼吸肌却来自衍化为肾藏核心功能细胞的中胚层,从而加强了肺藏与肾藏的联系。

概言之,本文将人体的固定结构归属于功能性五藏,给出了功能性五藏的 15 种功能、执行结构、核心功能区和核心功能细胞,并发现了核心功能细胞的胚胎衍化规律,这可使功能性五藏 "形与神俱",结构与功能统一。

第七节　象思维视角诠释天道时空与人道顺天道

实现中华民族的伟大复兴需要强有力的文化力量,首当秉持自身文明的特质,兼以吸取异质文化的养分,以适应全球化背景不同文化的冲撞与交融及

其不同思想的竞逐与激荡。中华民族上下五千年的历史、经久不衰的农耕文明，其核心就是天、道、自然一体，即天人合一、物我合一、知行合一。因此，本文从象思维角度，诠释了人道顺天道、天人合一等哲学思想，倡导读者回归中国的原创思维——象思维。

一、天道时空

《素问·六微旨大论》开篇即提出"天道"，显然这是该篇的主题。何谓天道？天道是人类得以"生生不息"的源头活水，是作为生存发展的原初根基。老子在《道德经》中提出"复归于婴儿"喻指"天道"原初境遇的"专气致柔"与"沌沌兮"。借婴儿人之初混沌未开，原象至嫩至柔之气所具有能亲和一切的生命活力，以显示天道"生生不已"朴真本然的特性。又"常德不离"指与天德一体相通的人德。以"知其雄，守其雌"为类比，又提出"知其白，守其黑"，不仅是"祛蔽"和"澄明"人生的意义，而且"遮蔽"黑还蕴含着要守护人自身得以"存在"的根源。于天地人，总以一阴一阳之道首尾圆通，事情源流一体运转变化，寓"居下"的心态和胸怀，当是"有容乃大"。天道展现出抗击一切的勃勃生机，将是象思维的本真本然，从整体动态直观视角来领悟宇宙和人生的真谛。

天之道，因天之序，盛衰之时也。此谓天道上下有位，指空间；左右有纪，指时间。"位""纪"即时间空间与气之盛衰密切相关。就一年四季寒暑而论，应至而至者和，应则顺，否则逆，逆则变生，变则病；至而不至，来气不及，未至而至，来气有余。论其"位"，气有反常之象，即物生其应。表现于气脉，亢则害，承乃制。制内则生化，卫外致盛衰，气机散乱而生化大病。可见非其位则邪，当其位则正，外内六淫五邪均可致病。

古代时间的测度，国人用日晷以移光定位正立以待之。天符、岁会以天干地支计年月日，如2016为公元计年，而丙申为天干地支计年；又公元2017年为丁酉年，如此类推。以五行计四季，水运为冬应亥子，木运为春应卯，火运为夏应午，金运为秋应酉，土运临四季为长夏居于中。左右有纪，正立面南背北以待，依少阳(南方相火)-阳明(西方金)-太阳(北方水)-厥阴(东方木)-少阴(东南君火)-太阴(西南土)其顺位向右，反向为左。此谓左右有纪。又记述岁候，日行五周，此所谓一纪。计法日行一周天气始于一刻，日行二周始于二十六刻，日行三周始于五十一刻，日行四周始于七十六刻，日行五周天气复始于一刻。纲纪如此，终而复始，是故寅午戌岁气会同，卯未亥岁气会同，辰申子岁气会同,巳酉丑岁气会同。《素问·阴阳应象大论》称:"阴阳者,天地之道也,万物之纲纪。"老子曰:"万物负阴而抱阳,冲气以为和。"又阳与之正气以生阴,为之主持以立故,为万物之纲纪。

经云:"天符为执法,岁位为行令。……中执法者,其病速而危;中行令者,其病徐而持。""中"即如矢中的。此言苍天之象立运气及司天之气,五行相生而相得,若子僭越居父母位,是下凌其上尤为小逆,若相克相侮必生危急重症,即是天符执法。天干地支子甲相合,命曰岁立,谨候其时,气可与期,故病徐而持。岁立依天一生水,地六成之。甲子之岁,初之气,天数始于水下一刻,终于八十七刻半;二之气,始于八十七刻六分,终于七十五刻;类推,六之气,始于三十七刻六分,终于二十五刻,所谓初六,天之数也。如是乙丑之岁、丙寅之岁、丁卯之岁;次戊辰岁,初之气,复始于水下一刻。常如是无已,周而复始。

自然变化所显示出来的时序和盛衰,《黄帝内经》也分别论述。如"地理之应六节气位",经云:"显明(日出)之右(东南方少阴),君火之位也;君火之右,退行一步(南方少阳),相火治之;复行一步(西南方太阴),土气治之;复行一步(西方阳明),金气治之;复行一步(北方太阳),水气治之;复行一步(东方厥阴),木气治之;复行一步(东南方少阴),君火治之。相火之下,水气承;水位之下,土气承;土位之下,风气承之;风位之下,金气承之;金气之下,火气承之;君火之下,阴精承之。"气有标本,上下有位,天道应六节气位。又云:"少阳之上,火气治之,中见厥阴;阳明之上,燥气治之,中见太阴;太阳之上,寒气治之,中见少阴;厥阴之上,风气治之,中见少阳;少阴之上,热气治之,中见太阳;太阴之上,湿气治之,中见阳明。所谓本也,本之下,中之见也,见之下,气之标也。本标不同,气应异象。"本者应之元,标者病之始,病生形用求之标,方施其用求之本,标本不同求之中,见法万全。又据《素问·至真要大论》载:"六气标本,所从不同……气有从本者,有从标本者,有不从标本者也。……少阳太阴从本,少阴太阳从本从标,阳明厥阴不从标本,从乎中也。故从本者化生于本,从标本者有标本之化,从中者以中气为化也。"

二、气形而上为道,形而下为器

《易传》记有"天机在于数"。天数二十有五,地数三十,凡天地之数五十有五。太极一也,一生二,二数神,神生数,数生象,象生器。太极为屋脊正中,至极无极为一,二数为两仪、四象、八卦、六十四卦。卦辞、爻辞曰象,器者为模具、用物。中医讲气，《素问·六微旨大论》曰："气之升降，天地之更用也……升已而降，降者谓天；降已而升，升者谓地。"正所谓"地气上为云，天气下为雨"，而天一生水，地六成之。又曰："天气下降，气流于地；地气上升，气腾于天。故高下相召，升降相因，而变作矣。"气有胜复，有德有化，有用有变。德即仁，显示力度；化为生化，而成器有用；变则邪气居之。夫物之生从于化，物之极由乎变，变化之相薄，成败之所由也。气有往复，用有迟速，而化而变。所谓变化者，天地易位，寒暑移方，水火易处；以静为期，"化"则不生不化，变动因盛衰而成败倚伏于中，可外感六淫或内生五邪。

升降出入，无器不有。器者（指脏腑气脉等）生化之宇，气散则分之，生化息矣。机体无不出入，无不升降，化有小大不同，期有动静远近，然而四者皆有；若有出无入，有入无出，有升无降，有降无升，则非生之气，所以居常而生者，决不可屏出入息、泯升降气。经曰："出入废则神机化灭，升降息则气立孤危。故非出入，无以生长壮老已；非升降，则无以生长化收藏。"人此在完好存其生化者，故贵常守。

气形而上即道，人道与天道合同，顺道至真以生，其为小者，入于无间，即小一无内遂成网络；其为大者，过虚空界，即大一无外至刚至伟，遂成宇宙星空无有尽头。小一蕴有大一，大一涵有小一，以道通为一，混沌一气，有生于无而成万物。《素问·上古天真论》："恬淡虚无，真气从之，精神内守，病安从来。"提倡恬适淡定、清虚静泰而顺事安宁。虚无即原象，绝非真空而蓄元气，内守精神，中和庸常生活。循道以生化元主为常，则生机勃勃，生理、心理和谐平衡，终得天年。若反常之道，则神去其室，生化微颓，元气耗散，必是病害丛生。

作为中国哲学的象思维，"道"与"器"是相关的，具象与原象是连在一起的。通常说的象多是形象、表象，是可感知的具象，即视听嗅味触之象，其表象是心理活动能认知的具体阶段。中医辨识证候，以象为素、以素为候、以候为证，是从"观"象开端的具象过程。证象、病象、舌象、脉象等均是医生密切关注与认真分析作为诊断的依据，并且证候是多维界面、动态时空直观的整体。所谓"医者易也"也是意象思维，其内涵不仅是具象，重要的是"原象""大象无形"之象，即"精神之象"。"象以筑境""境以蓄意""境以扬神"，这里的"象""境""意""神"才真正进入"无""朴""仁德""见性"开悟的道象，是"有生于无"之"有"乃原发创生之象，"生生不已"动态整体之象。

三、人道顺天道

人道顺天道,即天人合德。孔孟荀子仁学,仁者爱人且泛众爱,明明德致良知,勇担社会责任。老庄道学"无"而"有生于无","朴"即纯素,无私欲、无为而治又无不为,皆属人道。何谓天人合德? "德""德行"体现生命的力量,是象思维的天地境界。"天"只定位在自然界,整体包括人类在内。天人怎样"合德"? 首先是人类应取的态度和立场。人的自然化是指人类从自然法则规律中获取自由和力量,顺自然合规律性、合目的性而利民生,两者互补互动和谐平衡,凝聚独立自由的创造性内驱力。对比西方社会于文艺复兴时代始,人们崇敬大自然,吟咏歌颂欣赏自然,生活生产活动消融在自然中,哲学、政治、经济、文学、艺术等表现与研究自然规律密切结合。近百年来,受工业文明还原分析主客二元概念思维影响,所谓理性至上、科学万能,从根本上导致了人类与自然界日益疏远与隔离。当然,我们从不否认人类文化的自觉性及改造自然所创造的伟大功绩。但是,自然的人化已走向极端,人类享受、利用、摧残、破坏自然,当天灾人祸来临时,人们显得如此苍白无力。经云:"言天者求之本,言地者求之位,言人者求之气交。上下之位,气交之中,人之居也。故曰天枢之上,天气主之;天枢之下,地气主之;气交之分,人气从之,万物由之。"人身如小天地,即强调人道顺天道。古代哲人先贤谓我善养吾浩然之气,天行健自强不息,惟仁和合诚信,修身中正庸常。天地自然贵守常不变,人世间万事万物而易变,当恪守识变以适变应自然。

晚近读过王树人先生的《回归原创之思》,其所针对的是"原创之思"被遮蔽而缺失的现实。原创需要求知、求理,而关键是求悟,而悟性培育和提高主要不是靠理性的概念思维,而恰恰是民族文化真正根基的象思维。回归象思维,呼唤学人对培育悟性和推进创新智慧的重视。象思维是中国传统文化的本质内涵和基本特征的概括,它哲学底蕴雄浑,具有原创思维及启发原始创新的特质。本文是笔者读《素问·六微旨大论》有感于天道时空人道自然的略例。以体悟"象"的整体动态流转的"非实体性",它具有"非对象性"及"非现成性""原发创生性"的品格。从"易道"的"太极无极",老庄的"无""朴"之道,孔孟的"内圣""仁德",积淀国学国医的本源,感悟象思维的深邃,以求真、储善、立命,增强道德风骨养成气力气势。

第八节　领悟学科始源是创新的动力

《素问·气交变大论》主题是五运太过不及、德化政令变异与疾病灾祸发生的关联。所谓常名缘布化于太虚，人身参应，身心、舌脉、脏腑、经络之象可以诊察论病。以老庄之学"名可名，非常名"，此常名当以感性、理性、悟性观象论病，尤以本真生命太虚原象体悟病之形诊机理。本论开篇即言明道："《上经》曰："夫道者，上知天文，下知地理，中知人事，可以长久，此之谓也。"人与天地共生，而万物与我合一，健康、疾病与天道自然一体的整体观和自然社会的影响密切相关。

一、岁运太过不及所致证候病机

天有五运列五行。人体生理病理与天时地利人和相关，顺自然者为常则健康，岁运太过不及逆自然而复则病，阴阳往复顺为明道，逆为失道。爰以木运为例，引述此文。"岁木太过，风气流行，脾土受邪。民病飧泄食减，体重烦冤，肠鸣腹胀满，上应岁星。甚则忽忽善怒，眩冒巅疾，化气不政，生气独治，云物飞动，草木不宁，甚而摇落，反胁痛而吐甚，冲阳绝者死不治，上应太白星。""若岁木不及，燥气大行，生气失应，草木晚荣，肃杀而甚，则刚木辟著，柔萎苍干，上应太白星，民病中清(胆为中清之府，此即胆病)，胠胁痛，少腹痛，肠鸣溏泄，凉雨时至，上应太白星，其谷苍。上临阳明(中宫土位)，生气失政，草木再荣，化气乃急，上应太白、镇星，其主苍早。"综合引述五运之变、四时之应，阐释了天地阴阳留守、大小、离附远近，福祸过失均以象之察而见，明示生理病机并与神识相关。《黄帝内经》云："高而远则小，下而近则大。故大则喜怒迩，小则祸福远。"并曰："时至有盛衰，凌犯有逆顺，留守有多少，形见有善恶，宿属有胜负(天上星宿之象)，征应有吉凶"。此为象之常也，象见高下，其象一也。"一"即混沌，即自然。顺应自然者灾变不相加，胜复盛衰不相多，往来大小不相过，出入升降以为常态，神机气运以维护生命。中医学优势在临床，辨证论治的核心是证候，明确五运太过不及、生克制侮的总体病机，细察舌身诸象，以脏腑经络之象作为证候主体依据，明道医病则万举万当。

论天时以木不及与金不及为例。生态环境变异对人体健康产生影响。"木不及，春有鸣条律畅之化，则秋有雾露清凉之政；春有惨凄残贼之胜，则夏有炎暑燔烁之复，(前者于秋为金克木，后者为火气胜之夏是木生火，皆由木气不及之时发生),其眚东,其藏肝,其病内舍胠胁,外在关节。""金不及,夏有光显郁蒸之令,则冬有严凝整肃之应,夏有炎烁燔燎之变,则秋有冰雹霜雪之复,(前者于夏为火克金,后者为水气胜之复金生水,皆由金气不及之时发生),其眚西,其藏肺,其病内舍膺胁肩背,外在皮毛。"《黄帝内经·素问·气交变大论》云:"夫五运之政,犹权衡也,高者抑之,下者举之,化者应之,变者复之,此生长化收藏之理,气之常也,失常则天地四塞矣。"天地阴阳动静往复,五气之变而四时应之,以神明为纲纪而寒暑彰其兆。

二、认知《素问·气交变大论》,通达宣明之道

承天而行为顺,道法自然秉象而思,自无不应,必无妄动为常。若卒然而动者,气之交变,应常不应卒;慎思明辨而宣明大道,究于无极者,命曰《素问·气交变大论》。以木运为例,天三生木地八成之,东方甲乙木主肝胆,东方为离,离中虚,上下为阳,中间为阴,是阳多阴少,阳中寓阴,火中有水,少阴之数少阳之位,木曰曲直主疏泄,肝藏血,胆为中清之府。五官为目,五体为筋,五季为春,五气为风而气所胜以燥胜风,五志为怒而志所胜悲胜怒,五色为青,五化主生,五味为酸,而味所胜以辛胜酸,五时《黄帝内经》为平旦,其德为和,其令宣发,其政舒启,其变摧拉,其眚曰损,岁运太过不及为病,治当损有余而补不足,燮理阴阳求得阴平阳秘。气之动变,固不常在,而德化政令灾变不同其候,是以察其动也,有德有化,有政有令,有变有灾而物由之,而人应之。论物祛敦阜、填卑监,论世事礼归于仁,礼之用和为贵,均在调制承平的哲理之中。《黄帝内经·素问·气交变大论》曰:"德化者气之祥,政令者气之章,变易者复之纪,灾眚者伤之始。气相胜者和,不相胜者病,重感于邪则甚也。"宣明大道是太极而至极,至极而无极,道通为"一",无朴纯素,无己无功,不杂不污而同天地之化,所以善言天者必应于人,善言古者必验于今,善言气者必彰于物,善言化、言变者通神明之理。认知理解《素问·气交变大论》重大命题,继承贤哲深邃思想,敞开仁德胸怀,善于吸纳古今中外的文明,于浩瀚宇宙苍穹的时空,步入数字化新纪元,以原发创生性本真之我,创新中医药学科内涵。

三、继往圣开来学,创新为第一要务

回首张仲景《伤寒论》序言所述"阴阳大论"即是《黄帝内经·素问》运气七篇,缘于积考《太始天元册》五运六气学说,重视易象太虚、明道天纲、阐明天地人神整体动态流转之气是生命的本源。追溯医史,自图腾上古砭石护理,

进而《胎胪药录》《伊尹汤液经》疗伤治病,农耕文明初期,中原黄河流域观测绘制的河图洛书与负阴抱阳的太极图,以符号系统表述科学医学理论在先,文字撰述医籍文献在后。而《太始天元册》早于战国时期的《灵枢》《素问》,高保衡、林亿《重广补注黄帝内经素问》序中记载"负阴而抱阳""伊尹调五味以致君,箕子陈五行以佐世,其致一也"。王冰在所撰序指出"天地之象分,阴阳之候列……诚可谓至道之宗,奉生之始矣。"符号系统"一"即混沌,无朴纯素,大象无形而太虚原象,五运终天布化真灵,是以"象"与"象思维"为主体,以五行学说为关联,"太和"为气之总名,一气化生而为精,气聚形立而生神。重视学科始源,即《大医精诚》中的"博极医源"之源头,也是中医学深邃的哲理,它决定着学科理念与研究方向,是学科框架更新的潜在动力。

　　20世纪全世界对传染病和感染性疾病的防控与治疗曾取得重大成就。中国政府对于传染病防控十分重视。例举1974年夏季内蒙古锡林郭勒盟暴发一种人马牛羊均受传染的以高热、头痛、抽搐为主症的疫病,其时病因不明,国务院下令卫生部紧急组织多学科的防疫救护医疗队。防疫队中有中西医专家、兽医专家、昆虫学家、病理学家,一行45人,北京协和医科大学传染病学专家王诗恒教授作队长。我是队伍中最年轻的中医师,缘于60年代做助教时在北京地坛传染病医院带领学生实习,参与了猩红热、白喉、麻疹并发肺炎、乙型脑炎、脑膜炎的防治,有防控急性传染病的历练。飞抵疫区后,队长明确要求对疫源体传播途径展开调研;对我要求一是救治患者,另则是在病原体与传播途径未明确前,以中草药制剂作为疫点人群的预防。任务明确后,分析病历发现多数属于气营两燔,治用清营汤,每天4次服用,每次200ml。若见毒热蒙蔽心神而昏迷者,化服安宫牛黄丸2丸,隔2小时再服1丸,再隔4小时再服1丸,嗣后日服2次,每次1丸。蒙医对传染病的预防治疗善用散剂,选用防风通圣散,此方寓有解表散邪、通里攻下、解毒活血、益气养血等功效,共有17味药制成散剂,每次服6g,一天2次。进入疫区1周后,查明既往乙脑流行止于河北张家口坝上,内蒙古人群从未有流行或者散发该病,故免疫力差,当年暑夏炎酷燔烁又多雨,草原水泡子中的孑孓孳生,蚊虫是传染媒介,乙脑病毒肆虐导致流行且人禽均有发病。此次内蒙古乙脑流行采用喷药灭蚊、隔离疫点,中医蒙医发挥了重要作用,至九月上旬疫情完全控制。当人群感染瘟疫之气,急予疏调出入升降气机运化,是预防给药之重点,能发挥扶正、提高免疫力的作用。亦是百姓所称"有病无病,防风通圣"预防疾病的价值。对比此前,我参加过的防疫救灾医疗队,这次有幸得到王诗恒教授的指导是深刻的教育,也是启迪创新的门径。2009年全球流行甲型H1N1流感,在国家党政机关工委和北京市政府的指导下,中医专家迅速组建专家工作组,经调研乃流感病毒H1N1 RNA基因变异,呈暴发流行肆虐,以青少年患病为主。专家组认真调查症状表现,患者高热不恶寒,头痛、咽喉痛,频繁咳嗽,并细察舌脉,分析病机当属毒热袭肺的风温肺热病。非其时疫病晚发,以肺体清虚状如橐龠,肺主气司呼吸,肺为华盖,心肺同居于胸膈之上,若呼吸急促心悸短气,按玄府气液理论,瘀毒烁伤而呈现胸腔积液,肺叶干涸枯萎则属太阴毒热之瘟疫,迫及生命之危象。因此初期卫气同病必当速予银翘散合麻杏石甘汤合方拟出之金花清感方煎汤。专家组迅速奔走于中药店铺与医院中药房制作袋装汤剂,发放中小学校、机关及企业事业单位,有效地遏制住甲型H1N1流感在北京的蔓延。同年5月下旬,由北京朝阳医院以金花清感标准汤剂做循证医学临床试验,其疗效观察报告发表在美国《内科学年鉴》杂志上,世界卫生组织总干事对中医金花清感标准汤剂防治甲型H1N1流感的疗效给予认可,并推荐各国有条件的参照应用。这是一项国之用、民之需,具有共识疗效并有一定国际影响力的科技成果。医学是人学,仁心仁术源于仁德的创新能力,独立思考的创造性源自文化的自觉,顺自然合规律性,求真储善、造福民生以创新为第一要务而嘉惠医林。

第九节　诠释人生格局的自然化

"天人合德"是儒家提倡的仁德尚和、合顺自然的理念,是构建人生格局的至高境界。中华格致学,格物、正事,心致良知,追求生生不息、和而不同的终极理想,既"澄明"又"祛蔽"。克服委屈自卑的不及与得意忘形的太过,法天地阴阳,动静有序,以平气为大道。这正是《素问·五常政大论》的主题思想。其论五运、地理、六气六化类相制胜,议病辨证治疗之理。天地人神贯通一体,观象运数,立象尽意,象以筑境、境以扬神。近世回归原象思维,宇宙苍穹,生灵万物与我"并"生;天纲明道,顺应自然,法象天地时空;物我合一,无朴纯素,万物生长化收藏,人类则生长壮老已。人内在自然化重在悟性养成。人处在物质、精神、人群三维动态流转的自然与社会复杂系统中,以静虚动直、阴平阳秘、承制调平为常态。面对现实社会呈现的阳有余而阴不足,过动殇而静缺乏,神机损伤在前而多种心身慢病继后。《素问》多论及"守静笃"而"护正气",如"恬淡虚无,真气从之,精神内守,病安从来""正气存内,邪不可干",

护正气重在守静。宋代程颐晚年提出以"敬"代"静"的观点，认为"涵养须用敬，进学则在致知"。以"敬"代"静"，人心净化，一切向善、求真而立美。知行合一，让内心光明打破生命桎梏，确立人生格局，获得人生行为智慧。"静虚动直，静虚则明，明则通；动直则公，公则溥，明通公溥"是内在自然化的实现，重塑人生气象，增强心神定力，欲立人而立，达仁而成就义利事功。

一、五运六气天地阴阳属性与类相纲纪

《素问·五常政大论》开篇即曰："太虚寥廓，五运回薄，衰盛不同，损益相从。"平气何如？不及奈何？太过何谓？经以天地之道、万物纲纪予以诠释五运不及平气太过之纲纪（表5-2）。

表5-2 五运不及平气太过之纲纪

五运	不及	平气	太过
木	委和之纪（委屈少用）	敷和之纪（万物生荣）	发生之纪（宣发以荣）
火	伏明之纪（屈伏不申）	升明之纪（其性炎上）	赫曦之纪（显赫盛明）
土	卑监之纪（万物生化，卑少犹监）	备化之纪（资生群品）	敦阜之纪（厚高土余）
金	从革之纪（从顺革易，张韧力弱）	审平之纪（气清平肃）	坚成之纪（气爽风劲，成之庶物）
水	涸流之纪（水少干涸）	静顺之纪（清洁顺物）	流衍之纪（衍行溢出）

据《灵枢·阴阳二十五人》记述以木形、火形、土形、金形、水形之次分各五，形神、气质、阴阳、胜复各守其类，合为二十五种人格特征，虽有差异，然均以平气、中和为健康之要领，病候治疗主以承制调平。经云："气有余于上者，导而下之；气不足于上者，推而休之；其稽留不至者，因而迎之。必明于经隧，乃能持之。寒与热争者，导而行之；其宛陈血不结者，则而予之。必先明知二十五人，则血气之所在，左右上下，刺约毕也。"本篇以木运、金运敷和与审平；万物生荣，木纪与气清平，金纪和合以平，勿令克伐；火运、水运升明与静顺；其性炎上，火纪与清洁顺物，水纪互融平抑为顺。土运备化之纪，资生群品，主中央而辅木金水火，中和为天休德。五运人伦、自然生态、社会人群类相关联。五运法象天地阴阳，以平顺中和为常态。晚周先秦的自然生态顺自然求平气，人群社会重仁德、尚和合、施政令德化，遵人伦教化的属性，令天人合德的宇宙观、人生观处于世事（表5-3）。万物合一，类相关联，切合当今高概念时代科学人文、生产生活广泛关联性的理念。从历史范畴看待科技文明的始

表 5-3　五运人伦自然社会类相关联

纲纪 Headropes	属性	功用	候	病	季节/主令	其藏/官藏	生化/药化	谷	果	味	色	音	类	养	物	畜	虫	政令	德化	气禀	易化	畏	成数
	人伦属性 Human Attributes				自然生态 Naturae Attributes													人群社会 Soceital Attributes					
木纪敷和 Wood	随	曲直	温和	里急支满	春 风	肝 目	生 荣	麻	李	酸	苍	角	草木	筋	中坚	犬	毛	发散	周行	端丽	宣平	清	八，地八成之
火纪升明 Fire	速	燔灼	炎暑	瘛	夏 热	心 舌	蕃 茂	麦	杏	苦	赤	徵	火	血	脉	马	羽	明曜	正阳	高	均衡	寒	七，天七成之
备化土纪 Earth	顺	高下	溽蒸	痞满	长夏 湿	脾 口	丰 满	稷	枣	甘	黄	宫	土	肉	肤	牛	倮	安静 体厚	德流 四政	中和 天休	齐修 天休	风	五，天五成之
审平之纪 Metal	刚	散落	清切	咳喘	秋 燥	肺 鼻	坚 敛	稻	桃	辛	白	商	金	皮毛	外坚	鸡	介	劲肃	不争 无犯	莹明 清洁	洁白	热	九，天九成之
静顺之纪 Water	下	沃衍	凝肃	厥逆	冬 寒	肾 二阴	凝 坚	豆	栗	咸	黑	羽	水	骨髓	濡	彘	鳞	流演	藏治 善下	清净 明	咸整 德全	湿	六，地六成之

源,天地人三才贯通,精气神一体,负阴抱阳,冲气为和的真元之气,气聚成形,形立神生,又一气化生为精。气有聚散,气不能不聚,亦不能不散,气散而为太虚,太虚寥廓,宇宙苍穹,回归本真之我的原发创生性,以明天道纲纪,指引人生格局的真谛。

二、诠释阴阳之气高下太少之理,治求平气

河图洛书(图 5-4)以定方位:乾南坤北,离东坎西。方图确认空间,代表地道规律,指宇宙中具体的个体,适用于中华大地的空间。起源于黄河流域的河图洛书,是先民精心观测天文地理、物候、气候、民风、人伦,观象运数绘制的最始源、最古朴的图谱,反映阴阳、高下、左右、中央的空间定位。其图面南背北,北方壬癸水为黄河流行到宁夏平坦的河段,居于北高,取象运数则天一生水、地六成之。如黄河之水天上来,上善若水,水资化源而河套最富饶,成之数六,地有田亩、城垣、林木、草原、山脉、湖泽;南方丙丁火居于南下,取象运数地二生火、天七成之;西方庚辛金,西方居右,取象运数地四生金、天九成之;东方甲乙木,东方居左,取象运数天三生木、地八成之;中央戊己土,居高下左右之中,备化厚土以辅四旁。观察中原地形西高北高,东下南下。今百川满凑,东之沧海,则东南西北高下可知,一为地形高下寒热不同,阴阳之气多少有异。东南方阳也,阳者其精降于下,西方北阴也,阴者其精奉于上。东方宜升,西方肃降,高下水火互济,气有温良,高者气寒,下者气热;东以左升西以右降,升降出入以通明则气立神机为常态。经云:“气寒气凉,治以寒凉,行水渍之。气温气热,治以温热,强其内守。必同其气,可使平也,假者反之。”西方、北方人皮肤腠理密,人皆食热,故宜散宜寒。东方、南方人皮肤疏,腠理开,人皆食冷,宜收宜温。散,谓温浴,使中外条达;收,谓温中,不解表也。寒方以寒,热方以热,温方以温,凉方以凉,遣药制方是为正法,也是同气也。平,调平也。若西方、北方有冷病,假热方、温方以除之;东方、南方有热疾,需凉方、寒方以疗,反上正法以取之。《素问·五常政大论》曰:“根于中者,命曰神机,神去则机息;根于外者,命曰气立,气止则化绝。”“气始而生化,气散而有形,气布而蕃育,气终而象变,其致一也。”非出入则无以生长壮老已,非升降则无以生长化收藏,乃“物我合一”自然之理。

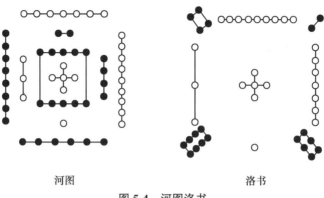

河图　　　　　　　　　　　　　　　洛书

图 5-4　河图洛书

太阳、少阳、阳明、太阴、少阴、厥阴司天在泉,天气制之而气有所从;地气制之,非天不生,地不长也。六气阴阳高下,病症司天类相与治疗药食性味在泉。经曰:"治病者,必明天道地理,阴阳更胜,气之先后,人之寿夭,生化之期,乃可以知人之形气矣。"天气制之,气有所从,为六气司天;岁立有所生,地制形,地气制己胜,五味所资,治用药食,为六气在泉。观象议病,把握阴阳盛衰之病机,提取证候要素,降维升阶。病位以高下,病因有外感内伤,病性概括为虚实。三维病候总以阴阳、寒热、盛衰而调之。上取下取,内取外取,病在中旁取;能毒者以厚药,不胜毒药者以薄药;"治热以寒,温而行之;治寒以热,凉而行之……消之,削之,吐之,下之,补之,泻之,久新同法"。必先岁气,无伐天和,生而勿杀,长而勿罚,化而勿制,收而勿害,藏而勿抑,生长化收藏的内在自然化是谓平气(表 5-4)。

三、"常政"是人生格局自然化的方向

《说文解字》曰:"政者,正也。"即正中和合。"常政"与人生格局内在自然化密切相关。当今复习《素问·五常政大论》是守正传承中华格致学的内涵,有益于优化医学人文环境,提高医务工作者心灵智慧服务民生。联系 2019年武汉暴发新型冠状病毒肺炎,还有 2020 年 6 月中旬北京新发地疫情突发创造的"北京经验",鲜明地体现了中国特色社会主义新时代的社会制度、物质、精神综合平衡的优势;在党和国家政令德化的指引下,全民全局阻击战疫病的重大成果,全国医务工作者恪守职责战疫情,自觉挺立在第一线,顽强拼搏,勇于实践的崇高风尚,就是传承古贤哲人伦道德、自然生态、社会责任的"常政"的优质文明。我们必须不忘始源、我主人随的继承精神,育人传代,面向未来。

表 5-4　六气阴阳高下病症司天与治疗药食性味在泉

六气 Six qi	司天病症相类 Celestial control corresponding disorders and manifestations	在泉药食性味 Terrestrial effect correpsonding flavors and properties
少阳司天 Lesser yang celestial control	火气下临，肺气上从，白起金用，草木眚，火见燔焫，革金且耗，大暑以行，咳嚏鼽衄鼻窒，疡，热胕肿，风行地，尘沙飞扬，心痛胃脘痛，厥逆，膈不通，其主暴速	少阳在泉，寒毒不生，其味辛，其治苦酸，其谷苍丹
阳明司天 Yang brightness celestial control	燥气下临，肝气上从，苍起，木用而立，土乃眚，凄沧数至，木伐草萎，胁痛目赤，小便变，暴热至，土乃暑，阳气郁发，掉振鼓栗，筋痿不能久立，寒热如疟，甚则心痛	阳明在泉，湿毒不生，其味酸，气湿，其治苦甘，其谷丹素
太阳司天 Greater yang celestial control	寒气下临，心气上从，火乃眚，丹起，寒清时举，胜则水冰，心烦热，嗌干善渴，鼽嚏，喜悲数欠，热气妄行，寒乃复，霜不时降，筋脉不利，甚则胕肿身后痛	太阳在泉，热毒不生，其味苦，其治淡咸，其谷黅秬
厥阴司天 Reverting yin celestial control	风气下临，脾气上从，黄起，水乃眚，土用革，体重肌肉萎，食减口爽，风行太虚，云物摇动，火纵其暴，地乃暑，大热消烁，赤沃下	厥阴在泉，清毒不生，其味甘，其治酸苦，其谷苍赤
少阴司天 Lesser yin celestial control	热气下临，肺气上从，白起金用，草木眚，大暑流行，金烁石流，嚏鼽衄鼻窒，疮疡痤痈，喑，呕，胁痛善太息，地乃燥清，凄沧数至	少阴在泉，寒毒不生，其味辛，其治辛苦甘，其谷白丹

续表

六气 Six qi	司天病症相类 Celestial control corresponding disorders and manifestations	在泉药食性味 Terrestrial effect correpsonding flavors and properties
太阴司天 Greater yin celestial control	湿气下临，肾气上从，黑起水变，火乃眚，埃冒云雨，胸中不利，阴痿，阴，大寒，且至，反腰椎痛，动转不便，厥逆	太阴在泉，燥毒不生，其味咸，其气热，其治甘，其味咸，其谷黔秬，心下否痛，少腹痛，时害于食

宋明新儒家以生命至尚,强调先知大者而识仁,仁德爱人是维护生命力量的源泉。"大者",太虚寥廓,大象无形,是本真之我的原象,是进入仁德无朴纯素的精神之象,也是回归原创思维自强不息、动态流转整体之象。认知"大者"是宇宙观,其决定着世界观与人生观。人生格局的确立,以内在自然化为指导方向,传承中华格致学,格物即正事。欲事立,事上炼,事功成。业医者必须以"事上炼"重视诊疗实践,维护形与神的和谐,生理与心理的平衡,落实养生治未病的理念,更新完善观象议病、辨证施治体系。格物致知与致知格物相辅相成,致良知、明明德提高心灵修养,坚持守正中和、天理明心,讲仁德诚敬的社会主流意识,大道大德,天下为公,无朴纯素,顺应自然,儒道互补,培育家国情怀。

古往今来,人伦道德、自然生态、社会秩序三维的人生格局在变易之中,有进化亦有诋毁,有维护也有破坏。现实存在着过度享受自然的现象,贪婪躁扰、狂妄得意、悲观自虐的人生桎梏,需要内心光明、求真至善打破这种格局。重塑人心,志向高远,确立心聚定力的人生格局,获得人生行为智慧。明代陆象山、王守仁提倡的心学秉承孟子"养浩然之气"的思想。首先觉解万物合一的道理,然后他所做的一切是将此理放在心中,真诚地、聚精会神地遵循此理,维护生命即是天地之"仁"。程颐、朱熹"理学"言理是永恒的,各类事物都各自有各自的理,只要有此类事物的成员,此类之理便在此类成员之中。"心即理"与"性即理"两派虽有分歧,然均能体现人性的真实。从西方哲学史看,柏拉图的实在论与康德的理念论,其辩争的核心是自然规律的形而上学的主题。马克思主义的哲学美学是人在生产劳动中创造的,自然的人化是美的根源。内在自然化体现在人的品格气质上,道德风尚是能力、魄力、魅力与作风、学风、文风的总和。

21 世纪科技界对于信息守恒定律的逐步认知,提出了以历史范畴重视科技文明的始源。首先是古今医案,是混沌的非线性的大数据,将运用激活数据学梳理研发,对辨证论治体系框架的构建更新产生重大的影响。"墨子号"量子卫星的成功发射证实了单光量子不可分割,量子态勿需重复与复制,为"观其脉证,知犯何逆,随证治之"辨证论治总则的研究拓宽了时空,为诠释中医理论基础打开了一扇窗。其次是重始源,必须补好国学课。如太极一也,一生二,二则神也,神生数,数生象,象生器。又道生智而玄生神,玄即通天的大脑。玄者,寥廓幽暗博大的宇宙。暗知识、暗物质、暗能量的发掘,信息与人工智能的两化融合。回归原创国学的象思维需要求知、求理,而关键是求悟,培育想象力与好奇心的创新活力。最后恪守"常德不离",既"澄明"又"祛蔽"的正负逻辑的运用,是人生格局良好状态的保障。胸怀仁德、包容开放、自觉吸纳古今中外一切科技文明成果去迎接科技文明突变期的到来,面向未来,艰苦奋斗,走向光明。即所谓善言古者必验于今,善言天者必应于人。

第十节　易理医理相通气运易变之渊薮

中医药学寓有深邃的哲理,是打开中华民族优秀传统文明的一把钥匙。其学科具有科学与人文双重属性,象数易气神为主体本体,气阴阳五行学说为关系本体。亘五千年始于《连山易》《归藏易》至《周易》《易经》《易传》,形成古贤哲的宇宙观、生命观与方法论的易学体系。"我主人随"的中国哲学经历晚周战国与南北朝两次百家争鸣之后,宋明理学各学派的创新研究成就进一步推动了华夏文明的互鉴互动,多民族和谐共荣体现了仁德和合、无朴纯素、重教化的丰功伟绩。中医中药在国学国策的指引下为民族繁衍发挥了重大作用,是全球唯一全面系统传承从未断裂的传统医药学,其以本草学、方剂学、四诊法、针灸四项发明奉献于人类社会。

一、诠释通天之纪,从地之理,象数易一体

复读《素问·六元正纪大论》,明示"六化六变,胜复淫治"。"夫五运之化,或从五气……和其运,调其化,使上下合德,无相夺伦,天地升降,不失其宜,五运宜行,勿乖其政,调之正味,从逆奈何?"直面人生健康、疾病、苍生司命的重大问题,古贤哲认知此天地之纲纪、变化之渊源的至理。中国大成智慧象数易整体观,"观"是范畴,体现天地阴阳时空的以言明象、援物取象、象以筑境、境以扬神,动态易变为常,精气神和合维护人生格局良好状态。以天而论,天有六气,六气对应人之六经,具有时空相应关系,依阳气胜衰强弱分为太阳、阳明、少阳、太阴、少阴、厥阴。相合一年二十四节气:从前一年大寒至春分,厥阴风木之气;从春分至小满,少阴君火之气;从小满至大暑,少阳相火之气;从大暑至秋分,太阴湿土之气;从秋分至小雪,阳明燥金之气;从小雪至大寒,太阳寒水之气。天之六气与人身六经对应:手阳明大肠经与足阳明胃经对应,手太阳小肠经与足太阳膀胱经对应,手少阳三焦经与足少阳胆经对应。手太阴肺经与足太阴脾经对应,手厥阴心包经与足厥阴肝经对应,手少阴心经与足少阴肺经对应。前者阳经走体表、经络、腑,后者阴经走里、经络、五脏,手之三

阴经与足之三阴经表里、经络与脏腑同理天人六气相通。笔者联系天籁之五音"宫、商、角、徵、羽"又分"太""少"两类。从历史范畴看待科技文明的进化,时空内涵扩增更新,天之六气包含风燥缺氧而高原习服,反之山峦叠翠自然氧仓而宜居养生。高碳排放污染天空浊滞,复加高温酷热,冰川融化海水,冰火双重激荡致使飓风频发、水患为灾。六气剧变而天地阴阳升降失宜,上下无相夺伦,时令不正,疫疠妄行,华夏民族的天籁五音当是大音无声、大象无形的太虚原象的创生性思维。盛唐时用"合、四、乙、天、工"五项表达世事,首推"合",和合德政,生生不息;"四"乃上下左右四方,涵化寥廓幽玄之宇宙;"乙"即干支纪年,又四季二十四节气,表述时空;"天"蕴清浊,吸纳清洁阳气,宗气转枢维护生命健康;"工"即制作工具,象数落实到"器",器之先进减轻劳动负荷,转为丰富情感求真立大美。概述前贤认知天地纲纪、变化渊薮,原创思维的认知理解渐次从生产力进步到情感心灵境界。

天地纲纪以地论之,"夫五运之化,或从五气",欲通天之纪,从地之理。五运宜行与五脏相关联。东方甲乙木居左,肝主疏泄,藏血,木生火而金克木;南方丙丁火居上,心主神明通血脉,藏君火,火生土而水克火;西方庚辛金居右,肺司呼吸,储宗气,金生水而火克金;北方壬癸水居下,主肾命,藏精又寓相火,水生木而水克火;中央戊己土居中,脾主运化,升降之枢纽,水火互济之中介,土生金而木克土。另神、魂、魄、意、志也分列于五脏(实为五"藏"而不泻)。惟苍生司命维护健康防治疾病,需明五运主从生克、顺逆胜复变化之理,气同谓之从,气异谓之逆,相生为相得,克制为不相得,把握气运顺逆易变法则,六化六变胜复调平,不违忤天地之气,以致清静守常、阴阳平秘、生存良好的状态。五运六气之学以六十年为周期记述气象、物候、天文、地理、历律与病候疫病等经历过程,系宽尺度粗线条,总以先立其年以明其气,金木水火土运行之数,寒暑燥湿风火临御之化,民病证候变化。当今已编撰中国历代疫病流行年表成册,考察疫情可提供参考。以史为鉴,依托技术哲学思维当是经验重建所必需。

二、"丑未之纪"例举 COVID-19 核心病机

以 2021 年辛丑纪年为例证,研讨 COVID-19 的病机指导防控。辛丑之政太阴湿土司天,太阳寒水在泉,中见少羽水运,岁水不及,气化运行后天脾土居中,万物生长化成。但下加在泉的太阳寒水属"同岁会",运化较平。岁会指天气日行时刻之纪,巳酉丑岁气会周,终而复始。经文曰:"言天者求之本,言地者求之位,言人者求之气交""上下之位,气交之中,人之居也"。岁会尚存天

气于人身相关的体位。若论"天地之动静,神明为之纪,阴阳之升降,寒暑彰其兆",五运各主岁尔。《素问·五运行大论》曰:"天地阴阳者,不以数推以象之谓也。"又曰:"夫候之所始,道之所生,不可不通也。"奉此观象议证辨病,治法方药,预防调摄均和于象术之理,明晰含气运病机以承制调平为期许。

回首前一轮次辛丑岁即 1961 年,我读大学时寒假返校,恰逢太阴湿土纪年,二之气春分小满之间乙型病毒性肝炎流行,届时学校将患病学生食宿隔离,我所在 1956 年级 120 名学生 31 名染病乙型病毒性肝炎,病候以胸胁痞闷胀痛、食欲不振、体倦乏力为主,舌诊见白腻或淡黄腻,脉弦滑者多。据经文记有"其病温厉大行,远近咸若"。回首东亚诸国,尤以日本流行,被称为国民病,后常态化约十余年。COVID-19 全球流行,欧洲数国多次反复,又发现几种变异毒株,美国全年多方位流行,死亡者已超过 70 万。中华大地政令德化,全民众志成城,以切断传播途径为重要措施。2021 年于四之气与五之气从大暑至小雪,运化较平稳,全年阴专其政,阳气退避,疫情多点散发,坚守常态化措施有效。面对终之气从小雪至大寒,"寒大举,湿大化,霜乃积,阴乃凝,水坚冰,阳光不治……寒湿推于气交而为疾也"。如遇极寒气候出现,必当严加防控 COVID-19 的病毒变异毒株侵扰传播流行。论其治当同寒者以热化,用热远热,勿折其郁气,以通气机开合转枢为要领,食宜同法。

气运学说有常易变,应关注年与年岁气交接的状况,强调"时有常位,而气无必也"。读《素问·刺法论》,有升降失常"不迁正""不退位"及伏邪"三年化疫"之说。就丑未岁而论,若少阳"升天不前",此运气失常以年初气温的骤升骤降为主要特点。"又或遇太阴未迁正者,即少阳未升天也,水运以至者。升天不前,即寒雰反布,凛冽如冬,水复涸,冰再结,暄暖乍作,冷复布之,寒暄不时。"从辛丑当年看,自 1 月上旬气温回暖,近 2 个月没有出现严重的骤升骤降的状况,已基本排除了"少阳升天不前"的局面。再者太阳寒水在泉,是否见厥阴"降而不下"? "是故丑未之岁,厥阴降地,主窒地晶,胜而不前。或遇少阴未退位,即厥阴未降下,金运以至中。……木欲降下,金承之,降而不下。"其原因是被燥金阻滞,表现为气象偏燥,物候来迟。近数年来,高温酷热,人身"伏燥",燥重为寒,化气为湿,复气为火,气运病机复杂化,医者细察必当谨守病机及时防治。

三、通达易理,强化中医基础理论研究

中医药学具有科学人文双重属性,非纯粹科学,更不完全属于数理实验科

学范围。医者,易也;理也,瀹也。易学之理和合仁德,整体观念阴阳、动静、刚柔、坚脆、邪正、白黑、顺逆、胜负既对立又关联,亦此亦彼,同步消长的辩证统一的系统符号是中国人的大成智慧。道与术和,其原创象思维,象数易气神指导临床辨证论治具有原创优势,共识疗效的经验需要纳入技术哲学经验转化重建,重始源重塑宋明理学各学派哲理精粹,文明互鉴融入当代科技文明的高概念、大数据、大卫生的理念技术,强化中医基础研究。应重视中医学思想史的学术深化研究,纯思必素,系统反思而向思能旨,"旨"在提高悟性,是守正创新的源头,目标是更新理念推动学科向多元化、多维度、多模式的理论构建的创新。中医中药作为非线性、复杂系统的研究对象,融入中国人文哲学丰厚的底蕴是学科的长处,复读中医学思想史的沿革具有鲜明的现实意义。"易"是最古老的概念,《易经》是中国最早的哲学文本,研讨最基本的天人之间或间性问题。从《易经》可以判断,一切世事是不断变化的,这是古贤哲对现实的基本预设。除了变化不易,一切皆易,才是现实世界的本源和认知的先验基础。易者,生生不已之谓,表现了万物生死相继的永恒过程。显然易理与人的健康疾病、苍生司命相关,易理与医理相通是医为人学,天人合德、大德曰生的生生不息的根基。这是人类最早研究间性现象,并从中得到智慧、付诸实践的间性论的重要文献。其易学概念话语系统太极、阴阳、象数、时位、生克、通塞等,以及观天取象、以言明象独特的方法形成中国思维模式和路征。《易经》的基本范畴是阴阳和太极。"易以道阴阳","一阴一阳之谓道",道是哲理而非物器,道是对立又关联的相生相克、相反相成的间性整体,对立统一的关系本体导致易变,易变周而复始,万物生生不已,时位节序的环境条件,化生先于实体。阴阳对立关联又无分的混沌元成谓为太极,易变过程有生于无,总之间性决定实体。这就提醒人们不要执着于"有"(事物实例),而忘记了天地生灵万物之间虚无开放的间性。对于"无"的负逻辑的研究是中国哲学与西方实体本体的不通约的内涵。正是老庄无朴纯素与孔孟仁德中和,中国哲学正负逻辑和合一,具备大虚原象创生性的思维。

东学西学早期有农耕文明与工业文明之分野,不同质、不通约,但对人类生存进化均有奉献。至 21 世纪文明互鉴、互补、互动已成为历史演进的大趋势。文化通识的中国哲学曾经历了两次百家争鸣,自身也存在融合进化的问题。晚周战国时儒道墨法等百家之学对医药学的萌发进步,以《内》《难》经典阐释理法为主导,以医圣张仲景《伤寒》《金匮》创辨证论治为代表,渐次形成中医药学科体系,此为民生保健民族繁荣筑成后世传承之根基。第二次百家争鸣于南北朝战乱时代,知识界为谋求思想出路之门径,各有发挥自创新说,其中明医辈出,医经医说及方书本草研究多有传承创新作品,后至宋代中医药学科体系日臻完善,其理论基础仍在宋明理学的国学影响下发展。北宋周敦颐先生著有太极图说:"无极而太极,太极动而生阳,动极而静,静而生阴,静极复动。一动一静,互为其根。分阴分阳,两仪立焉。"又:"阳变阴合,而生水火木金土,五气顺布,四时行焉,五行一阴阳也,阴阳一太极也,太极本无极也。五行之生也,各一其性。"简约百余文字阐释太极阴阳五行理学之纲要、世事之本源。论人生修养,倡导中正仁义而主静,主静即无欲,无欲则静虚动直,静虚则明,明则通,动直则公,公则博,明通公博唤醒生命的力量。顺自然而生、求真至善是人类美育的追求。同时代的邵雍先生以《易经》诠释象数之两仪四象八卦、宇宙发生演化及世事易变的规律,著有《皇极经世书》。"太极一也,不动,生二,二则神也。神生数,数生象,象生器。"对形立神生、幽玄常变的发挥有重要影响。张载著《正蒙》论宇宙发生重"气"说,气禀清浊、气化升降,气是原始的混沌的质料。一切个体事物的形成,气有具体的意义。太极所谓"道"就是气,中和之气,中涵浮沉升降、动静相感之性,是细蕴、相荡、胜复、屈伸之始,太和为气之总名,气聚则离明得施而有形,气散则太虚原象而无形,太虚即太和,不能无气,万物不能不散为太虚。古贤哲由于觉解宇宙之性,因而懂得"生无所得,死无所变"。张载著《西铭》提出万物一体,物我合一。程颢著《识人篇》提出"学者须先识仁。仁者,浑然与物同体,义、礼、智、信,皆仁也。识得此理,以诚敬存之而已。"后至程朱理学、陆王心学,对国学哲理均有创新学说,指引农工生产、文化教育、国医国药的发展,充实中华民族的传统文明。金元四大家刘完素、张从政、李杲、朱丹溪于发挥临床医学优势的同时,汇总提炼、重建经验,而更新创造主火论、脾胃论、格致余论等学说。细读刘完素所著《素问玄机原病式》,诠释气运病机,对严重急性呼吸综合征的胸腔血水与COVID-19的黏液布于胸腔的玄府气液理论必有深刻的理解。"格物致知"系探究理学的手段,朱丹溪著《格致余论》为其弟子承其学,反映了其书的要旨在于考证推论、探究医理。

　　回首近300年的历史变迁,列强侵华丧权辱国导致中华传统文明日趋势微,西学东渐,唯科学主义进入,出现了摆脱传统、追逐西化、淡化国学的状况。中医学人需要系统反思隐忍唯科学主义带来的伤痛,更重要的是恪守中医药学的原创思维与华夏文明的国学原理,力主复兴重振国学国故,重塑被悬置的原象思维。时代的苦难会带来学术原创发展的良好契机,中医学人历来具有兼容并蓄的学风。晚清王清任习武业医,著《医林改错》,研求解剖形态,欲补短板;张锡纯著《医学衷中参西录》,联合中西用药,讲求实效,而力求我主人随。唐容川抵制否定中医、废弃旧医、教育系统漏列中医案,第一个提出"中西汇通"观点,并著《中西医汇通医经精义》,倡导以我之长益彼之短,中医精于阴阳气化,而西医详于形态结构,应折衷求是。其间恽铁樵、丁甘仁孟河学派著名医家于沪上行医。恽铁樵著有《群经见智录》,"揆度奇恒,道在于一",传承了中华传统文明,"道在于一"使吾身脏腑之气与天地运行之气合而为一,即顺四时阴阳变化之序,拓展了中医阴阳五行、天人相应的整体思维特征。恽铁樵先生堪称国学的捍卫者,惟于国学指引科玄斗争中坚守中国哲学原理、我主人随发展中医药的先驱。自 1930 年起,罹百余年中医药存废五次论争,吾辈师长含辛茹苦,历经艰苦卓绝的斗争,以临床原发优势共识疗效取信民众,兴办学校,学派讲学,家传师授,培育后继人才,为谋生存求发展呕心沥血,居功至伟。至今,中国思想界科学与玄学的论战仍在继续。以历史范畴看待"玄学大帜",当今已呈现幽玄向显明转化的新时期,通过航天深海观测,暗知识、黑洞观察数据的搜集分析和非线性数据的拓展研发,均体现着"玄之又玄,众妙之门"的正负逻辑的思考与践行,将带来中国哲学的原创,引发各学科多元化的学术研究。中医药学在"中西医并重"国策的指导下,终于摘掉了非主流医学的帽子,复原提升的话语权来之不易,中医药学界倍受鼓舞,共筑人类卫生健康的共同体。

第十一节　把握气运寻踪国学原理诠释辨证论治

人类走进大科学数字化文明的新纪元,随着物质、能量、信息守恒定律的深化研究,开始了重塑科技文明的始源。中医学人回归复兴国学原理,把握天地阴阳时空的符号系统,传承中华科技文明的大成智慧,充实、完善、更新中医学治未病、辨证论治体系,显示以象与象数易为主体本体、融合阴阳五行精气神一体的关系本体的优势,不忘根本,包容开放,以仁德情怀吸纳古今中外一切科技文明成就,朝向基础理论的守正创新,直面现代难治病共识疗效的提高,为人类健康服务而嘉惠医林。

一、正纲明道,生灵万象相关联

正纲者,天地阴阳时空之纲纪,正中和合,以审平、均平、调平"气运"阴阳、维护生命为要务;明道者,系天道自然一体,道即"一"、即无、即象,即混沌、即自然,道明则通,生灵万物相关联,崇尚物我合一、天人合德、生生不息之理。正纲明道是国学哲理融入国医辨证论治的理论根基,至真至要。观象议病辨证,观天地阴阳之象、万物生灵之象、健康疾病之象。象思维在中医药学体现物象 - 意象 - 原象整体流转的范式,也是感性 - 理性 - 悟性思维与系统反思流程的表述。人体健康生活与疾病诊疗涉及天象、地象、气象、物候生灵之象、藏象、病象、色象、脉象,还有情绪心理反应折射出的镜像等。"象"在《黄帝内经》中约出现 34 次。读《素问·至真要大论》以取类比象为主要方法,将本天之气司天、气候、物候、病候类属关联(表 5-5),本地之气在泉、民病症候与治用药物性味类属关联(表 5-6),以气运整体动态为原则,以体道悟理为境界,把自然生态与阴阳象、五行象、藏象、病候梳理整合,构建疾病诊断防治的本底,也是取象比类具象思维的过程。象与气一体,气有聚散,气聚成形而形立神生,气散为太虚复归混沌,而"有无相生"是"道"之本象,构建起"形 - 象 - 道"的本体论结构。象是知识,其本质是信息态的存在。象思维系统是多元化、多层次的复杂信息系统,有形而上之道,亦有形而下之术,道与术整合,象数意融通对诠释中医临床医学的治未病与辨证论治具有现实意义。

表 5-5　本天之气司天与物候、病候类属关联

司天 Sitian (celestial control)	气化 Activity of *qi*	司气 Celestial *qi* of year	间气 Interme- diate *qi*	所胜 Celestial *qi* that is excessive	物候 Natural phenome- non	病候 Disorders
厥阴 Jueyin	风	苍化	动化	风淫所胜	太虚埃昏,云物以扰,寒生春气,流水不冰	民病胃脘当心而痛,上支两胁,膈咽不通,饮食不下,舌本强,食则呕,冷泄腹胀,溏泄瘕水闭,蛰虫不去,病本于脾。冲阳绝,死不治

续表

司天 Sitian (celestial control)	气化 Activity of *qi*	司气 Celestial *qi* of year	间气 Interme- diate *qi*	所胜 Celestial *qi* that is excessive	物候 Natural phenome- non	病候 Disorders
少阴 Shaoyin	热	灼化 (居气)		热淫所胜	怫热至，火 行其政，大 雨且至	民病胸中烦热，嗌干， 右胠满，皮肤痛，唾 血，鼻衄嚏呕，寒热喘 咳，心痛肺䐜，病本于 肺。尺泽绝，死不治
太阴 Taiyin	湿	黅化	柔化	湿淫所胜	沉阴且布， 雨变枯槁	腑肿骨痛阴痹，腰脊 头项痛，时眩，大便 难，饥不欲食，咳唾有 血，心如悬，病本于 肾。太溪绝，死不治
少阳 Shaoyang	火	丹化	明化	火淫所胜	温气流行， 金政不平	民病头痛，发热恶寒 而疟，热上皮肤痛，色 变黄赤，传而为水，身 面胕肿，腹满仰息，泄 注赤白，疮疡咳唾血， 衄衄，烦心胸中热，病 本于肺。天府绝，死 不治
阳明 Yangming	燥	素化	清化	燥淫所胜	木乃晚荣， 草乃晚生	民病左胠胁痛，感而 疟，大凉革候，咳，腹 中鸣，注泄鹜溏，名木 敛，心胁暴痛，不可反 侧，嗌干面尘腰痛，病 本于肝。太冲绝，死 不治

续表

司天 Sitian（celestial control）	气化 Activity of *qi*	司气 Celestial *qi* of year	间气 Interme-diate *qi*	所胜 Celestial *qi* that is excessive	物候 Natural phenome-non	病候 Disorders
太阳 Taiyang	寒	玄化	藏化	寒淫所胜	寒气反至，水且冰，运火炎烈，雨暴乃雹	民病厥心痛，呕血血泄鼽衄，善悲时眩仆，胸腹满，手热肘挛腋肿，心澹澹大动，胸胁胃脘不安，面赤目黄，善噫嗌干，甚则色炲，渴而欲饮，病本于心。神门绝，死不治

表 5-6　本地之气在泉与民病物候、治用药物性味类属关联

在泉 Zaiquan（terrestrial effect）	所化五味 Five tastes generated	所胜 Celestial *qi* that is excessive	物候 Natural phenomenon	治疗药物性味 Nature and flavor of the medicinal used in treatment
厥阴 Jueyin	酸化	风淫所胜	地气不明，平野昧，草早秀	辛凉佐以苦，以甘缓之，以辛散之酸泻之
少阴 Shaoyin	苦化	热淫所胜	焰浮川泽，阴处反明	咸寒佐以甘苦，以酸收之，以苦发之酸收之
太阴 Taiyin	甘化	湿淫所胜	至阴之交，草早荣，黄反黑	苦热佐以酸淡，以苦燥之，以淡泄之
少阳 Shaoyang	苦化	火淫所胜	焰明郊野，寒热更至	咸冷佐以苦辛，以酸收之，以苦发之
阳明 Yangming	辛化	燥淫所胜	霜雾清暝	苦温佐以甘辛，以苦下之，以辛润之
太阳 Taiyang	咸化	寒淫所胜	凝肃惨栗	甘热佐以苦辛，以咸泻之，以苦坚之

二、大成智慧的原发创生性

举凡具有既关联又对立、亦此亦彼属性的一切事物,如阴与阳、动与静、邪与正、黑与白、顺与逆、显与隐等,均是彼此消长对称,正负相抵,具有变化流转而辩证、交替、互根、统一的规律。它展示了中华科技文明古代贤哲"负阴抱阳,冲气为和"的太极阴阳符号系统,体现出中国人的大成智慧具有守正创新的生命力。《素问·至真要大论》记述了邪正胜复之相荡、天地气运之变化、病候主客顺逆之从属、遣药组方奇偶补泻之区分、六气病势标本之辨,阐明了病证症治整体动态流转的过程及理法方药以平为期的要领。

本篇论及六气胜复与邪气反胜的症证病状治法。《素问·六微旨大论》:"寒湿相遘,燥热相临,风火相值……气有胜复,胜复之作,有德有化,有用有变,变则邪气居之。……夫物之生从于化,物之极由乎变,变化之相薄,成败之所由也。"本篇曰:"治诸胜复,寒者热之,热者寒之,温者清之,清者温之,散者收之,抑者散之,燥者润之,急者缓之,坚者耎之,脆者坚之,衰者补之,强者泻之。各安其气,必清必静,则病气衰去,归其所宗,此治之大体也。"象数胜复均予中和,以平为期。本篇曰:"百病之起,有生于本者,有生于标者,有生于中气者。有取本而得者,有取标而得者,有取中气而得者,有取标本而得者,有逆取而得者,有从取而得者。逆,正顺也;若顺,逆也。故曰:知标与本,用之不殆。""夫标本之道,要而博,小而大,可以言一而知百病之害。言标与本,易而勿损,察本与标,气可令调,明知胜复,为万民式。天之道毕矣。"经云:"诸寒之而热者取之阴,热之而寒者取之阳,所谓求其属也。"阐释用寒凉药剂治热而热不退反热者,当属肾阴虚发热,滋肾阴则可;用温热药剂祛寒而寒不除反寒者,当属心阳虚,温心阳则宜。此益火之源以消阴翳,壮水之主以制阳光,水火既济,阴阳易化之哲理存焉。把握气运,重视中药基源、药性、法象等多种因素,必别阴阳以遣药组方。方制君臣佐使,主病之谓君,佐君之谓臣,应臣之谓使。药性寒热温凉平、五味阴阳之用,辛甘发散为阳,酸苦涌泄为阴,咸味涌泄为阴,淡味渗泄为阳,六者或收或散,或缓或急,或燥或润,或耎或坚,以所利而行之,调其气使其平也。缘"气有高下,病有远近,证有中外,治有轻重,适其至所为故也。……君一臣二,奇之制也;君二臣四,偶之制也;君二臣三,奇之制也;君二臣六,偶之制也。故曰:近者奇之,远者偶之,汗者不以奇,下者不以偶,补上治上制以缓,补下治下制以急,急则气味厚,缓则气味薄,适其至所,此之谓也。"又药之"有毒无毒,所治为主,适大小为制也。……君一臣二,制之小也;君一臣三佐五,制之中也;君一臣三佐九,制之大也。""逆者正治,从者反治。"纵观慢病多用复方大制,然久病逢隐喻病因、心身反应而急者,又可大小奇偶混同而治,总以和调阴阳为要务。

三、取象类分与归纳综合贯通核心病机

综观国学尚和合而通于一,合而分,又分而合,依格物正事类分、按致知归纳综合是中华科技文明的方法学。本篇曰:"审察病机,无失气宜。"病机分为十九条,验之临床,归纳为太极一也,一生二,二则神也,神生数、数生象、象生器,标识道与术、物与我、知与行一体。故其大要:"谨守病机,各司其属,有者求之,无者求之,盛者责之,虚者责之,必先五胜,疏其血气,令其调达,而致和平。"若联系中风之病机,近世多以风、火、痰、瘀、气虚、阴虚致血脉痹阻、气血逆乱犯脑为主线,与病机十九条中"诸风掉眩"密切相关,涉及"诸禁鼓栗,如丧神守,皆属于火""诸逆冲上,皆属于火""诸燥狂越,皆属于火""诸痉项强,皆属于湿"。昏仆卒中系风火窜逆,湿重成痰致瘀,偏瘫而拘挛发痉。论其病因,当以正气自虚、阴虚风旋及隐喻气郁而致病。近世论卒中,均以内风为主,尚存外风引动内风一说,虽已少见,然暴风骤寒侵袭还须细察。起病急如矢石中的,始发态 72 小时之内多见痰热腑实之病机,急投承气辈(自拟星蒌承气汤),若见臭秽之大便,为腑气通者,神昏偏枯好转,尚可待进一步识证施治;惟其病象脉症笃重者,则死不治。为降低重危始发的死亡率必须深入研讨病机。

20 世纪 70 年代,思考"毒损脑络":毒者由痰火血瘀凝聚而生,败坏形质、增生异物,导致络损髓伤。治疗给药途径须开发复方静脉注射液,组方君一黄芩,臣二栀子、板蓝根,佐三胆酸、猪去氧胆酸、珍珠母,以水牛角为使药,共7 味药。以解毒为主,名清开灵注射液,于 1980 年获批上市。北京中医药大学脑病研究院学术团队先后组织京、津、粤、冀、鲁、豫等协作医院开展清开灵注射液上市后安全性、有效性临床试验,同时引入诊断计量学与心理测量学,创制证候诊断量表与疗效评估量表,通过 14 880 例次多时点临床数据分析与3 代量表修订,应用于临床试验检验,作为标准化的辨证与疗效的卫生技术评估工具,其方法技术被 5 个学科 12 个病种采纳。依始发态、急性期、恢复期、后遗症期时段,提取证候要素予以顺位分析。始发期为毒、风、火、痰、瘀的顺

位,降维升阶,重在病因、病位、病机三维,如阳闭以毒火痰瘀蒙蔽清窍,是三维四阶的应证组合。毒损脑络为中风急性期的核心病机,运用清开灵注射液、苦碟子注射液解毒通络,并用复方星蒌承气汤鼻饲治疗的方案,临床试验取得疗效,历 12 年后公开发表,经过 23 年的临床验证。

关于"毒损脑络"核心病机是否立得住? 一靠经验,即共识疗效的积淀,需要锤炼的过程。二是国学哲理的支持,中国格致学讲格物即正事,欲事立必事上炼,而后才能达到事功成就。关键是事上炼,科技假说能否"立"起来,必须不间断地思考、修订,逐步地完善。三是把握好有限的范畴,"毒损脑络"有形质的败坏与异物的增生,功能性磁共振影像资料、大体与镜下直视病理形态资料均可呈现中风后脑水肿 - 脑软化 - 脑髓消的全过程。还要了解中风前先兆症的预警尚未酿毒,复中多发的血管性痴呆是余毒未净。影像检查与病理观察应是中医四诊法望诊的延伸。脑病学术团队虽有 35 年的研究经验,对于痰、火、血、瘀凝聚,酿生毒邪,致络损髓消的研究尚需再度深化,把握住有限性并防止偏累。"毒损脑络"与"血脉痹阻"的病机是相互关联而整体动态流转的前因后果又返果为因的关系。守正创新是在传承的基础上展开的。老师辈曾治疗三脑室、脑桥、桥小脑良性肿瘤,提出痰瘀聚毒,败坏形质,增生异物,治用解毒、涤痰、破瘀方药,经年余悉心诊疗而病瘥; 又嘱细读金元刘完素《素问玄机原病式》的玄府气液理论。读后深受启迪,指导中风急症病机研究,领悟到明医明道之理。

四、寻踪国学原理,迎接数字化新纪元

中华医药学的原创优势在临床医学,治未病、辨证论治是医之瑰宝,疗伤治病、防控灾疫,总以共识疗效维护生命为至深至真的总目标。东汉张仲景撰《伤寒杂病论》,历代注家数百,效验医案以千计。即遭大疫亦未见大量人口迁徙,如辽金南宋时期,人口总数在五千万以上,民族国家之繁荣昌盛有中华医药的伟大功绩。张仲师尊称医圣,遵循国学哲理,汇总经验积淀,形成辨证论治体系。其书序明言撰用《素问》《九卷》《八十一难》《阴阳大论》等为重要参考。寻踪《阴阳大论》计有九篇,唐代启玄子王冰《重广补注黄帝内经素问》计有运气七篇,宋代补入《刺法论》与《本病论》遗篇但未加注解。其序云:"冰弱龄慕道,夙好养生,幸遇真经,式为龟镜。"以黄帝之书"言大道也……其文简,其意博,其理奥,其趣深,天地之象分,阴阳之候列"。《阴阳大论》九篇中多处记载稽考《太始天元册》,此书虽佚,但该书博极医源,就史前期河图洛书、

负阴抱阳冲气为和的太极图说,诠释阴阳时空易化、观象议病辨证之道,为后学尊崇。中医药学是国学的重要组成部分,学习践行国学原理、弘扬中华医药的原创思维和原创优势是中医学人的职责。仲师提出:"观其脉症,知犯何逆,随证治之。"乃辨证论治准则,堪称"匹夫而为百世师,一言而为天下法"。中医中药代有传人,培育悟性至关重要。

以仁德胸怀,包容开放,紧跟科技文明的新趋势。2004 年在爱尔兰首都都柏林举行的"第 17 届国际广义相对论和万有引力学术大会"上,英国著名物理学家史蒂芬·霍金提出了信息守恒定律,对科技界正在产生重大的深远的影响,对中世纪以牛顿为代表的数理实验现代科学范式——只有可重复能复制才是科学提出了挑战。大科学、高概念、大数据时代的到来,混沌的非线性的海量数据给予激活数据学的梳理、发掘将为科技文明的进步发挥积极的作用。数字化文明的新纪元,前瞻性、高起点融汇国学原理,期待着中华传统农耕文明与西方工业文明的整合互动,中西医并重的国策落到实处,朝向具有中国特色的统一的医药学的构建应用,为人类大健康大卫生作出新奉献。

第十二节　从五运六气学说认识
疫病流行的经验积累

中医药学是中华国学的组成部分,治学要义离不开哲学,也离不开经验,将天地人神融汇在物质、精神、社会人群三维结构的复杂巨系统中,以象、数、易、气、神五位一体的整体观动态变化流转看待自然与社会的一切事物。以象为开端,观天地阴阳之象、观万物生灵之象、观健康疾病之象,国学中的五运六气学说即是观象议病的经验积累。五运六气学说是精华?是糟粕?是西学东渐后的三百年论争的焦点之一,尤其关联到疫病流行更是扑朔迷离,就是中医学人问津者亦日趋稀少,几近绝学的边缘。张仲景《伤寒论》序中所称《阴阳大论》即五运六气学说应是九篇。唐代王冰重广补注《黄帝内经素问》时,卷七十二《刺法论》与卷七十三《本病论》虽列在目录中,却为遗篇,宋代将其补入但未加注解。复习遗篇,联系原有运气七篇,对认识理解时疫的流行是不可或缺的。五运六气之学并非古奥,天列水火木金土五行于时间空间称五运,地蕴风寒暑湿燥火为六气。古人创立天干地支,以干支计年,六十年一轮次称一甲子。前贤以史为鉴,探索天地人神、稼禾万物等周期性变化,积累经验,寻求规律。

一、《素问》遗篇关于时疫的理论阐述于当今社会仍具借鉴价值

《素问·刺法论》提出"五疫之至,皆相染易,无论大小,病状相同。"又论三年化疫。天运化易,刚柔失守,上下无合,如地下甲子,丁酉失守其位,未得中司即气不当位,下不与壬奉合者,亦名失位,非名合德,故柔不附刚,即地运不合,三年变坊。《本病论》又及三年化疫之说:"即下丁酉未得迁正者,即地下丙申少阳未得退位者,见丁壬不合德也,即丁柔干失刚,亦木运小虚也,有小胜小复,后三年化疠,名曰木疠,其状如风疫。"据《素问·本病论》提出天元九窒:天蓬、天冲、天英、天芮、地晶、地玄、地苍、地彤、地阜。窒者天地阴阳气交顺逆失守,天地谓上下、左右、中央,生理于出入升降,病机病势于往来胜复多维前后,总以气交变异,四时失序,春暖夏热秋凉冬寒反常,故称气交失易位。气交之变为天地机,当明道观象、运数、易变。《素问·本病论》云:"五运太过,而先天而至者,即交不前,但欲升不得其升,中运抑之;但欲降而不得其降,中运抑之。于是有升之不前,降之不下者;有降之不下,升而至天者;有升降俱不前。作如此之分别,即气交之变,变之有异,常各各不同。"足知时令不正,灾疫有征。又《素问·气交变大论》记载:"夫五运之政,犹权衡也。高者抑之,下者举之,化者应之,变者复之,此生长化收藏之理,气之常也,失常则天地四塞矣(四时无所运行)。故曰:天地之动静,神明为之纪,阴阳之往复,寒暑彰其兆。"然而"夫气之动变,固不常在,而德化政令灾变,不同其候也"。若木疫生,其德敷和,其化生荣,其政舒启,其令风,其变振发,其灾散落。九窒气交之说与当今自然社会之高概念特征完全符合。

阴阳大论、五运六气学说源于《黄帝内经》之前。《黄帝内经》提及《太始天元册》中黄帝与鬼臾区问对医理,《本病论》提到《玄珠密语》一书,其中论述了时令不正,后三年化成灾疫内容。《玄珠密语》虽佚,但从《本病论》可知,古代医者早于《黄帝内经》成书若干年前,已经对疫病流行展开防治,注重观象,象数易推衍,观察人体反应状态,从而制定治法方药,其经验积累,溯源循经,尚可借鉴。

二、以史为鉴,担当治疫防疫之重任

自秦汉以降,勿论世代盛衰,每逢疫灾,华夏医生均挺立于瘟疫前沿,临危

赴难救民于水火,力挽国运之倾倒。史可为鉴,古代中医治疫之理念、防疫之举措博大精深。虽有历代频发大疫荼毒百姓,然尚未致人口骤降。民族迁徙,可歌可泣悲壮忠烈业绩代代传颂。今人直面疫情卓越奋战,义诊黎民,举国抗击,取得令全球景仰的战绩,居功至伟。

(一)守正创新,总结已有经验,更新规范流程

1974 年,干支纪年为甲寅,内蒙古锡林郭勒盟于 7 月下旬人马牛羊感染疫毒,症见抽搐昏迷,已有死亡病例。国家及时组织中医、西医、兽医、昆虫学、病理学、病毒学、药理药物学等专家建成的医疗队,由北京协和医院传染病学科带头人王诗恒教授任综合医疗队队长。王先生在听取盟卫生局疫情报告后,在病原体、中间宿主、传播途径尚未查清之前,嘱我征询并与当地老蒙医合作,制定预防性中药,要求一定要"快"。连夜会同蒙医老先生分析证候病机,拟定防风通圣散作预防核心方剂,该方系表里营卫气血三焦通治,由解表、攻里、活血、益气 4 组 17 味药物组成,碾成粗末,煮散为汤,每次 200ml 内服。疫区各旗(县)放牧人群很快均已能服用预防性中药。约 1 周后查明疫原为乙型脑炎病毒,宿主是按蚊,传播途径系按蚊叮咬。是年为甲寅年,《圣济总录》卷第二曰:"少阳相火司天,厥阴风木在泉,中见太宫土运。……木火相得……地气迁,风胜乃摇,寒乃去,候乃大温,草木早荣,寒来不杀,温病乃起,其病气怫于上,血溢目赤,咳逆头痛,血崩胁满,肤腠中疮。"于暑夏酷热多雨,草原水泡子大量孑孓孳生,以按蚊传染为灾疫,"怫于上"出现高热头痛、抽搐昏迷,诊断为流行性乙型脑炎。欲攻毒疫必当先强身,扶助正气而平秘阴阳,增强人体免疫功能,仅月余,疫情得以控制。未病者先预防,动作要"快",此对我一生教育深刻。

时逢 2009 年,干支纪年为己丑。《圣济总录》卷第一:"太阴湿土司天,太阳寒水在泉,中见少宫土运,岁土不及。……主位太徵火,客气少阴火,中见土运。大火正,物承化,民乃和。其病温厉盛行。"是年 4 月流感来袭,旋即北京市中医药管理局在主管副市长领导下成立防控专家组,财政部即刻成立传染病防控中医药专项,经费及时到位。中医专家搜集症状、分析病机,认定温毒袭表,系风温肺热,处方银翘散。北京市内中医医院、门诊部、中药店迅速行动,煎煮汤药,疏解散邪、清肺胃热,发挥了重要的预防甲型流感的作用。至 5 月后以金花清感标准汤剂治疫的循证医学临床疗效观察报告发表,引起世界卫生组织重视并向国际推荐,是首次综合集成防治流感且具有国际影响力的成果。

本次己亥岁末、庚子年春新型冠状病毒感染的大流行是一场寒燥转寒湿的大疫，数百年来未遇，其证候要素提取毒、寒、湿、燥在先而后成瘀化热，病见寒热错综、湿燥夹杂、以湿最重。首先说本次疫病与 2003 年严重急性呼吸综合征疫情证候要素顺位相比有明显的区别。2003 年 7 月份严重急性呼吸综合征结束后，分析全部论文发现证候要素顺位是毒、火、热、湿、瘀、虚，以火热为重，归属温疫；本次归属寒疫，先寒燥，继转为寒湿。严重急性呼吸综合征病逝者尸检证实，肺叶干涸萎陷，中医称肺热叶焦，胸腔积大量血水恰合玄府气液理论；新冠病毒感染病逝者肺体与胸腔积有大量黏液，中医称饮邪浊痰，由秽浊之湿气交失常而成。从运气论分析，2003 年癸未年，太阴湿土司天，太阳寒水在泉，中见少徵火运，岁火不及。主位少徵火，客气少阴火，中见火运，君火自居其位，不司气化，是谓灼化，大火正，物承化民乃和，其病温盛行，远近咸若，湿蒸相搏，雨乃时降。据运气学的经验，当居火疫温。2019 年此次寒湿疫概由时令不正与"三年化"相关。2017 丁酉年，如《本病论》记述"下丁酉未得迁正者，即地下丙申少阳未得退位者，见丁壬不合德也，即丁柔干失刚，亦木运小虚也，有小生小复，后三年化疠，名曰木疠。"又《刺法论》："丁酉失守其位，未得中司，即气不当位……即地运不合，三年变病。"丁酉年是阳明燥金司天，秋冬气候是燥象显著，影响 3 年后的"伏燥"，尤其湖北、江西、安徽省南部突显，至己亥年多雨湿盛，于暖冬之后，骤然阴雨暴寒，致使寒湿疫流行。依河图与己亥中见土运未得中司，湿胜困脾而厥阴风木司天，主位少羽水，客气少阳火，岁土不及至涉肺金，叩金失肃降，并与木失疏泄，气机升降出入窒碍，以肺金病为主。当今疫情遍及全球也与气候、物候变异相关，或干旱酷热或频发飓风成灾，天象图有巨大变化对生灵万物习性造成侵扰。人类需要从科技文明新视域，纳入历史范畴看待"时令不正，疫病妄行"，从生态学、社会学等多元化、多学科寻求新冠病毒感染全球大流行的缘由，更新理念至关重要。

（二）对新冠病毒防治规范的经验总结

中华人民共和国成立 70 年来，中医药在防控疫病流行方面取得了骄人成就。从 1950 年血吸虫病防治大队的建制及成立血防站的经验，延续数 10 年应对病毒性肝炎、流脑、乙脑及多次流感暴发的防控经验，逐步形成了中医诊疗规范。其一，包括在病原体传播途径未明确时，及时观象议定预防方药，及时服用，未病先防，增强人体免疫功能，一定动作要"快"，稍有迟疑，复加忽视隔离，瞬时有酿成大疫之虞。其二，迅速观察、搜集、梳理症状学资料，专家团队分析证候病机,制定核心处方,合理细致使用中药注射液,紧急应对,刻不容缓,而后纳入官方推广方案。其三,重视权变,仔细观察疫病传变,寻求规律,或核心基础方加减化裁,或观其脉证另立新方,应对寒热、湿燥、上下、胜复之异化。其四,疫病获痊,注意康复,防止菌毒复阳,病情复燃。其五,总结管理体制机制的经验,改进完善防控体系建设。譬如1954年与1956年,石家庄与北京流行乙型脑炎,以蒲辅周前辈带领的中医专家组,察象议病,证候分析得出前者火盛,后者湿重,易方应时,防控疫情取得显效,为我辈学人示范。2003年癸未之温疫大疫,广州、北京为重疫区,村镇社区隔离、火车乘务员宣传、定点医院中西医团结合作,痰热清注射液、血必净注射液等中药制剂及时获批,临床应用抗疫治病效果显著。进一步病理解剖,见肺热叶焦、胸腔积大量血水,证实毒火疫的诊断,符合金元名家玄府气液理论,进而丰富明末至清代温病学的内涵。

本次新冠病毒感染先有伏燥,由寒燥疫转为寒湿疫,主病在肺,涉及流感、炎症反应、呼吸窘迫综合征,临床全过程寒热错综、湿燥夹杂。有两大临床症状为本次疫情的特征:一是中期寒湿郁肺向重症转化的过程中,见憋闷、气短,若过渡到气短不足以息当是中医药干预的紧要契机,但见气促,则肋间肌、膈肌、腹肌动作大且持久,由呼吸肌疲劳状态引发的呼吸困难。进入到危重期,血氧骤降,就出现呼吸窘迫。本病既有炎症反应,又有呼吸窘迫综合征。二是中医观察到的舌象,舌质暗淡,舌苔白厚腻,显示出来湿重,很多患者未见高热,甚或不发热,警示此种湿为秽浊毒邪的寒湿。缘运气中宫土运,岁土不足,胜复异变而升降不前,病至庚辛金位,同时涉及甲乙木位,胸中气机枢转不利。主病在肺,体清虚,主宣发肃降,状如囊龠,终末端是大量的肺泡,肺泡上布有细络,细络以静脉为主,气机升降出入障碍,玄府痹阻必致血瘀,血氧交换失常,静脉缺氧,就要反哺动脉的氧气,出现动静脉短路,形成呼吸窘迫。后期全身缺氧必伤及心肾而成厥脱症。对于逝者病理解剖,肺与胸腔积满大量黏液,当是秽浊湿邪转化的痰饮,可作寒湿疫确诊的佐证。关于治疫处方遣药,身居一线的中医师多有创新,发挥了临床优势。对于毒、戾疫病的传播传变要纳入人群 - 自然社会的复杂巨系统考虑,中医更重视人体的反应状态,邪与正既是对立的,又是关联的。要符合邪与正对称消长,辨证交替的运动规律平秘阴阳。我和薛伯寿学长复习了蒲辅周先生运用十神汤治寒疫的经验,警示用药不宜辛凉、苦寒,宣闭解毒,以解毒为第一要义,应当是解毒、除湿、活络作为大法。

本次寒疫近三百年亦属少见,中医药工作者面临新认知、新考验。《世补斋医书》记载:"盖治疫……就温寒两面而言,却是温疫多而寒疫少。"自明末、清代及近现代,医家尊奉温病学派,以温邪上受首先犯肺、卫气营血为证治纲领,抗疫治病多获良效。可谓温病学是中医药学的伟大创造,高等中医教育专设有温病学科。本次寒燥、寒湿大疫的阻击战,中医药学人早期介入,全过程参与,应予认真总结,充实中医疫病学的规范内涵,切实抓紧抓好这次守正创新的良好机遇。

三、观象明道,深化国学原理,指导临床实践

以历史范畴看待当今科技文明的进步。一则是"可上九天揽月,可下五洋捉鳖"的航天登月与深海探察,面对暗物质、暗能量、暗知识的发现与研发,为人类的生产生活造福;另一则是"绿水青山枉自多,华佗无奈小虫何",虽有基因分析,然病毒变异而疫苗跟不上防疫,治疫中医不能丢,需要中西医并重。华夏医药天地人相参,象数易一体的原创思维,观象明道、尚一尚同的哲学思想是国学的精髓,指导着国医国药治疫疗伤的实践。无论自然与社会升降、高下、祸福,以观象为常,象见阴阳系统,其应"一"也。一即道,大一无外,太虚原象始于混沌,一即无中生有,化成生灵万物;小一无内,可至基因分析又复归混沌。明乎道者,气交有变,是为天地机,升降失常,灾有微甚,各不相同。《素问·气交变大论》记载:"时至有盛衰,凌犯有逆顺,留守有多少,形见有善恶,宿属有胜复,征应有吉凶。""有喜有怒,有忧有丧,有泽有燥,此象之常也,必谨察也。"概括为"宣明大道,通于无穷,究于无极也。""善言天者必应于人,善言古者必验于今,善言气者必彰于物,善言应者同天地之化,善言化言变者通神明之理。"阐释人道顺天道,天地人神,格物致知,以物质创造工具、改进生活的实践带给人类心灵之美,提高文明境界;又致知格物,发挥人类科技的创作活力,以认知心理、和谐团结推动事业的发展进步。中华格致学问引领国学的进步,是中医药学深邃哲理的基石。

第十三节　浅谈河图洛书对中医认识
"气"的启发

自古以来便有医易同源之说,河图洛书作为先后天八卦的起源,在易学中

起到了关键的作用。随着人们对河图洛书的认识不断发展,河图洛书从最开始的只有文字描述到后来众多学者撰河图洛书的图案。在这期间,古代哲人对河图洛书的释义及其背后演变出来的哲学内涵,对中医学理论和临床应用产生着巨大的影响。本文旨在论述河图洛书对中医认识气的启发,也为医易同源提供依据,丰富中医原创思维的理论基础。

一、河图洛书的概述

河图洛书是上古时期的传说,在西汉和先秦的典籍中有记载。其首次见于《尚书》,"大玉,夷玉,天球,河图在东序"。《论语·子罕》中也有记载:"凤鸟不至,河不出图。"相传圣人择河图洛书画先后天八卦,《周易·系辞》曰:"河出图,洛出书,圣人择之"。但是在此期间,现存著作未发现有学者描绘出河图洛书的图像,一直到宋代陈抟道士传河图洛书的图像于世,而后刘牧根据陈道士的河图洛书撰图,影响最为深刻的是朱熹撰写的《周易本义》中的河图洛书,自此由黑白点构成的数十、数九图被定义为河图洛书,而本文所讨论的也是朱熹所撰《周易本义》中的河图洛书(图 5-5)。河图的结构为:"天一生水,地六成之;地二生火,天七成之;天三生木,地八成之;地四生金,天九成之;天五生土,地十成之。"洛书的结构是"戴九履一,左三右七,二四为肩,六八为足,以五居中。"

二、气的哲学内涵

河图洛书,其图像所展示的数理、象数等内涵,是对宇宙万物之象的概括与总结。如《朱子语类》中记载:"河图、洛书,便是天地画出底。"河图洛书以黑白点展示天地万物之象,揭示了阴阳与五行的关系,以及时间与空间的相互融合。历来很多医家与学者都从阴阳、五行的角度去阐述河图洛书,但笔者认为,其中蕴含气的哲学内涵。"天地合气,万物自生,犹夫妇合气,子自生矣",天地之气和合则万物滋生,气的形成是万物的本源。此外,洛书也是由黑白圆点即阴阳圆点所构成的,与河图一样代表对时间和空间的概括。黄宗羲在《易学象数论》中借张载的"太虚即气"理论,诠释河图洛书的象数内涵,"夫太虚纲缊相感,止有一气,无所谓天气也,无所谓地气也。自其清通而不可见,则谓之天;自其凝滞而有形象,则谓之地。故曰:资始资生。"天地之间,一气而已,万物由气始生。气不是静止不动的,气的运动在空间上具有形成和沟通万物的作用,又可代表时间的循环往复。河图洛书乃万事万物之象,其展示气的哲学内涵也符合张载所言的"凡象,皆气也"。

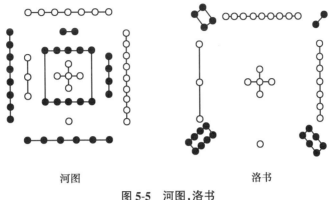

河图　　　　　　　　　　洛书

图 5-5　河图,洛书

另外,河图洛书也影响着民族医药的理论形成。彝族医家根据五生十成、十生五成图(即河图洛书),构建了彝医理论形成的基础和思维方式的来源,产生了对于天地万物的认识,万物的"生"源于气升浊降的运行。而五生十成图(即河图)表达万物与"生长化收藏""生长壮老已"的生化周期和生命周期的特征。彝医以河图洛书为模型,认为人体是由气与浊构成的。在此基础上,彝医产生了独特的脉度血峰理论、禁刺理论和用药理论。静而生阴,静极复动。一动一静,互为其根。北宋周敦颐以动静比喻阴阳,阳气动极则生阴气,天一动极而生水,地二静极而生火,一阴一阳互为其根。黄元御对河图之理解释道:"阳之动极而静,一阴生于午也,阴盛则下沉九地而为水,而其生水之根则在于天。"而善言天者必有验于人,黄元御以此为理论,诠释人气秉不同,源自父母之气和天地自然之气的偏颇,以此产生阴阳二十五人。此外,《黄帝内经》中把自然之气象延伸到人体气机运动规律,如"故清阳为天,浊阴为地;地气上为云,天气下为雨;雨出地气,云出天气"。天之地气是交互的,清阳出上窍,发腠理实四肢;浊阴出下窍,走五脏归六腑。

三、气机升降出入

(一) 心肾——水火相济

中医以心肾为水火。《证治准绳·惊悸恐总论》曰:"心为离火,内阴而外阳,肾为坎水,内阳而外阴,内者是主,外者是用。"心属火,其性炎上,主升发,然而心火之气可下降于肾；而肾属水，其性润下，肾水之气上升于心，以抑制心火太旺。由河图中可看出，心火之气下降源于火中有真阴，肾水之气上升于心是因水中有真阳。因此，"欲补心者须实肾，使肾得升；欲补肾者须宁心，使心得降。六味丸丹皮、茯苓，所以宁心也；地黄、山药，所以实肾也，乃交心肾之法也。"（《周慎斋遗书》）所以若补心，可先资肾水，使得肾水上济于心而复其常。欲治肾者，可先降心火，使心火得以下降于肾以温肾。心肾相交，水火得济。

（二）肝肺——生左藏右

《素问·刺禁论》曰："肝生于左，肺藏于右。"此句话很难用肝肺的生理位置来解释，而在河图五行中，肝属木，主生发生于东方；肺属金，主肃降位于西方。《素问·阴阳应象大论》曰："左右者，阴阳之道路也"。张志聪在《黄帝内经素问集注》卷二注曰："在天地六合，东南为左，西北为右，阴阳二气，于上下四旁，昼夜环转；而人之阴阳，亦同天地之气，昼夜循环，故左右为阴阳之道路。"肝在左侧阳生阴长，肝气主升发，以升为主要运动形式，其气宜疏畅条达，故其道路以左侧为上升之路。肺在上焦右侧，具有主气司呼吸的功能，其气主宣发与肃降，肺气以右侧下降为顺。肝肺二脏左升右降，调节着体内气机的升降运动。故《素问·刺禁论》曰："肝生于左，肺藏于右。"

（三）脾——气升降枢纽

在河图洛书中，土居中央其数五，水为一得土而成六，如此水有所归着；火为二，得土而成七有所托付；天三生木，得土而成八根植于土；地四生金，得土而成九孕育于土中。在中医中，脾属土居中州，影响着水火木金。"上下之位，气交之中"，心肾、肝肺气机升降出入有赖于脾气的推动，"升已而降，降已而升"，脾使得气机升降平衡。脾为后天之本，推动着全身气化，使得心火得肾水之凉润，肾水得心火之温煦，推动肝气上升于心，肺气肃降于肾。故《医门棒喝》云："升则赖脾气之左旋，降则赖胃之右转。"故脾胃为气机升降的枢纽。这与李杲《脾胃论》中"内伤脾胃，百病由生"的重视"中土"思想一致。

（四）一气周流

河图左旋则显示五行相生，洛书右旋为五行相克，黄元御则根据河图洛书的哲学内涵，而建立"左路木火升发，右路金水敛降，中焦土气斡旋"的理论模型。此理论模型与河图的左旋之理吻合，中焦土气在不断地斡旋，由内到外，木火之气从左侧上升，金水之气从右侧下降，形成人体之气的周流，浑然一体，其类似于太极图,阴中有阳,阳中有阴。如《医门法律》言:"环流不息,通体节节皆灵者,全赖胸中大气为之主持。"则肝木心火之气为生发之气,肺金肾水之气为肃降之气,而推动他们运行的为胸中大气即脾气。反之,肝升肺降也推动着脾气的运动,如《素问·宝命全形论》曰"土得木而达"。另外,唐容川在《血证论·阴阳水火气血论》中对于五脏气血运行的描述也与河图五行之象一致,如"血生于心火而下藏于肝,气生于肾水而上主于肺,其间运上下者,脾也"。气血的运行也是回环周流。

四、天人之气相通

以河图中的五行配四季,春夏秋冬从左至右,而天地之气,于春夏生发,收藏于秋冬。人体之气与自然之气相通,如《素问·脉要精微论》载:"春日浮,如鱼之游在波;夏日在肤,泛泛乎万物有余;秋日下肤,蛰虫将去;冬日在骨,蛰虫周密,君子居室。"由此可见,人体脉象与天地之气相应。此外,寸关尺对应的五脏脉象与河图的五行之序是相关的,《类经》载"五脏应见之位,如火王于南,故心见左寸。木王于东,故肝见左关。金王于西,故肺见右寸。土王于中而寄位西南,故脾胃见右关。此即河图五行之序也。"因此,河图在很多角度都与人体相应,从某种角度丰富了天人合一的理论内涵。

在治疗方面,以天地之气与人体之气相通,河图洛书对中医治疗疾病有深刻的影响。黄宗羲的《易学象数论》中写道"戴九履一者,则太乙九宫之数"。灵龟八法是金元时代针灸大家窦汉卿所倡导,其中的方位数配穴则是与洛书九宫相符的。根据洛书的理论以人体之气与天地之气相合,结合人体奇经八脉气血的会合,即根据洛书的九宫数字,每宫纳入奇经及其配属的穴位,就成为"坎一联申脉,照海坤二五,震三属外关,巽四临泣数,乾六是公孙,兑七后溪府,艮八系内关,离九列缺主"。针刺时根据干支、经络与疾病的关系取穴,并对多种疾病有较佳的疗效。天地之气的运行与人体之气相通,这符合针灸治疗需要"察岁时于天道,定形气于予心"。

综上所述,河图洛书作为天地万物之象,它的图案结构和历代哲人对它的论述,都对中医气的内涵有着深刻的影响。挖掘河图洛书中哲学内涵能有助于进一步认识中医气的内涵以及气机变化,指导我们更好地认知中医思维和理解中医药理论,从而指导临床实践。

第十四节　读《太极图说》对人文医学的意义

北宋新儒学家(理学家)周敦颐(1017—1073)从当时道家绘制的许多图中,选取了一张图赋予了新解释,并修改成自己设计的图,同时撰著《太极图说》一文。此文篇幅很小,全文只有249字,是周敦颐为"太极图"写的一篇说明,对科学与人文都具有重要的哲学意义。

中华文明的主体之一是中原黄河流域的农耕文明,万物存在于大自然中,人与天地自然和谐相处成为民族的自觉意识。阴阳之大顺。天道之大经,顺自然,合规律性,天道、人道自然一体。"河图""洛书"神话是中原文化之源和后来原始文化发展的基础,不仅是中国古文化的起点,而且是中国古代的哲学观念、思维方法和思维模式产生的源头。在中国文化史上,河图洛书是一个既具本源性又具广延性的概念,其解释视域涵盖了文学、艺术等人类知识的一切文明成果。作为解释原型,河图洛书的价值不仅在于儒家经学体系之内,而且也显现于传统国家政治和文化地理学诸层面。河图洛书是古代贤哲对黄河流域天文地理、物候气候观测而绘制的。"五气顺布,四时行焉",系天分五会,地列五行,五行定位,布政于四方;五气分流,散于天干、地支、月令、二十四节气。立春、立夏、立秋、立冬,春分、夏至、秋分、冬至,凡此四维时空,寒暑交替而生长收藏。长夏分为五季,各七十二天,为中央土运。天干地支等均为太古圣人以书天册,贤哲谨奉以祀天元。顺布者合规律性,人道顺天道,四时五季(春、夏、长夏、秋、冬)应顺生长化收藏,生长壮老矣,勿太过、不及,以平为期,颐养天年。

现存所能见到阴阳鱼太极图据相关研究者考证出于南宋,真正的起源可能更早。阴阳鱼太极图形象是太极于大圆中,阳鱼阴眼,阴鱼阳眼,阳以白示,阴以黑示,各占1/2的空间,其黑白临界成S形,通过圆心,体现了自然界万事万物周期变化的规律。周氏所绘太极图(图5-6),分解并改变了这一图像,目的在于"立象尽意",将图像与文字诠释结合在一起。

周氏太极图的第一个圆,是一个单独的白圆圈,体现未分化的宇宙本态,表示"无极而太极"。太极图的第二个圆,分左右两半,体现阴阳的不同特性与互根规律,表示"太极动而生阳,动极而静,静而生阴,静极复动,一动一静,互为其根,分阴分阳,两仪立焉"。第三个部分的图形相对复杂,体现水、火、土、金、木五行相生相克的关系,表示"五行一阴阳也,阴阳一太极也,太极本无极,五行之生也"。第四部分是独立的白圆圈,体现五气敷布与万物化生,表示"无极之真,二五之精,妙合而凝,乾道成男,坤道成女"。第五部分还是独立的白圆圈,体现一种周而复始的状态,表示"二气交感,化生万物,万物生生,而变化无穷"。

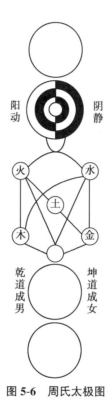

图 5-6　周氏太极图

太极者立两仪、分阴阳,主动静又互为其根,为易变之源头。无极而太极,无极由至极而来,至极为太虚寥廓,气禀清明,散漫多极,即混沌为"一",为"无",无成形之物而纯素为朴,此为无极而太极。

太极为道,分阴分阳,两仪定焉。一阴一阳,阴阳互根即道,有动静之理必有气。动极而静,动而生阳,阳化气;静极复动,静而生阴,阴成形。阴阳互根,两仪立焉。两仪生四象,四象生八卦,是由象即数,术数易数。太极混沌为无,而无生有,"无"与"有"均属于哲学范畴,而阴阳和合,化生万有万物。阴阳互根、动静交替转化,不是在一个平面上变化,而是螺旋式的上升。太极图是平面的示意图,

"否极泰来"是易变的结局。何能生生化化? 有生于无,依靠负阴抱阳的

冲气,冲气为中和,又称太和之气,为气之总名。冲气入于阳,生成氤氲真灵之气,在人体为元气、营气、卫气、宗气,分散于脏腑器官,则为脏腑经络之气;冲气入于阴,生化为阴凝之形质,在天为日月繁星,在地为草木稼禾,在人则五官九窍、脏腑经络等等。惟有神气勇气、道德风骨等,缘自道生智而玄生神。神不可测,幽远玄暗,可为人类视域尚不可知的暗知识。然古之暗知识于今航天探秘、深海观测、阿尔法折叠解密蛋白质三维结构,信息智能两化融合的新发现演变为明知识,则是人类智慧的体现,太极图表达了象、数、易、气(形质)、神五位一体。

阳变阴合而成水火本金土,五气顺布,四时行焉。五行,阴阳也;阴阳,太极也;太极本无极也。五行之生也,各一其性。以河图为例,上下者,火与水一阳一阴;左右者,木与金一阳一阴;中央者土位,是上下左右阴阳的过渡,其主中央辅四旁,上下左右,易变中介。出入升降气机与中土连接,中和关联水火木金土成圆,运转流变,动静循于常态,圆内是负阴抱阳,分界互涵,此五行成太极而无极也。从阴阳动静易变成四维统摄于太极,太极为混沌中和之无极而生水火木金土。

"无极之真,二五之精,妙合而凝""乾道成男,坤道成女"。二气交感,化生万物,万物生生而变化无穷焉。太极图的正中央是"土",中央土运为主中央、辅四旁、怡情志、顾润燥、纳化常、布化真灵之源。上者,二五一阴一阳妙合乾(☰)道成男性刚;下者,二五一阳一阴妙合坤(☷)道成女性柔,恰如此意。

二气交感,化生万物,万物生生而变化无穷。

周氏对太极图的解释,并未止于图像所显示的内容,而是进一步演绎出对于人生的反思。"惟人也,得其秀而最灵,形既生矣,神发知矣。五性感动,而善恶分,万事出矣。圣人定之以中正仁义而主静,立人极焉。"

"惟人也,得其秀而最灵",指人性、人格、人伦,得其秀而最香学美学范畴,人处于物质世界、精神世界、群体社会三维灵动。

"五性感动而善恶分,万事出矣。"人性是人类演化的基础和动力。人性有善恶不同而交替转换。人类历史同样是在易变流转之中盛囊相递,交替反复。如汉代的文景之治与盛唐的贞观之治,战乱之后予民休养生息而国泰民安;亦有南北制五代十国,数百年的战乱而民生凋零。英国伟大的历史学家汤因比所著《历史研究》中的一段话:"在不同社会不同的观察者用来表示静止状态和活动状态这一宇宙韵律的各种符号当中,阴阳是最贴切的。因为它们不是通过心理学、机械学或数学的某些暗喻方式,而是直接表现出了交替的韵律。""在我这部书里，我要用一个什么符号表示历史的规律呢？我选来选去，我选择了中国的阴阳。"他还说"中国人传统的世界观已经受了中国三千多年经验的检验，其中一个主要观念是阴阳辩证交替。无论阴或是阳，只要发展到极端就会变成另一端，从而自动地恢复自然的平衡。因为另一端发展到自然所能容忍的最大限度，就会最终回到这种交替模式。"当然这不是在一个平面上交替，而是螺旋式上升。阴阳观念的核心实际上是"消长对待"的辩证法。人类历史的盛衰消长变化的实质与人性善恶的沉浮变迁密切相关。作为医者，人文精神与人道主义互相呼应。医学是人学，儒家是仁学，道学质朴无华，三者都注重人群生活的社会性，仁者爱人的伦理。仁义德行是生命的力量，得其秀者形立神生，所谓神发知矣。业医者应无私欲，守静笃，树立中和正义的人文医学精神。具备"法于阴阳，和于术数"的仁心仁术，仁心者抵御贪财、媚势、哗众取宠等一切有伤患者身心的恶习；仁术者视患者疾苦感同身受，具同理心归属感，且精于业务。中医学传承创新的动力源自医者的求知欲、好奇心、想象力，以家国情怀服务社会民众的慈悲心。《礼记·中庸》曰："博学之，审问之，慎思之，明辨之，笃行之。"《论语·子罕》："逝者如斯夫，不舍昼夜。"多么深刻的感慨！医者应坚持读经典做临床，顺应自然以求真储善，立人极焉，儒道互补，以仁者寿，以死而不亡者寿，以美立命。

第十五节　反思促进中医意象结构和意境的完善

反思，即反省思维，由美国教育家杜威在 *How We Think* 一书中提出，是对某个问题进行反复的、持续不断的深思，包含着个人对于所发现问题的探究。反思通常具有明确的目的，围绕当前某一问题，通过系列性思考进行推演，并利用不同方式对所得结果进行反复分析与验证。反思的主体是人，人只有通过"反思"的思维活动才可以达到对存在的认识，实现"客观思想"，也就是认识的客观性和真实性。人生、事物、历史有系统的反思是哲学，是中华民族传统的格致学，即要探讨反思的思想，其中宇宙观最重要。中国传统的宇宙观是"境界论"，强调主体内在的和谐，这与中医学的基本思维特点相一致。因此，反思在中医临床思维中依然是以"和"为目标，具有目的性、连续性、探究性等特点。临床诊疗中，以患者的象为系统，通过连续不断地反思，以促进中医意象结构和意境的完善，使意象更接近真实的存在，探究象的演变规律，获得病象的本质认识。当人们运用批判理论来反思他们根深蒂固的假设,发现其中的错误,批判理论就能把我们从意识形态的束缚中解放出来。因此,反思是中医临床思维过程的重要环节,是提高疗效的关键。

一、反思完善动态意象结构的真实合理性

象思维包括三个过程,即物象、具象和意象。意象是象思维过程的第三个环节,是在物象、具象的基础上,依医家个性化思维、知识库以及经验而形成的对客体本质的映射。强调客体的真实性,但意象不是单纯表象的认识,是运用已有的知识结合医家的经验、思维和灵感等,形成的具有本质特征的认识。在诊疗过程中,患者作为意象结构的形成对象,在不同诊次中所呈现出的"象"与医者的预判不尽相同。正如板桥先生所言"胸中之竹并不是眼中之竹,手中之竹又不是胸中之竹",从"眼中竹"到"手中竹"经历了 3 次象变。由此可见,医者从患者的自身体征以及其言语描述中,获得的物象信息也会存在一定的偏差。

为了使意象更接近真值,需要不断反思,使意象结构在认识的过程中不断得到完善以趋于合理。科学研究获得了较好的对象,而它之所以获得这些较好的对象,是因为运用了一种控制这些对象并加强对生活本身之控制的方法,运用了减少偶然事故、化偶然为有用之物、解放思维和其他活动形式的方法。如果把意象看作一个系统,则系统内部存在诸多要素,这些要素以一定的结构组成相对稳定的意象系统。比如,患者有乏力、气短、脉弱的表现,通过已有的知识,形成的意象是"气虚";进一步认识,发现患者还有口干、舌质红的表现,显然单纯气虚这一个要素不能满足对"象"的全部认识,这个意象系统还有其他要素去探究,那就是还有"阴虚"。气虚和阴虚孰轻孰重,其权重如何,是需要通过反思来确定的。针对这种象变的不确定性、物象信息的个体差异性、所造成影响的多样性,反思思维具有良好的完善作用。

二、反思完善、补充、升华意象的意境性

意境,即"意"与"境"的融汇,由主体与若干物象合构而成。在古代并未将"意象"与"意境"进行明确区分,在应用上二者所表达的意思通常较为接近。但实际上,意境的概念范围要大于意象,由于具有相同的"意"元素,所以二者主要的内涵差异集中在"象"与"境"上。意象中的"象"意为物象,物象应包括表象、镜像、心理真元折射之象,是对存在事物的象征概括,而"境"则

通常指多个物象合构而成,即众象,《诗议》中亦描述"境"为"义贯众象"。因此,意境是注重系统的,是反思要考虑的范畴。

反思的目的在于将含糊的、可疑的、矛盾的、某种失调的情境,转变为清楚的、有条理的、安定的以及和谐的情境;上文中提到反思能够促进意象结构在动态中的不断完善,在诊疗过程中,患者的病情始终处于动态的变化中,医者所获得的大量意象信息,通过不断地更新,形成新的意境,这种意境产生需要通过反思来解决的问题,医者通过反思,对患者的情况进行完善与补充,使病情判断清晰明确,进而获得更加良好的诊疗效果。比如,在初步明确了患者的意象是气阴两虚之后,结合患者所居处的环境,季节为秋季,患者既往有肺病的病史,对意境有了进一步的完善,就是"未病"可能出现燥证。患者胃脘部疼痛,经常嗳气,时有反酸,结合沉弦细脉,初步考虑为脾虚气滞,脾虚气滞未必就是正确的。此时,需要反思,结合已有的经验,进一步询问患者食欲、睡眠、体力、是否多思善虑等,多方面因素的综合判断,以明确诊断。因此,意境是在意象认识的基础上,基于诸多因素的整体考虑而形成的,并通过反思可以促进意境完善、补充和升华。

三、反思思维深化中医对生命本源性的认识

生命本源究竟是什么,古今医家对这一问题不断追寻与反思,并由此产生对生命本源的各种理解。道家认为道乃天地之本,万物之源,强调的是生命本源的自然属性;而儒家则注重天人合一,所强调的是生命本源的社会属性,二者的侧重点不同。中医学受儒道二家的影响,基于社会属性与自然属性的双重背景下,重新思考生命本源的问题。象以筑境,境以扬神,天地人神一体,而道生智、玄生神,神不可测,玄即幽暗深远,只有通过不断的反思与推新,从生命自身的角度出发,参悟"气化生命论""先后天本源论"以及"生命体质论"这三个关于生命本源的学说,深化对生命本源性及其根据的认识。

对健康的理解是生命认识的一部分。《黄帝内经》提到:"阴平阳秘,精神乃治,阴阳离决,精气乃绝。"即中医学对健康的认识是阴阳平衡、形神合一。中医学对疾病的治疗是"纠偏",而危重的状态是亡阴或亡阳。在对生命及健康的认识过程中,正是反思思维发挥了重要作用,促进对生命的进一步认识。

四、反思思维促进实现线性思维到非线性思维的意境跨越

人类的思维方式可以分为线性思维和非线性思维。因环境、思维对象、思

维主体的不同,人们的思维方式有所不同。线性思维是从因到果,是自变量与因变量之间的一种单向的因果链。线性思维往往考虑的因素相对单一,更注重因果逻辑的判断,更强调因果关系。在临床诊断的初级阶段,医者根据个人的知识和经验,对于单因素致病的临床病例是较为适用的。但对于复杂、疑难病例,涉及多因素问题的,则难以实现正确的诊断,此时需要从线性思维到非线性思维的跨越。非线性思维注重思维的复杂性和系统性,重视多种因素之间的相互关系,更适合对复杂问题的把握。非线性思维的两大思维特征就是直觉和灵感。在人类的知识体系中,内在的知识只能用知觉加以把握,并且要求通过反思进行合理重构,以便把"知道为何"转变为"知道如何"。创新则是在夯实的基本知识和临床实践的基础上,来自灵感的。因此,从线性到非线性的跨越在促进中医药发展的进程中,至关重要。

反思思维能够促进从线性思维到非线性思维的跨越。在因果关系中,直接的原因不仅是当前的事件构成的,而且是由这个事件与一个过去的事件共同构成的。在反思中,将过去事件和现在事件综合对比分析,不自觉地将线性思维转到非线性思维。非线性混沌的大数据的发掘将数据激活,构建数学方程表达,实现脉症系统"OR"值(比值比,odds ritao)各种测评技术方法的整合平衡。比如,对于慢性萎缩性胃炎的治疗,病机多是在脾虚的基础上,夹杂血瘀、痰湿、气滞、阴虚等。患者的表现消化不良、胃胀胃痛等,治疗在四君子汤的基础上加减,此为常法。本来胃黏膜萎缩则胃酸分泌减少,而临床确有一部分患者则表现为烧心、反酸等相反的情况。此类非常态化的病机则需要结合已有的经验不断反思,以促进思维的发散,选用《伤寒论》中的治疗寒热错杂的半夏泻心汤,烧心、反酸得以解决。

五、反思是意象思维的特征,是悟性思维之前提

反省思维注重对物象的领悟与分析,追求客观物象与主观认知的融汇统一,这都是思维的过程;不管是单一意象还是多维的意境信息处理,都需要通过自身的思考与领悟。悟性也是一种思维形式,悟性力的实质便是一种思维能力,悟性思维之前提是反思思维,反思力是悟性力之基础,因此提升人的悟性力就要通过锻炼人的反思思维能力。反思能力教育不仅是培养与锻炼人的思维能力,更是通过思维训练引导人去形成自己的思维方式。

反思可提高悟性,培养灵感。比如,女性月经不调、闭经或月经量少,结合沉细的脉象,多辨证为血虚精亏。临床中通过病例的积累,不断反思,发现此

类患者同时伴有甲状腺疾病,比如甲状腺结节、甲状腺功能亢进或减退等不同情况。在采用小营煎治疗后,闭经情况得到缓解或治愈,同时甲状腺疾病也有好转。由此可见,精亏血少型闭经,可能易患甲状腺类疾病;同时,小营煎除了治疗闭经外,是否可以用于治疗甲状腺类疾病值得探讨。比如,李乾构老先生对四君子汤的活灵活用,根据气虚阴虚的不同,党参可以用玄参、人参、太子参等代替;根据大便情况,白术可以选用炒白术、生白术、苍术等;如果睡眠不好用茯神,如果湿热盛用土茯苓等,这些灵感都是大量的临床积累和反思逐渐形成的。

六、医案之按语是反思思维的历史痕迹和实践依据

在中医古籍中,有一大部分的古籍是以医家的临床真实诊疗案例为主要内容的,正是这些案例的记载,将历史痕迹加以保留,更使中医理论得以传承和发扬。在案例的记载中,医家将个人的辨证思路、诊疗思维过程、用药特色等以按语的形式在每一个案的后面进行记录。按语是医家在诊疗之后,通过反思案例的诊疗过程而形成的个人体会,并总结记录下来,其真实体现医家的学术思想以及思维特点,是临床实践的证据,是反思思维最好的体现形式。如著名的医案如明代江瓘的《名医类案》,清代叶天士的《临证指南医案》等。

《礼记·大学》:"致知在格物,物格而后知至。"反思之用,致智高于致知,反省教育通过将思维方法传授给人们,使人们形成习惯性反思思维,具有良好的思维辨析能力。杜威通过总结归纳出反省思维的五个不同阶段,即"暗示阶段""困难理智化阶段""导向性假设阶段""推理阶段"以及"检验假设阶段",这五个阶段都是反省思维中不可或缺的部分,但在实际执行过程中,这五个阶段并非严格按照顺序出现,每一阶段都可独立出现,提出新的问题并进行检验,引导反省思维的不断推进。因而使脆弱的善果得以充实,巩固的善果得以扩大,而经常伴随着经验事物而来的、尚在动荡的善果的期许,将自由地得以实现。通过对阶段性结果的反思,促进象结构与意境的在动态中不断完善,特别是在对网络象思维特征中注重太虚原象的创生性与暗知识的研究,不断深化中医对生命本源的认识,必将而推动中医学的长足发展。

第十六节　意力对意象的生成与演变的主体作用

意力,又谓"心之力",是意活动的主体过程,在意向的指导下,借助于主观能动作用,最终达到意果的目的和境界。中国传统哲学的"体悟辩证法"的整体不是西方传统的理性哲学的理性抽象的结构化整体,而是理性与非理性综合的充满生机循环的整体。亦如牟宗三先生所言:"直觉综合为主观之用,概念分解为客观之理。"意力所面对的是"病象"(原象),从最初的病象通过理性与非理性的滤过、转化、整合、联动和重塑 5 个方面,形成心象。假定此意力是足够理想化,完全能够把握病象到心象的整体生成过程与演变路径,但要实现从本态(原象)直觉意境(无意)到经验意象意境(有意)的跨越需要对意力与象的生成有进一步的认识,即意力存在中的意象生成与演变。

一、意象总体生成途径

(一) 意力对象的体验与直觉

意力对象的体验,即意力对原象叠加态的直觉。病象的本态,即原象,是由多维度信息叠加而成,包括四诊信息、环境、心理及社会信息等。不同维度的信息具有不同的特征,分别从不同角度丰富了原象。马克思把实践看作是一种"主观精神的对象化",是作为实践主体的人在实践过程中通过一定的手段把自己的主观认识和意志"物化"在物质的感性材料中。因此,原象的多系统、多维度、立体和复杂的特性决定了意力对病象的最初认识,通过直觉体悟获得的部分、模糊甚至有错误的象,需要进一步识别和筛选。

(二) 象真实性判断

意力通过直觉所获得的象需要进一步作出正确性判断,去伪存真,使获得的象更接近真实的象。判断的过程一般需要对不同维度的信息进行识别,一方面判断信息的真假和是否有遗漏,另一方面判断信息之间的关联,使病象在原有直觉认识的基础上更准确、更丰满,"只有直觉才能把握的生活世界的同一性在精确知识层面上得到了客观反映"。

(三) 显象与隐象的分析

显象包含真象、假象、幻象等,都是已出现或已表达之象;隐象则相反,隐而未现。显象容易把握,隐象相对困难。原象映射的多寡、真假与隐象的识别关系密切。隐象的遗漏往往导致病象形成的偏差,最终影响意果,因此,对隐而未现之象的分析是把握真象边界的必要条件。

(四)象构成性分析

进一步对不同维度象之间构成性进行分析,即相互之间关系的分析。病象是一个系统,可以由多个相互关联的次象构成,每个次象又由相互关联的信息组成。意力对象的构成性分析,相当于对象进行初步的测量,提炼出相对主要的因素,此时形成的象类似于节点大小不同的网状模型。

(五)象元的凝练与成因分析

象元的凝练即初步判断原因与分析出现原因,象元即病机概念,象出现之最小单位的源泉和动因。象元是一个构成性元对象,是一个具有意义的对象,既可能是自然科学属性的象元(如风、寒),也可能是精神科学属性的象元(如神、魂)。象元与象不在一个思维层次,每一个象元可能映射出一个次象,多个次象相互关联构成完整的病象。象元的凝练与成因分析,使意力的过程从对象的表面认识上升到对象本质的认识。

(六)与先验知识或经验的比对

象元的识别与判断,需要医家启动脑海中的知识库,与先验知识或经验进行比对,同时发挥直觉或灵感的作用,对象元的真实性和概率性进行判断,力求获得更真实的结果,为临床治疗提供可靠的依据。

(七)演变趋势的判断

中医重视"治未病",象元的认识使病象在脑海中的象变成清晰、节点不同(象元及出现概率)的网状的模型。模型是动态的,"在那种因果关系中,直接的原因不仅是由当前的事件构成的,而且是由这个事件与一个过去的事件共同构成的"。因而象元的变化规律和外部环境而发生动态演变,对其发展趋势的判断,有利于"治未病"思想的实现,是临床治疗不可缺少的部分,体现预防为主的思想,能够促进临床疗效的提高。

总之,意力的实施过程主要体现了意象的生成过程,"在有生命的东西那里实现了某种比在无生命的东西中占统治的较高级的必然性",以病象为认识对象,将原象逐渐映射成具有框架、节点的网络,最终展示象元的结构和状态。

二、意象生成的个体化特征

(一)体验的唯一性

象的形成有不同层次,中象是其中之一。中象,即中意之象,中象的生成,是个体通过对病象的体验,以自然、整体、开放的思维去"立"事物整体的动态之象的,而体验过程因知识库结构、数量及思维特性的差别,显示对病象的体验具有唯一性。即同一个病象,因个体的不同所构建的中象也不完全相同。

(二) 知识的个体性

知识是用于解决问题的结构化信息,包含真理和信念、观点和概念、判断和展望、方法和诀窍等。知识是经过人的思维整理过的数据、信息、标准以及社会的其他符号化产物,因此,又分为显性知识和隐性知识。对中医学而言,显性知识包括阴阳五行、藏象学说、病因病机等诸多中医学的普遍规律或原则;隐性知识则是经过个体的理解、直觉体悟等而储存在人脑,具有高度个性化而且难于格式化的知识。由于隐性知识的存在,使个体的知识库具有个性特征,也是导致象的个性化特征的原因之一。

(三) 经验的独特性

经验是从多次实践中得到的知识或技能,经验的获取因个体对事物认识的程度和实践的多寡有密切的关系。因此,主体在中象形成之前就已经拥有了属于其自身的知识和经验,决定了构象的准确性和全面性,具有独特性。经验因人而异,经验与知识是意力能动性的主要因素,影响中象的形成,使象具有个性特征。

(四) 主体思维的个体性

思维是在表象及概念的基础上进行分析、综合、判断、推理等认识活动的过程,通过思维探索与发现事物的内部本质联系和规律性是认识过程的高级阶段。思维具有个性化的特征。知识、经验和思维构成意力实施的源泉,是意力的能动力。

(五) 判断的差异性

判断就是断定某种事物是否存在或有无某种属性的思维过程。由于思维存在个体性,因而判断也具有个体化的差异特点,表现在象的生成方面因人而异,在不同的医家脑海最终形成的象具有个性化特征。

综上所述,"精神所追求的目标是通过一系列大大小小的主客对立统一的阶段而达到的最高的对立统一体,这是一种最高的自由境界",意力在意象的生成与演变过程中,体现从直觉到经验的认识过程,从对表象的认识,到由象表意的跨越,是中医学的原创思维,同时符合认识的一般规律,具有个性化特征。

第十七节　文明互鉴过程中中医存废论争的历史——启迪当代中医学守正创新的自觉性

文明互鉴——迎接中医药学科建设新机遇

华夏文明上溯伏羲、神农,继以黄帝为标志,几千年来中医药学汲取中国传统哲学与科技文明精华,卓有成效地将司苍生性命与疗伤治病相结合,是全球唯一全面系统传承、从未间断割裂的传统医学,是中华文明的瑰宝及文化传承的载体,还是打开优秀传统文明的钥匙,并以本草学、方剂学、四诊法、针灸 4 项发明奉献于人类世界。

一、文明互鉴对中医药学科建设的启示

文明互鉴是历史的必然,东西方文明不同质、不通约、存在差异性,但研究者们必须认真研讨其共同性。

（一）东西方文明互鉴回顾

1. **东方文明与西方交流**　阴阳家论宇宙生成,论阴阳的结合与作用产生一切宇宙现象。儒家系思想家与学者是传统古代典籍的教师,创建了崇仁爱、重教化、尚和合的文明智慧,是中国哲学的根基;道家集中了形而上学"道"即"无"的核心理念,正负逻辑并用以解释与处理世间发生的一切事物。中国的文史哲学尚一尚同、折中和合带来了政治德化与经济繁荣,如汉代的文景之治与唐代的贞观之治。

就其人文科技"资源整合"交流、沟通、传播到欧洲,代表性有公元前 139 年汉代张骞通使西域,其可作为互鉴的西方文明的东方起源,以及明代郑和下西洋。

2. **西方文明与东方交流**　西方文明起于古希腊和古罗马。自 16 世纪文艺复兴,以牛顿为代表人物的科技成就催动了政治文化经济的发展,为人类物质与精神文明带来了进步。进入 21 世纪,全球以经济建设为主题,一体化的科技成就,高概念系统化、数字化、信息化必将推动人类道德伦理的反省与再度复兴。如,公元 1271 年马可波罗随家族访查中国可作为互鉴的东方文明的西方起源。"欧洲中心论"等错综复杂社会变异影响,导致战乱频繁,阻碍了文明互鉴。

（二）待发展的第三世界求生存谋发展,必将迎来文明互鉴的回归

文明互鉴影响着科技人文的重振复兴,对于各项事业、各学科门类催生

起动新发展。毋庸置疑,对于中医药学会有重要的影响。首先是批判片面追逐西化,恪守国学原理,指导临床实践,回归原象思维创生性,开放兼容古今中外一切科技人文成就,稳定优势学科研究方向,倡导多学科、多维度、多模式交叉学科融合,创新研究方向,注重培养与引进数、理、化、生与文、史、哲、美多学科人才,构建多学科交叉的科研团队,逐步完善与协同整合适应文明互鉴新时期,开展有思想的学术研究。

二、中医高校学科建设突显生命科学特色是关键

(一)学科建设是中医药事业发展的基石,是学术的制高点

中医药学提高核心竞争力必当体现中国生命科学的特色,以特色为统领,华夏文化深邃的哲理指导治未病、辨证论治是大成智慧的特色。迎接文明互鉴,重始源,以历史范畴开放兼容古今中外科技文明成就,以我为体,为我所用,目标仍是在我主人随,丰富具有特色的中国医学体系、中医药学科建设的理念。继往圣,开来学,重传承,守正创新,求索原发的创生性,回归太虚原象为学科进步拓宽时空,也是中国生命科学的特色。2017 年教育部颁发 6 所中医药高校作为"双一流"学科建设单位,包括北京中医药大学、天津中医药大学、上海中医药大学、广州中医药大学、成都中医药大学、南京中医药大学。

(二)面向世界创一流,学科建设的中医中药特色是关键

首先,在人才培养学科带头人方面,必须立足前沿,紧跟当代科技文明发展的新形势,拓宽视野适应文明互鉴的新时代,在人才高地上选拔科学家,以担纲领军成伟业。年轻一代中医中药学人是传承创新的主力军,发挥引领导航的先声。吾辈学长热切期许后学我主人随,务本纳新,本立道生,止于求真至善,恪守中医药学特色优势,自立于世界生命科学之林。

吾辈学长们走过来的明医之路,虽有"团结中西医",倡导"西医学习中医"的政策,为学科建设开创规范标准,于学术在进化中有兴奋、愉悦,也还有非主流医学的苦涩与惆怅。总揽人生还是幸运的一代人,这也是期许后学总比老师强的渴望。

其次,学科建设需要找准痛点,认真抓住着力点,求索学术闪烁亮点,构建新概念、新学说,构建守正创新传世的新学派。应先把找准痛点、补短板当作至要。痛点就是近二百年淡化国学摆脱传统,追逐西化,原象思维被搁置,基础理论研究缺少原创。临床诊疗勿论病情的状况,如何一律"中药一大碗,西药不可少";难以做到能中不西,先中后西,视病情需要中西医合并使用。论中

药道地性,回首周恩来讲"先野生后栽培,先饮片后成药,先国内后国外",当今难以做到了。然而中药道地性研究,从理念到器物都是待补的短板。恪守中医临床医学原创思维,原创优势,以原象思维引领具象思维的整合;系统化研究与描述性研究整合;分合归纳与还原分析整合,运用现代诠释学揭示实用品格,创新与时俱进的科学内涵。在文明互鉴的新纪元,中医学界勇步向前为培植中医中药特色学科而坚持不懈的努力。总之一句话,深化国学原理开放兼容,弘扬国医国药为民众造福祉。

三、舜时动态调整课程推动学科体系更新

(一)"舜时者",识常变而担大任

中医中药学界应该敏感地认识到信息守恒定律的提出,天体物理学对黑洞观测研究与量子力学对量子运行状态的研究,量子信息比特是一切生物体存在的可以计量运算的重大发现。中医数以百千计的名家医案以及中医师们每日门诊查房的完整系统的病例资料无疑是个体化诊疗非线性的大数据,怎样梳理数据,构建大尺度细粒化的数据库,如何利用数据库进行经验重建,推广共识疗效,这些都是我们要研究解决的问题。中医为主体的研究亟须"数学",除了当代数学的基础部分,还需对函数激活数据学和孪生数据模型知识进行理解。这也是中西药循证医学诠释中成药有效性、安全性群体观察证据存在的局限性,寻求对个体化转化医学的疗效证据的门径。

笔者还记得 20 世纪 50 年代医药院校开设数、理、化、生普通基础课,当今的中医药大学适应文明互鉴的新时代是否开设数学或当代数学基础建议认真思考。

(二)重视中药材道地性研究,尤其栽培中药材品质性效用的研究

古贤哲重视"水土火风"四大元素观象运数与临床疗效的对比观察的实践改变。当今自然与社会复杂系统的变迁变化。深化研究需要拓宽课程设置,尤其是长学制的研究生教育,化学生物学、生态学、数学等课程应考虑在其中。目前全息病证与复方配伍进入网络、模块、生物区块链的复杂系统的联结与诠释是中医药学具有中国特色的医药学研究,目前的网络药理学与化学生物学都与数学相关,破解难题的"算法"是关键所在,国家重点实验室是实施大科学计划的支撑,还有近期获批的中医药领域的医学研究中心,应当高度重视,落实到人才培养,适时调整课程,执行过渡性的教学计划,当是值得认真对待的环节之一。古贤哲讲"行于所当行,止于所则不可不止",关键在"所"是

学科建设从理念上更新学科框架完善课程体系,治学执教为正事格物而事上炼求事功成。适应国情培养大批多模式多层级的临床医师十分重要。中国医疗卫生体制改革重点仍在农村,培养全科人才,编写村医防治疾病手册,提高乡村卫生室的建设也是精准扶贫的重要工作之一。

中医学界的学长们,当值的学科带头人与各级各类的工作者,为从理念落实"中西医并重"的国策,胸怀中华民族的伟大复兴,实施强国战略立大志、明明德、担大任,以历史范畴,正确对待科技文明的进化,奋力学科建设,开创中国特色的医药学体系。中医西医美美与共,于文明互鉴国运复兴的时空,让大科学大健康行动落实在中华大地,福泽人民群众美好的生活。面向世界推动中医药学守正创新的伟业。

文明互鉴——构建中国特色的中医药学

华夏文明源远流长,中医药学植根于中华大地,是传统文明传承的载体,是国学的重要组成部分。几千年来中医药学以中国哲学为体,兼容古今中外科技文明精华,有效地与维护生命健康和疾病防治相结合,是具有科学人文双重属性的、系统的、整体的医药学,是全球唯一全面系统传承且从未断裂的传统医学,是打开优秀传统文明的"钥匙"。以历史范畴看具有中国特色的生命科学,曾以本草学、方剂学、四诊法、针灸四项发明奉献于人类社会。

一、文明互鉴带来中医药学发展的机遇

文明互鉴是历史的必然。21 世纪信息守恒定律的提出,高概念间性论的指引,西学东渐与东学西渐的整合,中医西医各美其美共同服务人类健康。中国制定的"中西医并重"新时代卫生与健康工作方针正在积极落实,中医药学医疗、教学、研究、产业迎来了文明互鉴的新时期,在新发展格局下阔步向前进入新天地。

华夏文明始于夏商周代,表现为出现文字符号、能冶炼金属、制作农具与日用器物,开始有宗教,还具有五千人口群居的城垣及数座繁华的市镇。华夏文明地处中原黄河流域,以农耕为主体,进而吸纳北方草原游牧文化,融合易文化,涵化长江各族文化,历时上下五千年,是文明互鉴的历史流程。汉代张骞出使西域及唐代鉴真和尚东渡日本都是文明交流沟通的范例,而明朝郑和下西洋与马可波罗的中国考察都堪称东西方文明互鉴的典范。当然,我们也深切地感受到由于错综复杂的时代及社会环境的异变,自公元 18 世纪以来,虽有东西文明互动,但华夏和合文明被忽视,再加上晚清闭关锁国政策的干

扰,后来的追逐西化,摆脱传统,淡化国学,缺少学术原创,原象创生性被悬置,都是应当吸取的教训。当今以历史范畴看待科技文明的进步,文明互鉴的兴起带来的新局面、新趋势、新问题都应得到重视,并抓住机遇传承创新。

二、中医药原创思维源于华夏文明的大成智慧

实现中华民族的伟大复兴首当秉持中华文明的自身特质,兼以吸取异质文化的合理养分,以适应全球化背景下不同文化思想的冲撞交融与竞逐激荡。中华民族经久不衰的农耕文明核心是天、道、自然一体。中医药学是中华文明的瑰宝,在中国传统哲学文化的基础上形成,吸取了现代科技文明的精髓,体现出创造性继承和创新性发展的特性。中医药学学科的理论基础是以国学为指导,蕴含着全面深刻的"儒、释、道"一源三流的内涵,基于象思维的原创优势和天人合一、形神一体、取象运数等创生性理念,以整体论与辨证论治指导诊疗实践,以维护生命健康为至深至真的总目标。东汉医家张仲景撰《伤寒杂病论》,历代注家数百,效验医案数以千计。中华民族历代虽遭大疫,但未见西方那样出现大量人口死亡,如辽金南宋时期人口几乎都在五千万以上,国家、民族之繁荣昌盛离不开中华医药伟大的功绩。

中医药学是国学的重要组成部分,学习践行国学原理,弘扬中华医药的原创思维与原创优势是中医学人的职责和使命。中医中药传承创新,培育悟性至关重要,当以仁德胸怀,包容开放,跟紧科技文明的新趋势。2004 年在爱尔兰都柏林举行的第 17 届国际广义相对论和万有引力学术会议上提出的信息守恒定律,对科技界产生了重大深远的影响,也对中世纪以牛顿、开普勒为代表的数理实验科学范式所认为的只有可重复、能复制才是科学的理念提出了挑战。高概念、大数据时代的到来,混沌的非线性的海量数据给予激活数据学的梳理、发掘,将对科技文明的进化产生积极的影响。

三、重始源、继往圣、传承国学原理是创新的基础

源于中原黄河流域的"天人合一""道法自然""河图洛书""阴阳五行"等国学原理和华夏文明孕育了中医中药维护生命健康、疗伤治病的理论基础。中国医学理论根基于中原黄河流域河图洛书与"负阴抱阳冲气以为和"太极符号系统,是古贤哲对黄河流域天文、地理、物候、气候等诸元素多维度观察测绘的重大发现。农耕文明的河图、太极符号系统是中华民族古代哲学、科学、医药学的根基,具有始源性意义。中医药学以象、观象、象数易与精气神为主

体本体,以气、阴阳、五行、脏腑相关为关系本体。象思维于中医药学中体现物象 - 意象 - 原象整体流转的范式,观象议病诊治也是感性 - 理性 - 悟性思维与系统反思心灵运动流程的表达。象思维系统是多元化、多维度、多模式的复杂信息系统,具有道术和合的特征,对于传承中医学具有现实意义。

四、以史为鉴,先秦与宋明时期百家争鸣对于中医药学发展的影响

先秦时期是中国文化形成的"轴心时期",中国传统文化的基本范式及发展路径在这一时期得以确立。中医学理论吸收先秦诸子思想的合理内涵,最终形成了较为系统完整的学术体系。以中医经典著作《黄帝内经》为例,涉及道家的道气论及辩证思维;儒家的崇仁德、重教化、以和为贵、过犹不及等观念;法家的"世异则事异,事异则备变"之处事应变观;墨家的尚同兼爱及实用观;阴阳家的阴阳五行观;杂家的天人观;兵家的孙子兵法、五行无常胜论等。在中医学学术体系形成的同时,中医学的学术范式也相应地建立起来,在之后的历史进程中,中医学一直依据这一基本范式不断发展演化。

在中医学学术发展史上,宋金元是一个重要的时期。该时期国家重视医药事业,政府均设有较完整的医药卫生行政机构,并制定了一系列医事制度和法规。尤其对医学教育更为关注,不仅把医学校作为一个独立机构,还将其纳入国家官学系统。当时创建的校正医书局,集中著名学者和医家,对历代重要医籍进行收集、整理、考证、校勘并刊行,为中医文献的保存、传播作出了重大贡献。同时正如《四库全书总目提要·医家类》所言:"儒之门户分于宋,医之门户分于金元。"此时期思想解放,儒学内部出现了不同的学派,各自提出了不同的理论和思想主张,为医学理论的提高和研究新问题准备了基本条件。

金元医家的学说,不仅在理论上独树一帜,更重要的是改变了过去"泥古不化"的状况,打破了因循守旧、一味崇古的局面,开创了中医学术讨论、交流与争鸣的局面和风气。这一时期涌现出一批杰出的医家,其中影响较大的有刘完素、张元素、张从正、李杲、朱震亨、王好古等。他们在继承前人经验的基础上,进一步提出独到的思想见解,形成了不同的医学流派,如河间学派和易水学派,开创了医学发展的新局面。享誉杏林的新安地域也出现了不少医家,对后世医学的发展具有深远的影响。中医学术史上涌现出的众多流派正是百家争鸣、百花齐放的结果,而各学派不断兼容并蓄,互相渗透,交叉汇流成干,形成中医学继往开来的一条长河。当代的中医药学更要坚持理性,敢于创新,

有批判地继承。

五、"读经典,做临床",重视经验积累重建

读经典,经典以《黄帝内经》《难经》《伤寒杂病论》《神农本草经》为主,复读训诂,真正读懂研习。做临床,在"做"字上下功夫,敢于置疑,勤于验证,传承创新品格,与时俱进。发遑古义、创立新说应是高层次经验重建的重要成果,是锲而不舍、长期坚持读经典、做临床,在取得若干鲜活经验后反复检验、提炼、凝聚学术闪光点。

临床上应认知理解气运的异化会出现气象物候时令不正的变迁,从而导致流行病的发病环境。20 世纪 80 年代由于高碳排放导致气候异常,出现全球平均气温升高,许多气候灾害发生在人口密集的城市,常常表现为身重、纳差、乏力等脾虚湿停征象,此外还表现为伏燥内潜,主在肺肾。清代医家吴瑭认为"燥重为寒,化气为湿,复气为火"。伏燥可耗津伤阳变为凉燥,久伏有三年化疫之险。中国工程院原院士、中医内科学专家董建华先生传承孟河、新安两派学说,推崇浙江衢州雷少逸《时病论》对时病证候与复方的主张,即"以法代方"拓宽优化,选用诸家良方以应对气象物候时令不正的变迁。董建华先生治疗流行性感冒(简称"流感")常考虑到内潜伏燥的病机,于疏风解肌方药中增用知母以润燥,与辛凉辛温之剂并用,无论风寒、风热感冒均收显效。2009 年甲型 H1N1 流感来袭、传播力强,北京市政府紧急召集中医专家商讨制定治疗方案,最终专家组决定效仿董建华先生经验,依据证候表现,将该病归属于风温晚发早期的卫气同病,分析其核心病机为风热犯肺兼内潜伏燥,方选麻杏石甘汤合银翘散加减,并增知母、青蒿滋润肺肾、透阴分伏热。以此方对 4 个省 11 家医院的 410 例确诊的 H1N1 流感患者开展了严格的随机对照试验,结果证实中药汤剂疗效确切,且疗效与达菲相仿或更佳。相关研究发表于《内科学年鉴》,引起了世界卫生组织的重视并据此建议推广中医药的使用以控制疫情。这正是读书师授对临证诊治精华经验转化的体现。诚然,内潜伏燥可以化疫的隐匿病因病机与润燥透热药物使用的机理尚待深入研讨,但临床疗效及上市后安全性与有效性的Ⅳ期临床试验已经验证了该方组方配伍的合理性。

六、从"中西汇通"到"中西医并重"

东西方文化与中西医学根本差异在于本体论的不同。华夏文明的两次百

家争鸣,先秦与宋明统一认定道、气、理、心、性是反映宇宙一切生灵万物的本体,中医学"务本"就是认知与践行生命信息与临床诊疗的思维模式。西方传统主流哲学思想是"物为本体",重数理实验还原分析,重逻辑与精确的数据指标。几个世纪以来,中医学与西医学在思维层面均存在分歧。近二百年,由于西学东渐,追逐西化,出现摆脱传统、中医存废论争之厄运华夏文明思维的式微,国学与国医的命运备受压抑,主客二元的还原论被捧上了"神坛",所谓只有可重复、可复制才是科学。这个"只有"自然与建立在农耕文明基础上的中医气一元论、阴阳学说、五行学说及治未病、辨证论治不相容。历史的变迁印证了中医药学与华夏文明的共生性。晚清唐容川第一个提出"中西汇通",所撰《中西汇通医书五种》在洋务运动时期的中国阐明以中医为主体的观点。此外,如王清任、张锡纯、恽树珏、陆渊雷等诸先生均主张中西医沟通互鉴,取长补短。恽树珏提出"西方科学不是唯一之途径,东方医学自有立脚点",寓意以我主导发展创新中医药学的指导原则。随着时代发生的历史性演变,中医药也进入了新的历史发展阶段。《中华人民共和国中医药法》的颁布实施,以立法形式使中医存废的争议不复存在。中医西医并重、传承发展中医药事业是新时代党和国家的历史使命,也是增强文化自信、实现中华民族伟大复兴的大事之一。从"中西汇通"到"中西医并重"的百年艰难历程终于迎来了中医药事业发展的春天。

中医学是国学的组成部分,国学文化思维为其本底特色,是中医学的生命力。中医药学赖以生存和发展的基础是临床疗效,临床疗效是中医学科的命脉。从历史范畴看待科技文明,中医学应秉持国学深邃哲理,指导治未病、辨证论治的临床实践,丰富内涵,更新外延,开放包容古今中外、东学西学的一切科技文明成就。不忘根本,我主人随,明医明道,兼取西方工业文明的求实创新,倡导还原分析与归纳整合的方法学,传承守正,推动中医中药学科事业的进化,服务人类的大健康。

文明互鉴——新时期深化基础理论研究

中医药学具有科学人文双重属性,是具有华夏民族优秀传统、全面系统继承从未断裂的医药学。重始源,伏羲制九针、神农尝百草当是针灸学、本草学的端始。华夏文明以黄帝为标志,赞誉为"炎黄子孙""龙的传人"。中原流域文化经胡人汉化与向东南方涵化普及中华大地,从夏商周代始历五千年。主体是农耕文明,以象数易气神混沌的一元化哲学为根本,中医中药以天人合德整体观、治未病、辨证论治体现疗伤治病的医药学。不同国家、民族、地域都有自己的文化、文明,文明有差异性又有共同性,中国哲学历来倡导"和而不同",执中对话,互鉴互动,美美与共。回首二百年来西方列强坚船利炮外侮侵略,晚清洋务运动摆脱传统、追逐西化而国学势微,丧失了东西文化和而不同的交流对话。文明的冲撞、矛盾、斗争曾发展到数典忘祖,废除国医国药、中医教育漏列案的惨烈情况。当今世界自然社会环境复杂,既有竞争矛盾,又有合作共生。就经贸、科技、学术研究论全球一体化、信息化、数字化高概念大数据技术的协同发展仍在历史进程之中。知识界学者感受到国家意义上的民族、学派与个人都需要保持自身文明的特色与传承的优势,也同时开放吸收其他民族的科技文明成果,应当是差异性与共同性的结合。华夏民族具有"尚一""尚同"的基因,全球同样朝向文明互鉴和而不同的对话合作向前迈步。总之,国医国药惟国是,国"是"乃华夏民族深邃哲理指导基础理论实事求是守正创新的根本。

一、"象数易气神"一体是中医基础理论本体

象思维是一种区别于概念思维的原创性思维,是华夏文明特有的思维方式。象思维也是中医药学具有特色的主要思维,对基础理论形成发展有着重要的影响。象思维之"象",有原象、具象之分。原象即太虚、即混沌、即无而无生有、即藏真之气;气散为无形之大象,即一、即道,而道通于一,揆度奇恒。原象是初始化混沌、整体流转,具创生时空之象。太虚原象体现天人合德,物我合一,一气之有气聚成形,形立神生形气相感而化生万物,万物为形而下之"器",当是物象、具象,还包括心理状态感知折射的镜象、心象与意象。原象与具象可以互相转化,具象以显明的方式呈现,在特定的时空环境可以幽隐而远、泯灭心物的方式回归到太虚原象。就文明互鉴的来临,具象思维与概念思维的整合互用,综合归纳与还原分析整合互动的方法学正在逐步同向发展的新趋势渐次形成。

学习宋明理学周敦颐、邵雍、张载先生论"象数易"的联结互用阐述的简明易懂。邵雍著《皇极经世书》:"太极一也,不动,生二,二则神也。神生数,数生象,象生器。"将神数象器合一,即是法于阴阳,和于术数。人身——阴阳太极、至极、无极之整体,寓有象数,易变混沌为道。基数"二"与"三"的易变。"二"之变,两仪、四象、八卦、四季、二十四节气、六十甲子引入中医,论人之生命健康阴阳、动静、刚柔、邪正、顺逆、显隐亦此亦彼,同步消长,互根互动,既对立又关联的辩证统一,非常重视天地时空与生命健康的节律。"三"为基数,天地人识其"大"者,在天为玄,在人为道,在地为化。论中医学三因制宜、开合

枢、精气神,六经九气取象运数,观象议病辨证为理法方药之指归,易理医理相通,当是中国哲学间性论的智慧,明理正纲是求索幽玄隐喻病因病机的要领,深化基础理论研究、指导临床诊疗、提升共识疗效为根本。回顾2003年SARS肆虐,主病在肺,以毒、火、瘀、耗阴灼血、亡阳而厥脱病逝,论其病机当是水火不济之大疫。笔者参加尸检,病理解剖见肺叶焦枯,胸腔大量血水。仔细思考,毒火重笃、伤耗阴液非只限于肺金,金水相生必累及于肾,肾阴烁伤,毒火上灼于心,水火相激内潜神明心主应是隐喻病机。再论武汉新冠病毒感染大疫之病机,以肺为主,轻证普通型寒湿阻肺失于肃降,于卫分、卫气同病可治;重证则土生金,金克木,木侮金而成,其症喘促气短之外,乏力不仅在胸膈肌群,全身四肢乏力亦凸显。病在肝为罢极之本,疏肝调气有效,误补则助邪。

"象数易气神"一体化一元论,中医基础理论重气与气化,重神与神机。气为精微细小颗粒,具质量、能量、信息属性,神以脑为元神之府,以神机为用,气神为中医药学主体本体。当今在"中西医并重"国策指引下,深入中医学基础理论研究是推动学科建设事业发展重中之重的大事。

二、经验重建与现代诠释深化理论研究

医学是人学,社会人群永远融会在大自然中。古贤哲称"不务农难成明医",意在顺应自然、适应社会。中医学历来重视生活环境与疗伤治病经验的积淀。通过传承经验重建擢升为理论基础与知识科学,即前科学的载体。

(一) 经验重建是理论深化研究的门径

中国技术哲学主张实在论与建构论的执中和合。中医药学通过人用临床经验与文本调研归纳,通过医案医话的梳理汇总,形成重要的文献资料,实施传承精华;通过基础理论总结并指导临床诊疗。回顾中医学术发展史与华夏民族的两次百家争鸣密切关联,先秦"轴心时期"中医学理论吸收诸子百家思想内涵,以《黄帝内经》《黄帝八十一难经》《神农本草经》《伤寒杂病论》四部经典著作为标志,以儒道互补为主体,兼蓄阴阳家、墨家等学说,渐次形成了比较系统完整的医学学术体系。学术传承以家学继承、授徒亲炙为范式,重经验积淀,以医案及医经注解为实用的方法,基础理论处在演化发展过程中。隋唐以降五代十国战乱灾疫,经济凋敝,民众苦于水火受难,知识界为寻求思想出路,思潮涌起玄学大帜第二次的百家争鸣,论其学术影响对宋金元时期中医中药的发展有推动作用。尤其是学派书院医学教育的关注,纳入国家官学系统,创建校正医书局,集中著名医家对历代重要医籍进行收集、整理、考证、校

勘并刊行,其文献存储为中医基础理论与临床研究创造条件十分重要。金元明代出现一批杰出的思想家医学家的创新学说,改变着"泥古不化",打破了因循守旧,在学理研究方面独树一帜,为中医药学术交流争鸣与理论研讨开创出良好的学风文风。纵观中医药学是国学的组成部分,蕴寓着全面深刻的国学内涵,以整体观天人合德、一元正气、形神共俱、取象运数指导诊疗实践,以维护生命健康为己任而嘉惠医林。

(二) 现代诠释学创新基础理论研究

自 20 世纪中期诠释学从文本解释、理解为主,延伸到学科创新的内涵发展,以实践哲学层面赋予了理解与解释的方法论。最鲜明的特征是它所强调的理解和解释与时俱进的品格,实践品格与创造品格,其影响迅速涉及人文哲学和自然科学,这标志着解释中有什么新事物产生,新见解、新观点的提出均可为临床诊疗与基础理论研究寻求创造性继承创新性研究的方法。

西学东渐与东学西渐融会互鉴的新时期,医案学研究与临床医师真实的辨证论治诊疗病例资料梳理汇总无疑是非线性的大数据,如何从中进行发掘并求索理论性研究? 当今高概念信息化、数字化的激活数据学、数字孪生模型数据库的应用,将可能推动描述性研究向系统化研究转轨。千年来仲师明示"观其脉症,知犯何逆,随证治之"系辨证论治总则,其"知犯何逆"的机理多认为是难以破解的黑箱。当今天体物理学对环宇黑洞的辐射信息研究提出了信息守恒定律,将对广义相对论与万有引力有新认知;量子态勿须重复与复制,单光量子不可分割其运行翻转 1/2 向前推进的"信息比特"是可计量运算的生物体所具备的物质性的表述。联系中医药学"象数易气神"混沌一体化的本体,有利于破解知犯何逆的病因病机,尤其是隐喻致病的因素,可能为临床基础理论研究拓宽时空创造新的机遇。全息证候与复方配伍两个系统的链接与机理,进入网络、模块、区块链做复杂性分析,不能停步于多组分多靶点的研究结果。笔者肯定它是一项重要的科研成就,然而这别于西医化学药物的靶点效应。它具备复杂系统的研究特征,关乎原象创生性的思维,精思必专、纯思必素而向思能旨;关乎药材的道地性,关乎气与神身心的联结、病灶与证候的联结等,均涉及中医学原理的现代诠释与开放兼容多学科交叉研究,必须完善多元化、多维度、多模式科研团队的人才培养,以适应基础理论研究的需求。

文明互鉴重视引进兼容前沿科技成就,以我为主、我主人随,深化中医药学理论研究。

三、中华格致学引领明医之路

明医者以人学顺自然,深谙国学原理,司苍生性命、疗伤治病,总取共识疗效为命脉的中医师中药师相关中医药学学者。我和学长们走在明医路上,首先倡导学习中华"格致学",它是人类认知智慧系统的精髓,属于科技文明的历史范畴。中医与药学是国学的重要组成部分,它体现了格物致知和致知格物国学深邃的哲理,延伸诠释高概念科学与人文、科学哲学、科学社会学、哲学美学以及生命科学各相关学科的交叉、融合、渗透与交流。面对文明互鉴的机遇期,对于深化中医理论的研究创造了重要理念和方法学。

我们生活在物质、精神、人群社会三维动态时空的复杂巨系统中,现今中医药学科、事业面临着新机遇、新思考与新挑战,中医中药学人必须以历史范畴正视科技文明的进步,华夏民族的宇宙观太空寥廓幽玄,既有光明伟大,亦有幽暗玄远,正负逻辑相辅辩证统一,阴阳、动静、刚柔、顺逆、显隐易变和合执中是生命力的表达,以明知识信息化探索暗知识。医学是仁学,中医学人尚须儒道互补,明德良知相处世事。格物即正事,欲事立、事上炼、事功成。无论临床与理论研究,破解难题均须刻苦攻坚精神。崇仁德、重教化,学为人师而行为示范;顺应自然,无朴纯素,恻隐之心视事,疾苦感同身受,博极医源,造福民生。

目前中医基础理论研究亟须多学科交叉协同创新的团队,中医中药领域的学科带头人巩固既有的研究方向是需要做的事,一定要求索新领域的延伸,重点是积极慎重思考论证创新的多维度、多元化研究方向,执中和合、广结缘的思路与作风十分重要。在团队项目运作中允许失败而蓄力重整;恪守独立之精神,自由之思想,为强国战略民族复兴殚精竭力地奋斗。

明医之路需要吾辈学长们为后学者营造宽松治学执教的环境,将未完成的学术问题传于学生,体现明医之路与道传薪火。当值的学科带头人要强化华夏美德,人自然化,求真储善立美,以守黑知白、守辱知荣的胸怀立志强国,为民族复兴、为构筑人类生命健康共同体奋斗终生。

明医之路道传薪火　冀望后学开创伟业

一、崇尚国故,追思贤哲,引领明医之路

我的一生从未离开过医师和教师的岗位,力主以国学为体,立德、修身、育人,践行学为人、行为示范的理念。尊古贤哲"三人行,必有我师焉"的教导,

治学执教虽不敢自称勤奋,然时刻未曾懈怠,愿终生惟仁惟学,执中和合。垂暮之年,多有后学者意愿邀我交流自成明医之门径,以"任我"之志,汇集反思之体悟作引玉之砖。

(一) 研读经典,强化基本功训练

中医经典"文简、义博、理奥、易深",必须研读,字斟句酌,反复参悟。当以现代诠释学延伸理解、求释新知,体现实用品格,与时俱进,深思而向思能旨,旨在指导临床诊疗与深化学理思考,并能系统反思于经典之无字句处的幽远隐喻、微言大义。中医经典著作不仅是属于过去的,还承接着过去、现在与未来的历史进程,是一种存在、一种运动,属于科技文明的历史范畴。当今社会,崇尚国故读经典,为求遵经明道、玉汝于成,阐发创新学理,提高基础理论,进而回馈临床的原创优势,均需要不断加强国学国医基本功训练。

(二) 辨章考镜,注重精读心悟

辨章学术、考镜源流,把握中医学术的"家底",研读经典应先从目录学入手。建议备用薛清录先生主编的《全国中医图书联合目录》,其收录中医图书12 124 种。同时,研读经典还需要学习文字学、音韵学、掌握训诂学。任应秋先生精选、亲授读书目次,《黄帝内经·灵枢》《黄帝内经·素问》《伤寒论》《金匮要略》《神农本草经》《药性论》《脉诀》《名医方论》《医方集解》《温疫论》《湿热论》《温病条辨》《素问玄机原病式》《儒门事亲》《脾胃论》《丹溪心法》等,只有精读心悟才能提高理论思维能力和临床诊疗水平。先生明示中医药学是国学的重要组成部分,首先应阅读《十三经注疏》《道德经》《庄子·内篇》,以"象数易气神"为主体,明理正纲,是学好中医学原理之本始。现今迎来了东西方文明互鉴的新时代,中医学人本着"继承 - 验证 - 质疑 - 创新"的原则,勤于思考,敢于质疑,经验重建,协同创新,领悟中医经典蕴含的深邃哲理,勇于实践,不断完善、更新中医药学学科框架体系,亦是培育中医药学学科高层次领军人才的基础。

(三) 溯本重始源,守正创新说

重始源,正确认知历史范畴科技文明的进化是守正创新所必需的,也是中医药学发展的源头。中华大地多民族和谐共处,以中原黄河流域的汉文化为主体,兼容蜀文化、胡文化,涵盖江南多民族文化。华夏文明始于夏商周时期,历经五千年,至晚周百家争鸣后,《周易》之"象数易气神"的一元化整体观被引入医药领域,渐次形成医药学端始。医者观象议病,收集全息证候。取象运数,数以"二""三"为基数。"二"数两仪、四季、二十四节气、六十甲子等,人体健康生命节律周期必当适应自然。"三"数在天为玄,在人为道,在地为化,精气神、开阖枢、六经九气阐释天地人神一体,生理、心理、病理联结隐喻三生万物之理。《易经》是中国哲学的起源,亦是宇宙观、世界观之始源。医者易也,易具医之理,医得易之用;"象数易"国学原理引领着中医药学理论与临床的发展,气与神是中医药学的主体本体(图 5-7、图 5-8)。守正以政令德化为前提,"中西医并重"之国策的落实使中医药学人备受鼓舞。传承精华,经验重建,我主人随,回归原象,创生性赋予中医药学人广阔的创新时空,高度兼容高概念系统化、数字化、信息化、智能化,并融合大数据技术,坚持以我为体,为我所用,力创新概念、新学说,凝聚学术闪光点,提炼创新思维,以致良知而求事功成。

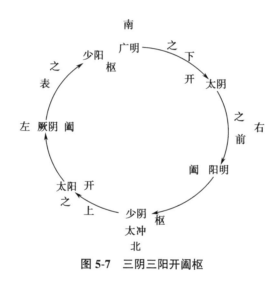

图 5-7　三阴三阳开阖枢

(四)熟读临床案头书,重视经验重建

我的老师董建华先生临床案头书是程曦、江诚、雷大震合纂的《医家四要》,老师嘱我熟读并经常翻检,重视临床经验的积累。《医家四要》为综合性医书,由脉诀入门、病机约论、方歌别类、药赋新编 4 个部分组成,以"脉、病、方、药"四要为纲,是医家必须具备的基本功。另如《医学心悟》《笔花医镜》等也是常被医家推荐的案头书。中医临床医学重视经验传承,章太炎先生认为中医贡献医案最著。数以百千计的名家医案与今日临床医师们真实完整的病例资料均是经验的载体。从现代技术哲学"建构论"的文本调研,其共识疗效被社会人群所认可,具有"证据"的价值,也是一种被人们拥戴的文化,并且

具有个体化医学的特色。古往今来,每逢大疫流行或战乱大灾,先师前辈共赴危难,疗伤治病,救民于水火,以维护生命健康,经验传承与重建促进学术的更新与进步。在实践中人才的培育不乏精英,家传庭训、亲炙授徒、学派讲习,于临床历练方可成才。敢于质疑,反复验证,以经验重建提升基础学理,其中我主人随与体现特色至关重要,发挥中医药学治未病与辨证论治的特色是面向未来、面向世界的生命力。

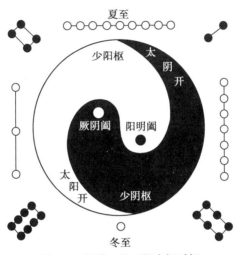

图 5-8　顾氏三阴三阳太极时相

二、儒道互补,明德修身,恪守国学原理

论明医必将明德修身,深谙国学原理,勤于临证,以显著共识疗效为命脉,恪守天人合德道术和合,与时俱进,善于兼容古今科技文明成就。"明者,远见于未萌",明医之路,明察中医学自身规律,弘扬华夏文明特色优势,永远阔步向前。一代明医需经历数十年治学执教方可成就卓越,我的母校北京中医药大学是哺育明医的摇篮,已培育出国医大师、院士等十数位中医药学的领军人才。

(一) 儒道互补,强化综合素质的培养

孔孟儒学崇仁德,重教化,执中和合;老庄之学无朴纯素,道通于一,物我合一,知行合一。明医提高素质,欲事立,事上炼而事功成,医德高尚而大德曰生,为学术团队修身、为民族复兴出力而生生不息、厚德载物,体现于治学执教之中。铸就诚敬净化心灵,"举孝廉而不就,公车召而不往",以平常心做平常

事,慈悲恻隐抚慰患者,聆听主诉病史,感同身受,求索隐喻病因病机,不仅关注病灶,还应缓解患者疾苦。热爱医药人学,悟道既智且仁,认真构建医患道德共同体。

(二)医道精思,必专事理圆融

学医业医,研读经典,体悟医道,同时尚需领会蕴含的事理,以顺适自然与社会多维的复杂系统,维护生命健康。事理医理圆融而实至名归,临床诊疗应尊重患者,主动伸出援手,倾心交流,从外在行为与内在修养破解潜在的病因病机。人生"郁"为大忌,多因气郁神伤在先,应注重身心、生理、心理联结,解郁养心怡神最为重要,为医师耐心细察康养之法。

目前经济大潮负面效应突显,医患关系受到物欲追求所累。面对社会的复杂,医者必当恪守人道主义的信仰,自觉地践行"大医精诚"的精神,净化心灵境界,提高事理见识。通过临床历练格物致知,以义利事躬行天道酬勤,树立良好的医风、作风、文风。

明医处事疗疾必当守黑知白、守辱知荣,正负逻辑互鉴为用,注意应时、应运、应势于求索读书临证中,认真对待患者的复杂境遇和不愿他人知晓的坎坷经历,其中蕴含着致病的必然因素。医者必当"常行谦下",以患者为友为师,敬诚求教,细察以把握病机,疗疾效如桴鼓,求杏林常青之风尚。明医路上学有专攻固然重要,尚需学术交流与沟通的社会人际关系。在文明互鉴的新纪元,科研教学必然以团队和谐、互助启迪、互动提携共同进步,做多学科有原创思维,并能体现中医药学特色的研究工作。

明医疗疾在注重疗效的同时,必当把握中医禁忌学的临床运用。北京中医药大学王玉川教授注重"临床禁忌",在我们毕业实习前对《素问·疏五过论》《素问·征四失论》进行讲解,并要求我们贯彻从医的始终。联系当今叙事医学的兴起,结合循证医学重视群体疗效与毒效证据,医学伦理与证据获取互鉴将推动临床医学的进步。

(三)重视原象思维,先期培养全科医生

象思维是华夏文明特有的思维方式,也是中医药学具有原创特征的重要思维方法。象有原象与具象之分,具象思维与概念思维可以整合互鉴;原象思维即本原之象,即太虚,即混沌,即元气,即无,即一,即道。原象具有初始化的混沌系统,是整体流转之象,是大象无形,无而生有,形气相感,形立神生,以气神为主体,揆度奇恒道通为一的一元论。太虚原象是泯灭心物而物我合一,消融主客,尚一尚同的运数易变之象。原象具有原发创生性,原象被悬置淡化

必导致原创的欠缺,原象思维会带给学者广阔而守正创新的时空。具象是形而下之器,是可感知的物象,生命器官功能、心理折射的镜象均属具象,具象与原象可以相互流动、转化互鉴,具象以显明的方式呈现,最终又以幽隐而远的方式回归于原象。原象当是形而上之道,本立而道生,将迎来中医学理由幽转明、由玄转常的深入复杂系统的研究。

回首北京中医药大学的人才培养模式,早临床、多临床、先期做全科医生是重要的经验。首届学生三下矿区、二下农村,中期教学下放京西矿区,以针灸治疗痹证、眩晕、脾胃病等常见病,旁涉临床各科常见疾病,强调辨证论治与理法方药一致,以中药汤剂为主。对于老矿工硅沉着病的职业病,学习临床科研设计、衡量、评价,探索对久咳、喘促、咯血的中医药治疗方法,突破了"只有预防没有治疗"的理念,面对"老大难"实施中医多种治疗,注重养心安神以减轻疾苦、延续生命。总之,先期做全科医生是走好明医之路的基础,不仅是知识与技能的培训,更重要的是仁心明德、道术和合而谦卑敬业,养成立大志、致良知、担大当的优良医风,先期做好全科医生也是造就专科医生的良好基础,为终生服务民众嘉惠医林。

三、国学原理与现代科技纵横互鉴新方向

国学原理以中原黄河流域象数易华夏农耕文明为先导,太极图说、河图洛书的哲理数学表达的是大成智慧。工业文明以西方哲学实在论为根基,重实验渐次认知信息能量守恒规律,实现历史范畴科技文明的进化。当今中医药学学科发展方向与理论基础临床医学以国学容度为纵轴,以融合前沿科技时空为横轴,文明互鉴的高概念大数据技术新纪元是面向人类社会构建生命健康共同体的新方向(图5-9)。

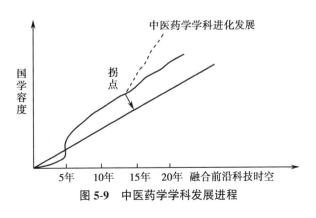

图5-9 中医药学学科发展进程

（一）重始源，深谙国学原理，扬中医临床医学优势

21 世纪初期，北京中医药大学成立国学院，邀聘北京大学哲学系毕业的张其成先生任首届院长，这是体现中医药学学科特色的创举，也是建设"双一流"教学科研型高校所必需的。我深知这实现了王玉川等前辈们的夙愿。关于史前期中原黄河文明的形成，太极图说、河图洛书是从观象起始，古贤哲认真观察天文地理，体验物候气象的变化，即水土火风的异变，通过反复地思考，以象、图像、数的符号表述，渐次成学问而传于世。太极静而两仪、四象、八卦运数为至极无极，表述阴阳动静、天地时空、邪正、胜复、显隐、白黑、顺逆等既对立又关联的同步消长的人体生理、病理的变化。太极阴鱼阳眼、阳鱼阴眼，阴阳互动和合，阳鱼中寓太阳、阳明、少阳，而阴鱼寓太阴、少阴、厥阴，当是开阖枢、六经功能的依据。一切人间事物，人与生物，总以执中和合、道术一体为生机。太极图说展示出"在天为玄，在人为道，在地为化"的宇宙观。天寥廓幽表述至极太极，道者揆度奇恒通于"一"，执中和合为生命之动力，在地为化，出入升降浮沉气化功能蕴含人生之能源。中医前辈常称人身为小太极，实为以宇宙观领悟人的生活节律，求健康的规则。还有"三五生成的规律"阐释了病理的哲理数学，奠定了病机证治的求索，具有现实的参考价值。如 2003 年的 SARS 与 2019 年以来的新型冠状病毒感染，论病位主要在肺，但亦涉及五脏。肺属金，土生金，金克木，生克三元素和合；金生水，水克火，生克三元素和合。联系病机剖析治疗，对毒、火、瘀导致的 SARS，与毒湿瘀导致的重症厥脱，救治急危重症必当厚土德、调水火、化湿瘀，疏肝与调气解郁并用，尚有脱离险境的希望。总之，深谙国学原理指导临床诊疗，对常见病证倡导先中后西、能中不西，我主人随，对现代难治病的诊疗明理正纲，合理整合中西医，合治以求共识疗效。

（二）广结缘，融现代科技成就，守正创新

中医药学学科的发展面临着时代的机遇和现实的挑战。作为人学，关系到与人生活、司苍生性命、保健康天年的多学科的科技文明的支撑。当今信息守恒定律的提出，天体物理学的成就，量子力学单光量子不可分割，量子态无须重复与复制，还有高概念与大数据技术的兼容对中医药学人治学执教与科学研究带来新趋势、新问题、新机遇。必须及时调整学科方向，重视全息病证与复方配伍复杂系统的联结，迅速充实多学科研究的团队，广结缘，善于吸纳外来学说，融汇一切古今中外的科技文明成果，在"中西医并重"国策政令德化引导下，面向新需求，开启新思维，力创守正创新的新局面。我和我的学长

们已是垂暮之年,尚需尽心竭力为后学者创造宽松的明医路径,期许当值的中医药学学科的带头医人、未来的中医药学人,立大志、明大德、担大任、育新生,为服务强国战略、复兴华夏文明多做贡献,为构建中国特色的医药学努力奋斗。

55检